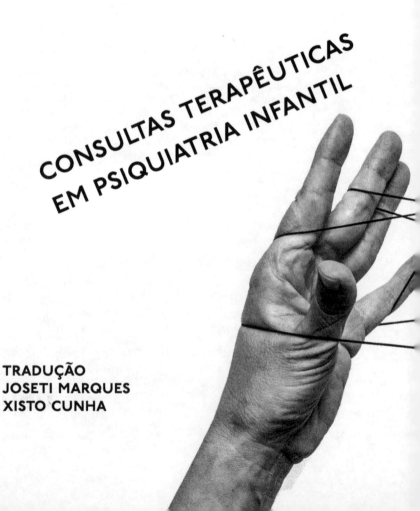

# CONSULTAS TERAPÊUTICAS EM PSIQUIATRIA INFANTIL

**TRADUÇÃO**
**JOSETI MARQUES**
**XISTO CUNHA**

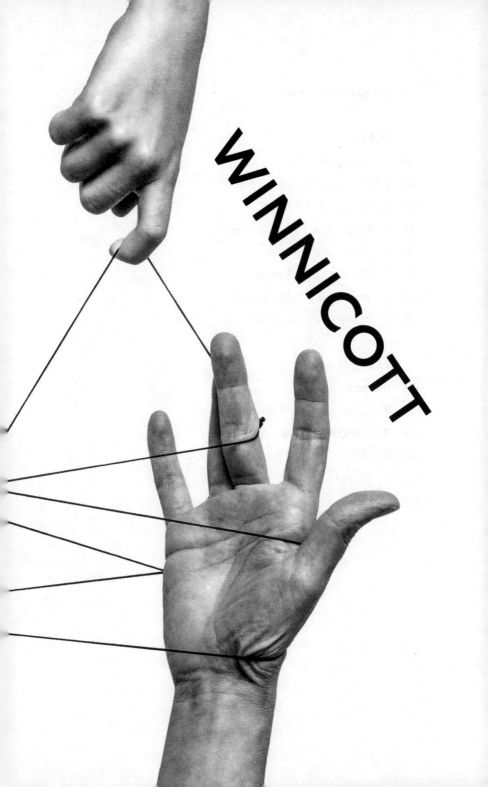

7   Agradecimentos

**PARTE I**
11   Introdução
24   1. "Iiro" aos 9 anos e 9 meses
39   2. "Robin" aos 5 anos
52   3. "Eliza" aos 7 anos e meio
71   4. "Bob" aos 6 anos
92   5. "Robert" aos 9 anos
107  6. "Rosemary" aos 10 anos
112  7. "Alfred" aos 10 anos

**PARTE II**
128  Introdução
130  8. "Charles" aos 9 anos
144  9. "Ashton" aos 12 anos
158  10. "Albert" aos 7 anos e 9 meses
169  11. "Hesta" aos 16 anos
184  12. "Milton" aos 8 anos

**PARTE III**
204 Introdução
209 13. "Ada" aos 8 anos
225 14. "Cecil" aos 21 meses, na primeira consulta
256 15. "Mark" aos 12 anos
278 16. "Peter" aos 13 anos
302 17. "Ruth" aos 8 anos
315 18. "Sra. X" aos 30 anos
328 19. "Lily" aos 5 anos
331 20. "Jason" aos 8 anos e 9 meses
362 21. "George" aos 13 anos

379 Índice remissivo
391 Sobre o autor

## AGRADECIMENTOS

Desejo expressar meus agradecimentos à sra. Joyce Coles pelo vasto trabalho tão cuidadoso na organização deste livro.

Masud Khan cedeu generosamente parte de seu tempo, conselhos e críticas construtivas, de modo que este livro não teria surgido se não fosse por ele.

Os editores foram sumamente prestativos no que concerne à reprodução dos desenhos, que, por não terem sido feitos para publicação, apresentavam dificuldades em relação à apresentação. O problema, nesse tópico, é que prefiro o estado original dos desenhos das crianças às melhores figuras que possam ser obtidas por meio de retoques habilidosos.

Alguns dos casos neste livro foram apresentados antes em conferências ou publicações, e estou imensamente agradecido pela permissão para incluí-los neste volume.

D. W. WINNICOTT, 1971

# PARTE I

## INTRODUÇÃO

Este livro trata da aplicação da psicanálise na psiquiatria infantil. Para minha surpresa, percebi que a experiência – adquirida em mais de três ou quatro décadas de análise de crianças e adultos – me conduziu a uma área específica em que a psicanálise pode ser aplicada na prática da psiquiatria infantil, dando assim um sentido econômico à psicanálise. Obviamente não é útil ou praticável prescrever tratamento psicanalítico a todas as crianças, e os próprios psicanalistas encontram dificuldades quando tentam aplicar adequadamente na prática da psiquiatria infantil o que aprenderam. Percebi que a exploração integral da primeira entrevista me permite enfrentar o desafio apresentado por alguns dos casos de psiquiatria infantil e desejo dar exemplos para orientar as pessoas que estão realizando trabalho semelhante e também aos estudantes que desejem pesquisar esse campo.

A técnica para esse trabalho dificilmente pode ser chamada de técnica. Não existem dois casos iguais e há um intercâmbio muito mais livre entre o terapeuta e o paciente do que num tratamento psicanalítico puro. Isso não diminui a importância das longas análises em que o trabalho se faz dia após dia, com a emergência, no material clínico, de elementos inconscientes pertencentes à transferência, elementos em processo de se tornarem conscientes devido à continuidade do trabalho. A psicanálise continua sendo para mim a base desse trabalho e, se um estudante me perguntasse, eu diria sempre que a formação para esse trabalho (que não é psicanálise) é a formação em psicanálise. Contudo, acredito que a seleção é a parte mais importante da formação psicanalítica. Não é fácil transformar um candidato mal selecionado em bom analista, e sem dúvida a parte principal da seleção é sempre a autosseleção. A própria análise do estudante estende esse problema da autosseleção. É preferível ter uma pessoa realmente apta fazendo esse tipo de trabalho, e não uma pessoa doente que se tornou menos doente por causa da análise que é parte da formação psicanalítica. Natu-

## INTRODUÇÃO

ralmente, poderiam dizer que alguém que já esteve doente se solidariza mais com pessoas doentes, e que nos convencemos do valor de alcançar o inconsciente quando nós mesmos já passamos por essa experiência. Mas, ainda assim, sempre teria sido melhor não ter estado doente, precisando de tratamento.

Se soubéssemos escolher direito, saberíamos como selecionar as pessoas aptas a realizar o trabalho que descrevo neste livro, mesmo quando não há formação disponível. Por exemplo, podemos afirmar com tranquilidade que deve ser evidente a capacidade de identificar-se com o paciente sem perder a identidade pessoal; o terapeuta deve ser capaz de conter os conflitos dos pacientes, ou seja, contê-los e esperar por sua resolução no paciente, em vez de procurar ansiosamente uma cura; deve estar ausente a tendência a retaliar quando provocado. Além disso, qualquer sistema de pensamento que proporcione uma solução fácil é por si só contraindicado, já que o paciente não quer outra coisa além da resolução de conflitos internos, junto com a manipulação de obstruções externas de natureza prática que podem ser operantes na causa ou na manutenção da doença do paciente. Nem preciso dizer que a confiabilidade profissional deve ser algo que venha com facilidade ao terapeuta; é possível, para uma pessoa séria, manter uma atitude profissional mesmo quando experimenta tensões pessoais muito fortes na vida privada e no processo de crescimento pessoal que, esperamos, nunca cessa.

Uma extensa lista de qualidades desejáveis dessa espécie deixaria inúmeras pessoas com o desejo de atuar profissionalmente tanto na psiquiatria como no serviço social, e para mim tais coisas são ainda mais importantes do que a formação em psicanálise, por mais importante que seja essa formação. Uma experiência de intenso tratamento analítico pessoal é, tanto quanto possível, essencial.

Se eu estiver correto, então o tipo de trabalho que descrevo neste livro tem uma importância que a psicanálise não tem, no sentido de ir ao encontro da *necessidade e pressão sociais* nas clínicas.

É preciso enfatizar de início que essa técnica é extremamente flexível; ninguém conseguiria saber o que fazer com base no estudo de apenas um caso. Vinte casos podem dar uma boa ideia, mas o fato é que cada caso é um caso. Um fator adicional que dificulta o entendimento deste trabalho é o fato de que falar sobre os casos não é o mesmo que ensinar. É necessário exigir dos estudantes uma leitura cuidadosa e detalhada, assim como o estudo e o desfrute dos casos em sua totalidade.

Naturalmente a base dessa parte da exigência que faço aos estudantes é a precisão e honestidade do relato, e sabe-se bem que é difícil fornecer relatos precisos. Nem o gravador nem o videocassete conseguem solucionar esse problema. Quando desejo relatar um caso, tomo nota de tudo o que acontece durante a entrevista, incluindo as coisas que eu mesmo faço e digo, e embora isso me imponha uma tarefa difícil, o trabalho é contrabalançado pela recompensa que advém da reconstrução da quase totalidade da entrevista por meio das anotações, que geralmente ficam ilegíveis depois de dois ou três dias. Agrada-me empreender esse esforço para escrever uma avaliação completa dos atendimentos de caso porque, como se sabe, grande parte de uma entrevista, e especialmente seus detalhes mais importantes, se perde "como um sonho morre ao nascer do dia".

Há algum grau de exagero na simplificação dos casos que apresento aqui, pelo fato de que em quase todos empreguei uma troca de desenhos. Minha técnica nesses relatórios geralmente toma a forma do que pode ser chamado Jogo do Rabisco [*Squiggle Game*]. Naturalmente não há nada de original no jogo do rabisco e não seria correto alguém aprender como usá-lo e com isso sentir-se preparado para fazer o que chamo de consulta terapêutica. O jogo do rabisco é simplesmente um meio de entrar em contato com a criança. O que acontece no jogo e em toda entrevista depende do que se faz com a experiência da criança, incluindo o material que se apresenta. Para usar a experiência mútua, deve-se ter em conta a teoria do desenvolvimento emocional da criança e o relaciona-

INTRODUÇÃO

mento desta com os fatores ambientais. Os casos que aqui descrevo trazem uma ligação artificial entre o jogo do rabisco e a consulta psicoterapêutica, que se origina do fato de que os desenhos da criança e os da criança comigo podem ser um meio para dar vida ao caso. É quase como se a criança, através dos desenhos, estivesse do meu lado e, de certo modo, tomando parte na descrição do caso, de forma que os relatórios do que a criança e o terapeuta disseram tendem a parecer corretos. Também existe uma significância prática do material rabiscado ou desenhado, uma vez que pode ser proveitoso depositar confiança nos pais, compartilhando com eles como seu filho se encontrava na circunstância especial da consulta terapêutica. Isso é mais real para eles do que se eu contasse o que a criança disse. Eles reconhecem os tipos de desenho que adornam as paredes da creche ou que a criança traz da escola para casa, mas com frequência surpreendem-se quando veem os desenhos em sequência, desenhos que descortinam as qualidades de personalidade e habilidades perceptivas que podem não ter se evidenciado no ambiente familiar. Em vários casos citados aqui, esse aspecto do problema será discutido, e naturalmente nem sempre é bom dar aos pais essa percepção interna (que pode ser tão útil). Os pais podem talvez abusar da confiança que o terapeuta deposita neles e assim desfazer o trabalho, que depende de uma espécie de intimidade entre a criança e o terapeuta.

Minha concepção da posição especial da consulta terapêutica e da exploração da primeira entrevista (ou primeiras entrevistas reduplicadas) surgiu gradualmente no decurso de minha prática clínica e privada. Há, contudo, um ponto que de certa forma teve especial importância, em meados dos anos 1920, quando ainda era pediatra praticante, atendendo muitos pacientes no hospital-escola e dando oportunidade para o maior número possível de crianças se comunicarem comigo, desenharem figuras e me contarem seus sonhos. Fiquei surpreso com a frequência com que *as crianças sonhavam comigo na noite anterior à consulta*. Esse sonho com o médico que elas iriam ver obviamente refletia o preparo mental imaginativo delas mesmas em relação a médicos e dentistas e outras pessoas encarregadas de ajudar. Também refletiam, em graus variados, a atitude dos pais e a preparação para a visita que fora feita. Contudo, lá estava eu, conforme descobri admirado, *ajustando-me a uma noção preconcebida*. As crianças que haviam tido esse tipo de sonho conseguiam me dizer que era comigo que haviam sonhado. Numa linguagem que uso atualmente, mas que não estava preparado para usar naquela época, encontrava-me na posição de objeto subjetivo. O que sinto agora é que nesse papel de objeto subjetivo, que raramente sobrevive à primeira ou às poucas primeiras entrevistas, o médico tem uma ótima oportunidade de estar em contato com a criança.

Deve haver uma relação entre esse estado de coisas e o que se obtém de uma maneira muito menos útil com a hipnose. Tenho usado isso na teoria que venho construindo no decorrer do tempo para explicar a enorme confiança que as crianças com frequência podem mostrar em mim (assim como em outros que fazem trabalho semelhante) nessas ocasiões especiais – ocasiões portadoras de uma qualidade tal que me fez usar a palavra "sagrado". Ou esse momento sagrado é utilizado ou é desperdiçado. Se desperdiçado, quebra-se a confiança da criança em ser entendida. Se, por outro lado, é utilizado, então a confiança da criança é fortificada. Haverá aqueles casos em que se faz um profundo trabalho na circunstância especial da primeira entrevista (ou entrevistas) e as mudanças resultantes na criança podem ser utilizadas pelos pais e por aqueles que são responsáveis no meio social imediato, de modo que, considerando uma criança com entrave no desenvolvimento emocional, a entrevista resultará na dissolução do entrave e num movimento progressivo no processo de desenvolvimento.

Em alguns casos, contudo, o trabalho feito nessa entrevista é simplesmente um prelúdio para uma psicoterapia mais demorada ou mais intensiva, mas pode facilmente acontecer de uma criança estar preparada para isso somente *após* experimentar a compreensão decorrente dessa espécie de entrevista. Naturalmente a criança

## INTRODUÇÃO

pode sentir-se mais compreendida do que de fato foi, mas o efeito terá sido o de haver dado à criança alguma esperança de ser compreendida e, talvez, até mesmo ajudada.

Uma das dificuldades dessa espécie de entrevista é que, quando é bem-sucedida no que se refere à compreensão, a criança talvez tenha expectativa de prosseguir para uma terapia intensiva, por haver uma espécie de dependência em relação ao psiquiatra ou assistente social – o que torna essenciais as sessões frequentes durante certo período de tempo. Não é isso o que geralmente acontece.

Há uma categoria de casos em que essa espécie de entrevista psicoterapêutica deve ser evitada. Eu não diria que com uma criança muito doente não é possível realizar um trabalho eficaz. Mas diria que, se a criança sai da consulta terapêutica *e volta para uma situação familiar ou social anormal,* então não há aquela provisão ambiental que é tão necessária e que eu costumo tomar por certa. Depende de que um "ambiente médio esperado" enfrente e aproveite as mudanças que ocorreram no menino ou na menina durante a entrevista, mudanças que indicam um afrouxamento do entrave no processo de desenvolvimento.

De fato, a principal dificuldade na avaliação dos casos para esse tipo de trabalho é avaliar o ambiente imediato da criança. Onde há um poderoso e contínuo fator externo adverso ou ausência de cuidado pessoal consistente, é preciso evitar essa espécie de procedimento, sendo preferível explorar o que pode ser feito mediante "manejo"[1] ou então instituir uma terapia que possa dar à criança a oportunidade para um relacionamento pessoal do tipo geralmente conhecido como "transferência".

---

[1] Em inglês, *management*, termo que se traduz por "manejo", "administração", "gestão", "trato", "controle" ou "cuidado", a depender do contexto. No *setting*, Winnicott faz distinção entre manejo de caso e psicoterapia ou psicanálise como modalidades de trabalho clínico, e estende a tarefa do manejo aos pais, à família e a outras instituições da sociedade civil. [N. E.]

Se o leitor *desfrutar* da leitura dos detalhes de uma série desses casos, é provável que nele emerja a sensação de que eu, como psiquiatra, sou um fator constante e que nada mais pode ser predito. Eu mesmo trouxe a público essas descrições como um ser humano não exatamente igual a nenhum outro ser humano, de modo que em caso algum o mesmo resultado teria sido obtido se qualquer outro psiquiatra tivesse estado em meu lugar. A única companhia que tenho ao explorar o território desconhecido de um novo caso é a teoria que levo comigo e que tem se tornado parte de mim e em relação à qual nem sequer tenho que pensar de maneira deliberada. Trata-se da teoria do desenvolvimento emocional do indivíduo, que inclui, para mim, a história total do relacionamento individual da criança até seu ambiente específico. É forçoso que ocorram mudanças nas bases teóricas de meu trabalho com o passar do tempo e o acúmulo de experiência. Pode-se comparar minha posição com aquela do violoncelista que primeiro trabalha arduamente a *técnica* e depois consegue realmente tocar a *música,* usando a técnica, certamente. Estou consciente de realizar esse trabalho com mais facilidade e sucesso do que seria capaz de fazer há trinta anos e meu desejo é estabelecer a comunicação com aqueles que ainda estão trabalhando arduamente a técnica, dando-lhes, ao mesmo tempo, a esperança de que um dia virão a tocar a música. Há pouca satisfação em fazer uma performance virtuosa que esteja colada a uma partitura escrita.

    O teste dessas descrições de caso recairá sobre a palavra "desfrute". Se sua leitura for trabalhosa, então terei sido hermético demais; terei focado em mostrar a técnica, e não em tocar a música. Tenho consciência, naturalmente, de que isso realmente acontecerá, por vezes, na descrição dos casos.

INTRODUÇÃO

## CASOS SELECIONADOS

Como se pode imaginar, a dificuldade é saber por onde começar. Escolhi começar com o caso de Iiro, um menino finlandês que não sabia falar inglês – e eu sem saber falar finlandês. Tínhamos uma intérprete, a srta. Helka Asikainen, que com sagacidade pegava a bola de um de nós e atirava para o outro quando usávamos umas poucas palavras durante o jogo; nesse caso os desenhos foram de especial importância por causa da barreira linguística. Mas o escolhi não pela dificuldade de linguagem, que tanto eu como ele logo passamos a ignorar; escolhi-o porque para mim não havia a menor necessidade de atender esse menino. Eu estava simplesmente visitando o hospital e o corpo de médicos quis que eu falasse sobre um caso que todos eles conheciam. Iiro estava na divisão ortopédica e o entrevistei para descrever um método de comunicação com crianças. Vê-se que o caso incidentalmente ilustra o axioma de que, se damos oportunidade de maneira adequada e profissional a uma criança ou um adulto, então no *setting* limitado do contato profissional o cliente vai trazer e expor (embora de início com alguma hesitação) o problema presente ou o conflito emocional ou padrão de tensão que aparece nesse momento da vida do cliente. Acho que verificamos isso simplesmente ao escutar a história da pessoa sentada ao nosso lado numa viagem de ônibus; se há qualquer espécie de privacidade, a história começará a evoluir. Pode ser apenas um longo caso de reumatismo ou uma injustiça no escritório, mas o material já está lá para uma consulta terapêutica. Se isso não leva a lugar algum, é porque, na ocasião, não estamos nos entregando deliberada e profissionalmente à tarefa de usar o material apresentado, e por isso o material oferecido no ônibus se torna difuso e enfadonho. Na consulta terapêutica o material se torna específico e muitíssimo interessante, já que o cliente logo começa a sentir que talvez haja possibilidade de compreensão e de comunicação a um nível profundo. É claro que seria irresponsável transformar vizinhos de viagem de ônibus em clientes que inevitavelmente se tornariam dependentes, necessitando de oportunidades adicionais ou, do contrário, sofrendo uma sensação de perda quando o ônibus chegasse ao destino. Mas com crianças trazidas à psiquiatria infantil a situação profissional é aproveitada e o trabalho é feito, como mostram esses relatos de caso; e há também meios e modos de manter o contato, e aqui coloco a ênfase novamente na necessidade de figuras parentais *sensíveis,* que possam ser informadas e que ajudem a tomar decisões quanto aos procedimentos seguintes.

Em alguns dos casos verificamos mudanças dramáticas após uma ou duas consultas terapêuticas. Esses relatos devem ser tomados não apenas como evidência do trabalho feito mas também como evidência da atitude dos pais. Sem dúvida, os melhores casos para esse tipo de trabalho são aqueles em que já conto com confiança parental. Parece-me que essa pode ser a situação esperada; o que equivale a dizer que em geral as pessoas tendem a acreditar no médico que escolheram, com frequência depois de muita discussão e uma vez superadas as dúvidas naturais. Se de fato as coisas vão bem ou se a criança de fato demonstra algumas mudanças, o clínico é imediatamente alçado à posição de alguém em quem os pais confiam e se estabelece um círculo benigno que age favoravelmente em termos da sintomatologia da criança. Para atingir resultados, contudo, é necessário ter em mente que é natural que os pais prefiram acreditar no clínico a concluir que o esforço deles não serviu para nada. Por isso é de esperar que eles deem um retorno positivo sempre que puderem. O relato dos pais, que é o que tem de ser usado em muitos casos, é altamente suspeito como relatório objetivo e na avaliação de resultados – devemos sempre nos lembrar disso. Desejo enfatizar, entretanto, que meu objetivo ao apresentar essas consultas não é fornecer uma série ilustrada de cura dos sintomas. Viso, antes, relatar exemplos de *comunicação com crianças*. Essa necessidade origina-se, em parte, do fato de haver atualmente uma tendência de os profissionais se concentrarem em situações grupais e, embora haja muito valor a ser derivado do trabalho com grupos, é fácil que o valor do trabalho com o paciente de fato, como

## INTRODUÇÃO

indivíduo, passe batido pelos profissionais que fazem trabalho com grupos. Numa situação grupal o objetivo é sem dúvida detectar que membro do grupo está com dificuldades no momento, e certamente o membro que está apresentando os sintomas que levam o caso ao conhecimento do psiquiatra ou assistente social pode não ser o elo doente da família ou do grupo social.

Em alguns dos casos apresentados nesta série veremos que a sintomatologia da criança reflete doença em um dos pais, ou em ambos os pais, ou na situação social, sendo isso o que requer atenção. Contudo, talvez a criança seja quem melhor nos põe em contato com o defeito principal do ambiente. Acredito, porém, que a série como um todo mostra que em muitos casos a criança trazida por pais preocupados com a condição do filho é, com efeito, o membro doente do grupo, sendo assim quem precisa mesmo da atenção principal. Cada criança ou adulto tem um problema, e é esse problema que está causando tensões no momento que aparecerá no material da consulta. Quando vários problemas surgem de uma só vez em uma primeira entrevista, isso é evidência da necessidade de um trabalho do tipo mais prolongado, de modo que cada um dos vários problemas possa ser destrinchado e trabalhado separadamente, talvez também de maneiras variadas.

Talvez seja necessário aconselhar o leitor a não se entusiasmar quando houver resultado em termos de sintomas, pois esse não é meu objetivo principal ao apresentar esses casos. Em alguns casos não haverá resultado nítido e em outros poderá verificar-se até mesmo um mau resultado. Sem dúvida será acusada falha do método se o trabalho conduzir a alguma outra forma de manejo ou tratamento; aliás, métodos alternativos devem ser prontamente considerados.

Minha esperança principal talvez seja que este trabalho, descrito em consideráveis detalhes, possa se revelar um bom material didático. Ocorre que em muitos desses casos foi possível descrever a totalidade do que aconteceu, o que nunca é o caso em uma análise ou mesmo em uma terapia de uma semana. O estudante está assim em posição de debater qualquer ponto que apareça no material, porque conhece tão bem quanto o professor o material apresentado para exame e discussão. No meu ponto de vista, talvez seja um resultado satisfatório se o material puder ser usado para crítica, e eu preferiria muito mais isso à alternativa de ver o que aqui descrevo ser simplesmente imitado. Como já afirmei, o trabalho não pode ser copiado porque o terapeuta se envolve como pessoa em cada caso, de modo que duas entrevistas conduzidas cada qual por um psiquiatra não podem ser iguais.

Desejo chamar a atenção para outro aspecto dessas entrevistas psicoterapêuticas. Deve-se notar que a interpretação do inconsciente não é o ponto mais importante. Em geral se faz uma interpretação importante que altera todo o curso da entrevista, e não há nada mais difícil do que justificar a forma como podemos passar longo tempo ou mesmo a entrevista inteira sem fazer interpretação alguma e, mais tarde, em determinado ponto, usar o material para uma interpretação do inconsciente. É quase como a necessidade de suportar em si mesmo a existência de duas tendências contrárias. Para mim, esse problema é amenizado uma vez que, quando faço uma interpretação, se a criança discorda ou não esboça reação, prontifico-me a retirar o que eu disse. Em boa parte dessas ocasiões, fiz uma interpretação e errei em fazê-la, e a criança foi capaz de me corrigir. Às vezes, naturalmente, há resistência, o que significa que fiz a interpretação correta e que ela está sendo recusada. Mas a interpretação que não funciona significa, sempre, que a fiz no momento errado ou da maneira errada, então a revogo incondicionalmente. Mesmo se a interpretação estiver correta, terei errado ao verbalizar o material daquele modo e naquele momento em particular. Interpretações dogmáticas deixam à criança apenas duas alternativas: a *aceitação* doutrinária do que eu disse ou a *rejeição* da interpretação, de mim e de toda a situação. Acho e espero que as crianças, nesse relacionamento comigo, sintam que têm o direito de rejeitar o que digo ou a maneira como entendo alguma coisa. Na verdade, afirmo que é um fato: não sou eu quem domina essas entrevistas, mas as crianças. O trabalho é fácil de realizar durante uma,

21

duas ou talvez três sessões; mas, como o leitor perceberá muito bem, se as entrevistas se repetem com frequência, todos os problemas de transferência e resistência começam a aparecer e o tratamento precisa então prosseguir pelas linhas psicanalíticas normais. Uma coisa que o leitor notará é que nunca (assim espero) faço interpretações para meu próprio benefício. Não tenho necessidade de provar a mim mesmo qualquer parte da teoria que uso ouvindo-me verbalizar o material desse caso. Já fiz toda a interpretação que desejaria fazer em benefício próprio. Não tenho absolutamente nada a ganhar convertendo alguém a um ponto de vista. Tratamentos psicanalíticos longos têm tido efeito sobre mim e percebi que interpretações que pareciam corretas há dez anos e que o paciente aceitava espantado se revelaram, por fim, como conluios defensivos. Posso dar um exemplo grosseiro. Vamos supor que alguém tem uma leve tendência doutrinária a pensar em todas as cobras como símbolos fálicos, e é claro que talvez elas sejam mesmo. Contudo, se essa pessoa buscar o material primitivo e as raízes do que um pênis pode significar para uma criança, verá que o desenho que a criança fez de uma cobra pode ser um desenho do self, o self que ainda não usa os braços nem as pernas nem os dedos das mãos ou dos pés. Quantas vezes um paciente não falhou em exprimir um senso do self porque o terapeuta interpretou a cobra como símbolo fálico? Longe de ser um objeto parcial, uma cobra num sonho ou fobia pode ser um *primeiro objeto total*. Esse exemplo dá uma pista que o estudante pode usar na leitura desses relatos de caso e sem dúvida haverá muitos exemplos em minha tentativa de fornecer relatos fiéis em que cometi exatamente esse tipo de erro. Apresento isso como uma indicação do modo como o material desses casos pode ser usado na situação estudante-professor.

O eixo de todo o trabalho aqui descrito é a teoria, que cresceu comigo, do desenvolvimento emocional do indivíduo. Isso é inerentemente complexo e não caberia aqui tentar expor o que eu entendo da teoria que uso em todo o trabalho que faço. Há uma vasta literatura sobre esse assunto e o estudante que desejar acompanhar o desenvolvimento de meu próprio pensamento pode encontrar o que for necessário em outros livros que escrevi e que relacionei para esse propósito.

Finalmente, espero reconhecerem que não estou tentando provar coisa alguma com a apresentação desses casos. A crítica de que falhei em substanciar meu argumento não tem fundamento, porque eu não tenho argumento. Devo acrescentar que é sempre melhor se o estudante puder, por si mesmo ou por si mesma, obter o material mediante seu contato pessoal com crianças, no lugar da leitura de minhas descrições, mas nem sempre isso é possível, especialmente para estudantes. No mínimo, essa espécie de tentativa de dar relatos fiéis pode encerrar lições aos estudantes, quer assistentes sociais, quer professores ou psiquiatras, que tentam desenvolver-se nas experiências oferecidas pelo trabalho no campo da psicologia dinâmica.

# 1

## "IIRO" AOS 9 ANOS E 9 MESES
## [1971]

Durante uma visita a Lastenlinna[1] [castelo das crianças] – o Hospital Infantil em Kuopio, na Finlândia – fui convidado a descrever um caso para uma reunião da equipe de funcionários. Esse grupo heterogêneo incluía médicos e médicas, a enfermeira-chefe, vários enfermeiros e enfermeiras, a psicóloga, a assistente social e alguns visitantes; e parecia ser melhor, nessa ocasião, que eu lhes descrevesse um caso que já conhecessem, em vez de citar um de meus próprios casos. Por essa razão foi escolhida uma criança da divisão ortopédica e eu a entrevistei sem que houvesse qualquer problema manifesto urgente que normalmente envolveria um psiquiatra infantil.

Soube que ele havia tido certos sintomas vagos, incluindo confusões, dores de cabeça e dores abdominais, mas o menino estava no hospital por causa de sindactilia, um problema congênito pelo qual vinha recebendo acompanhamento quase contínuo desde a infância inicial. Era bem conhecido no departamento ortopédico e de modo geral gostavam dele. O resultado de sua entrevista não podia ser previsto de modo algum. Iiro falava apenas finlandês, língua que eu não conhecia. A srta. Helka Asikainen foi nossa intérprete, já que conhecia um pouco o caso e, como assistente social, tinha algum relacionamento com a mãe dele. A srta. Asikainen mos-

---
1 Por solicitação da Organização Mundial da Saúde (OMS).

trou-se uma excelente intérprete, pois foi rapidamente esquecida tanto por mim como por Iiro, e pode-se dizer que não teve influência no curso dos acontecimentos. Na verdade, não houve muita conversa e, por isso, sua participação foi mínima. Iiro, eu e a intérprete sentamo-nos a uma pequena mesa onde havia dois lápis e algum papel já preparados, e rapidamente nos envolvemos no jogo do rabisco, que expliquei em poucas palavras.

Eu disse: "Vou fechar os olhos e fazer assim no papel e você vai transformar isso em alguma coisa, e depois vai ser sua vez e você vai fazer a mesma coisa e eu vou transformar isso em alguma coisa".
1. Fiz um rabisco que acabou ficando fechado. O menino logo disse: "É o pé de um pato".

Foi uma surpresa total para mim e ficou imediatamente claro que ele desejava comunicar-se comigo sobre sua deficiência. Não fiz nenhuma observação, mas, desejando testar a situação, fiz o seguinte:

2. Desenho que delineava o pé palmado de um pato.

Queria me certificar de que estávamos falando da mesma coisa.

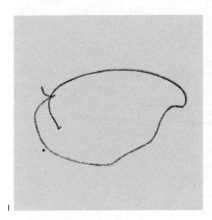 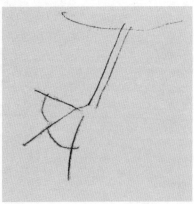

## I. "IIRO" AOS 9 ANOS E 9 MESES

**3.** Ele então decidiu desenhar e produziu sua própria versão do pé palmado de um pato.

Então eu soube que estávamos firmemente entrincheirados no assunto dos pés palmados e que eu podia relaxar e esperar isso virar uma comunicação sobre sua deficiência.

**4.** Depois fiz um rabisco aberto que ele imediatamente transformou num pato nadando no lago.

Senti então que Iiro me havia comunicado um sentimento positivo em relação a patos, a nadar e a lagos. A Finlândia, aliás, é composta de lagos e ilhas e todas as crianças de lá têm algum envolvimento com natação, andar de barco e pescaria.

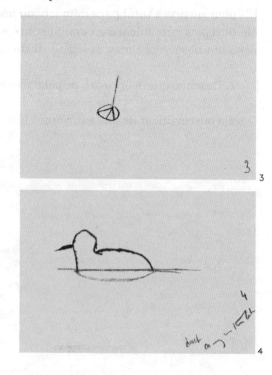

26

**5.** Ele então fez este rabisco e o transformou em um chifre.

Deixamos de lado o assunto dos patos e começamos a falar de música e de como seu irmão toca corneta. Ele disse: "Toco um pouco de piano". Mas por conta da deficiência supus que ele estava se referindo à ideia de tocar com dificuldade as notas de uma música, usando o dedo deformado. Ele disse que gostava de música e que gostaria de tocar flauta.

Neste ponto fiz minha primeira referência ao material. Usando o fato de que podia ver que Iiro era um garoto saudável e feliz e que tinha senso de humor, disse que seria difícil um pato tocar flauta e ele achou engraçado.

Note-se que não cheguei a explicar que ele estava representando a própria incapacidade em termos de patos. Isso teria sido desajeitado porque era extremamente improvável que ele soubesse o que estava fazendo ou que tivesse intenção consciente de usar um pato para representar a própria incapacidade. Acho mesmo que ele não era capaz de reconhecer e lidar com a ideia de seu sindactilismo.

**6.** Fiz um rabisco e ele rapidamente o transformou em um cachorro.

Ficou satisfeito com este e era visível que algo da força do meu rabisco havia influenciado seu desenho do cachorro, que poderia

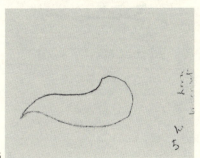
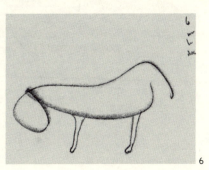

### I. "IIRO" AOS 9 ANOS E 9 MESES

ser usado como uma ilustração do apoio do ego. Pode-se ver que o apoio do ego, ao mesmo tempo que é necessário, também pode ser muito vivo e ativo.

> **7.** Fez um rabisco que eu transformei num ponto de interrogação. Evidentemente não era o que ele tinha em mente, porque disse: "Podia ter sido um cabelo".

Há de se concordar que era parte de um processo natural eu não saber que ele tinha em mente um cabelo. Ele ficaria perturbado se achasse que eu tinha o conhecimento mágico de sua intenção.

> **8.** Seu rabisco, que transformei em um cisne meio desengonçado.

Suponho que eu estava continuando vagamente o tema dos patos, embora naquela hora estivesse empenhado em jogar o jogo que nós dois estávamos desfrutando, e não me lembro de ter planejado isso.

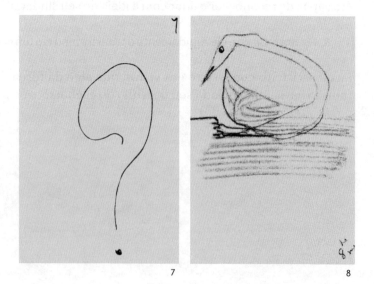

7    8

**28**

Agora estávamos livres para conversar um pouco sobre as coisas, e eu disse: "Você sabe nadar?". O jeito como ele respondeu "sim" mostrou que tinha prazer em nadar.

**9.** Meu rabisco, que ele disse ser um sapato. Disse também que não precisava acrescentar nada a ele.

**10.** Fiz um rabisco que agora percebo ter sido deliberadamente traçado para que ele o transformasse em uma mão.

Não sei dizer se estava certo ou errado, mas tive vontade de fazê-lo.

Iiro transformou-o em uma flor pela adição de uma linha. O que ele disse foi: "Se eu juntar isso e isso com uma linha, é uma flor".

Quando olho para o desenho agora, posso perceber sua relutância em olhar para as próprias mãos. Naturalmente não fiz nenhuma observação a esse respeito e fico feliz por ter agido assim, pois qualquer coisa que eu pudesse ter dito neste ponto teria interferido com a coisa surpreendente que aconteceu em seguida.

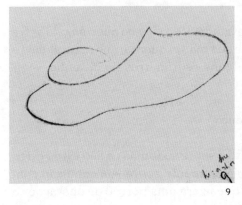

9

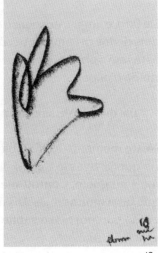

10

## I. "IIRO" AOS 9 ANOS E 9 MESES

**11.** Então ele fez um rabisco que era mais da natureza de um desenho deliberado, apesar de ter sido feito com muita agilidade. Talvez a forma que dei a meu rabisco tenha influenciado (n. 10). O rabisco parecia o desenho de uma mão deformada. Esse era um momento importante, porque quando perguntei no que estava pensando, ele disse: "Só aconteceu". *E ele mesmo se surpreendeu.*

Pode-se dizer que agora ele estava próximo de olhar para as próprias mãos e que isso era uma reação à recusa que mostrou no n. 10, onde transformou em flor o que poderia ter sido uma mão. Eu deixei as coisas descansarem um pouco neste estágio, confiante de que estávamos nos comunicando de modo significativo.

Perguntei-lhe sobre sonhos e ele disse: "Durmo com os olhos fechados e por isso não vejo nada". Pouco depois falou: "Meus sonhos são quase todos bons. Faz muito tempo que eu não tenho um sonho feio". Senti que tínhamos encerrado o tema dos sonhos e esperei.
**12.** Então fez este, e eu lhe disse: "Parece com sua mão esquerda, não é?".

De fato, o ângulo era quase exatamente o mesmo que o ângulo entre dois dedos proeminentes de sua mão esquerda, que naturalmente estavam sobre a mesa, a alguns centímetros do desenho, segurando o papel.

Ele disse: "Ah, sim, um pouco".

Neste momento ele foi objetivo sobre suas mãos e não estou certo de que já tivesse falado objetivamente sobre sua condição com mais ninguém. Contou-me que fizera uma porção de operações e que faria muitas mais. Disse que com seus pés era a mesma coisa, e então percebi que o sapato que ele viu em meu rabisco tinha relevância (n. 9).

Falou: "Tenho só quatro dedos do pé; antes eu tinha seis".
Eu disse então: "É bem parecido com o pato, não é?".

Comecei a tatear por qualquer coisa que ele pudesse querer dizer sobre cirurgiões ortopédicos. Na verdade, embora eu não soubesse no momento, o cirurgião fizera uma observação de que sentia que Iiro era "quase obediente demais".

A essa altura uma ideia começou a se formular na minha mente e devo ter começado a falar sobre ela assim:

"Os cirurgiões estão tentando mudar como você era quando nasceu".
Ele disse que gostaria de poder tocar flauta e me falou sobre operações futuras.

Pois eu, com suas mãos na mesa em frente a mim, estava muito consciente da absoluta impossibilidade de ele ser um dia capaz de tocar flauta.

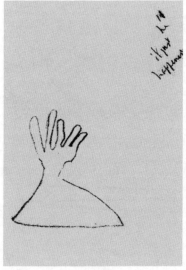

11

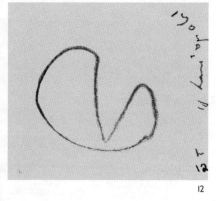

12

**31**

## I. "IIRO" AOS 9 ANOS E 9 MESES

Enquanto nada mais acontecia, perguntei: "O que você quer ser quando crescer?".

E ele, como costumam fazer as crianças, começou dizendo: "Eu não sei", e depois falou: "Vou ser que nem o papai, um empreiteiro de construções". Outra ideia que mencionou foi ser como o homem que ensinava trabalhos manuais na escola.

Pude ver que continuávamos com essa ideia difícil de que ele gostaria de ser capaz de fazer justo coisas que sua condição tornaria difíceis ou impossíveis.

Perguntei-lhe se ele nunca se irritava em estar sendo sempre operado e ele respondeu imediatamente: "Eu nunca fico irritado". Acrescentou: "É uma escolha minha; eu escolho fazer essas operações; para trabalhar é melhor ter dois dedos do que quando eu tinha quatro, todos colados".

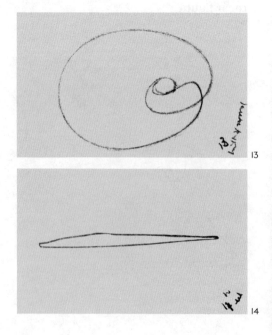

13

14

Percebi que ele agora olhava não só para suas mãos mas também para sua deficiência, e fizera uma verbalização importante de seu problema. Acho que era isso que (sem intenção consciente) ele buscava no contato profissional que eu lhe estava proporcionando.

**13.** Voltamos agora para o jogo do rabisco e ele transformou o meu no guarda-mão de uma espada.

**14.** Prosseguiu com um desenho que queria fazer, e disse que era uma enguia. Pensando bem, posso ver que este desenho poderia ter sido a espada daquele guarda-mão. Era temporada de enguias na Finlândia naquela época e eu brinquei com sua ideia de que havia desenhado uma enguia. Falei: "Será que colocamos a enguia de volta no lago ou a cozinhamos e comemos?". E ele logo disse: "Vamos deixar ela voltar e nadar no lago porque ela é muito pequena".

Ele acabava de se identificar com a enguia e me senti confiante de que estava se referindo a seu próprio estado primitivo, uma espécie de fantasia pré-nascimento, e isso se juntou à ideia que eu já formulara em minha mente.

Por isso lhe disse: "Se pensamos em você pequeno, você gostaria de nadar dentro do lago, ou nadar na superfície do lago como o pato. Você está me dizendo que gosta de si mesmo, com seus pés e mãos palmados, e que precisa que as pessoas o amem assim, como amavam quando você nasceu. Agora que está crescendo, você começa a querer tocar piano e flauta e fazer trabalhos manuais, e então concorda em ser operado, mas a coisa principal é ser amado como você é e como era quando nasceu".

Ele parecia responder a essa observação minha ao dizer: "Mamãe tem a mesma coisa que eu" – fato que eu não conhecia até então. Em outras palavras, ao lidar com essa condição em si mesmo ele tinha que lidar com ela também em relação a sua mãe.

**15.** Aqui fiz um rabisco complexo. Rapidamente ele percebeu nele luzes e abajures. Em casa, sua mãe acabara de comprar um grande

## I. "IIRO" AOS 9 ANOS E 9 MESES

abajur muito parecido com aquele. Ou seja, a mãe continuava em sua mente. Como teste, fiz várias outras sugestões sobre este rabisco, mas ele rejeitou todas.

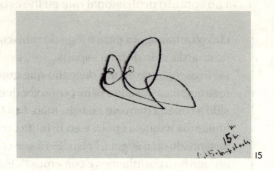

15

**16.** Então pegou uma folha de papel e desenhou deliberadamente. Era uma cópia muito precisa da deformidade de sua mão esquerda, que estava segurando o papel contra a mesa. Ele ficou surpreso e exclamou: "É a mesma coisa, de novo!".

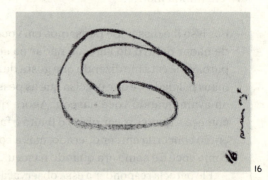

16

Mais ou menos nessa hora, para aliviar a tensão do tema central, falamos sobre sua família e sua casa. Disse coisas positivas sobre a casa e o lugar que seu pai ocupava nela, e deu-me a clara imagem de que a casa ia bem e de que havia possibilidade de chegarem novos bebês.

A certa altura perguntei se ele era um sujeito feliz e ele respondeu generalizando: "Se a gente é triste, a gente sabe".
Voltamos para o jogo do rabisco.
17. Eis seu rabisco, que transformei em pés e sapatos.

Note-se que ao fazer esse rabisco ele adotou minha técnica de segurar o lápis meio na posição horizontal, para que a linha variasse de espessura e se tornasse, por consequência, mais interessante. Imagino que eu o tenha transformado em sapato por relutância em introduzir um novo tema tão perto do fim da entrevista.

18. Agora chegamos ao último rabisco, que foi meu. Deliberadamente o fiz complexo, com os olhos fechados, e o desafiei dizendo: "Aposto que você não vai conseguir fazer nada com isso". Ele o virou de ponta-cabeça e rapidamente viu o que queria, colocando no desenho um olho e pés palmados, e disse novamente: "É um pato".

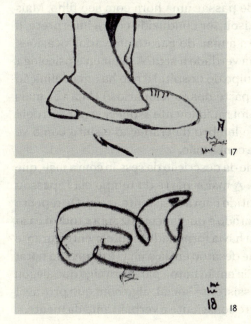

## I. "IIRO" AOS 9 ANOS E 9 MESES

Chegamos ao fim e, com isso, a uma reafirmação de seu amor por si mesmo, o que indica que ele se sentiu amado. Fica, contudo, enfatizada a necessidade de ele ser amado no estado em que nasceu, ou seja, antes das cirurgias ortopédicas e antes do início de todo o processo de alteração e correção.

**19.** Finalmente, a meu pedido, escreveu seu nome e idade (não reproduzido aqui) no verso do n. 18.

### ENTREVISTA COM A MÃE

Inesperadamente me vi na posição de ser requisitado pela mãe. Ela estava no hospital e soube que o filho estava sendo entrevistado, e então quis me ver. Eu não fazia a menor ideia do porquê, mas achei que ela tinha o direito de saber quem era esse visitante da Inglaterra que havia acabado de passar uma hora com seu filho. Mais uma vez a entrevista precisou ser conduzida com a intérprete, a srta. Asikainen, que já vira a mãe do garoto em várias ocasiões, como assistente social. (Na verdade a srta. Asikainen é psicóloga, mas faltam pessoas na equipe do hospital e não há uma definição clara das funções de boa parte dos funcionários.) Uma vez mais devo dizer que a tradução foi rapidamente esquecida por nós dois. Eu, pessoalmente, não me lembro da tradução e sinto como se tivesse falado diretamente com a mãe.

Aqui não há necessidade da descrição da sessão com a mãe, que durou cerca de uma hora. A maior parte do tempo ela repassou assuntos que já havia discutido com a assistente social. De repente aconteceu algo bem inesperado e que lançou luz sobre todo o caso, confirmando a ideia que eu havia formulado mentalmente durante a entrevista com Iiro. A mãe desatou em lágrimas e dava para notar que estava muito tocada. Ela então botou para fora algo que alegou não ter contado antes à assistente social, algo com que provavelmente nunca lidara na parte consciente e verbalizante da mente.

Para resumir, o que ela disse foi isto: "Sei que todo mundo tem sentimentos de culpa sobre sexo. Para mim é diferente. Toda minha vida tenho sido livre sexualmente, e no casamento a experiência sexual tem sido satisfatória. Em vez de me sentir culpada quanto ao sexo, o que eu sempre senti foi que a deformidade de meus dedos das mãos e dos pés seria transmitida para um de meus filhos. Assim eu seria punida. A cada gravidez que tive desde que casei fui ficando mais e mais ansiosa em relação ao bebê que ia nascer, ansiosa quanto à deformação hereditária. Toda vez que o bebê nascia e ele era normal eu sentia um alívio imenso. Com Iiro, porém, não senti alívio nenhum, pois lá estava ele com dedos como os meus; eu havia sido punida. Quando o vi, odiei-o. Repudiei-o completamente e durante alguns momentos (talvez só uns vinte minutos ou talvez mais) senti que não toleraria vê-lo nunca mais. Ele teria que ser levado para longe de mim. Então me ocorreu que ele poderia ter os dedos das mãos e dos pés corrigidos por diversas cirurgias ortopédicas. Decidi imediatamente persistir em consertar os dedos de Iiro, embora isso parecesse impossível, e a partir desse momento percebi meu amor por ele voltar e acho que o amo mais que aos outros. Partindo desse ponto de vista, pode-se dizer que ele ganhou alguma coisa. Entretanto, tenho ficado obcecada por esse impulso de recorrer a cirurgias ortopédicas".

Parecia ter mudado por haver verbalizado esse problema, que em sua mente deve ter estado com frequência próximo da consciência, mas sobre o qual jamais tivera antes chance ou coragem de falar. Logo me ocorreu que ela estava me contando exatamente a mesma coisa que Iiro havia me contado por meio da forma como usara a consulta terapêutica. Ele pode ter ganhado alguma coisa desse amor especial dessa mãe por ele, mas tinha que pagar por isso, sendo acometido de um impulso obsessivo que, na verdade, o cirurgião ortopédico havia notado; e a equipe do hospital desejava saber por que essa mãe e essa criança eram tão persistentes, enquanto tantos pais e filhos tinham que ser persuadidos a fazer o que era cirurgicamente necessário.

## I. "IIRO" AOS 9 ANOS E 9 MESES

Pode-se dizer que houve algum resultado do trabalho que fiz ao entrevistar a criança e a mãe. A propósito, isso me forneceu material claro para a descrição de uma criança já conhecida pelo grupo de funcionários que estava esperando por mim. O mais importante é que mais tarde me contaram que, depois desse trabalho, adotou-se uma atitude mais realista em relação à correção dos pés e das mãos de Iiro. As limitações foram mais facilmente aceitas e isso proporcionou um alívio geral da tensão. Talvez seja também de interesse o fato de a entrevista ter tido algum efeito sobre o próprio menino. É improvável que se lembre de como sou ou que possa falar sobre a entrevista ou sobre os desenhos. Contudo, continuou a manter contato comigo por meio de cartas devidamente traduzidas pela srta. Asikainen e me manda fotografias dele com seu cachorro ou pescando com seu amigo no lago. Essa entrevista ocorreu cinco anos atrás.

# 2

## "ROBIN" AOS 5 ANOS
[1971]

Este caso tampouco envolveu qualquer problema psiquiátrico, de modo que meu trabalho consistiu em prover um *setting* em que a criança pudesse se apresentar com suas disposições e seus conflitos imediatos. Não há dúvida de que, embora se receba pagamento por esse trabalho, pode ser um grande prazer encontrar-se, nesse contexto profissional, com uma criança que está bem dentro dos limites da palavra "normal".

Há outros filhos nessa família, todos adolescentes. No manejo deste caso falei com a mãe de Robin antes e também depois da entrevista com ele. Na segunda entrevista pude contar-lhe o que havia se passado entre mim e Robin. Esse era um caso em que, na minha opinião, o passo em direção ao desenvolvimento do menino teria sido dado de maneira espontânea. Não era de todo necessário buscar ajuda fora da família, pois seus pais teriam sido capazes de lidar com a situação sozinhos. Eles, entretanto, sentiam que queriam ajuda e, segundo parece, é provável que a entrevista que tive com Robin tenha facilitado o trabalho que esses pais e toda a família já estavam fazendo, com a ajuda da escola.

O problema era que Robin estava começando a frequentar a escola e mostrava sinais de rejeição a ela. Esse menino tinha uma rica vida em família e, para ele, ir à escola com certeza marcava um estágio importante. Aliás, por ser o mais novo e, ao que tudo indica,

## 2. "ROBIN" AOS 5 ANOS

o último da família, o problema do conflito de Robin em relação à escola era, até certo ponto, sobreposto pelo conflito pessoal de sua mãe. Ele poderia ser o último de seus filhos. Quando ele enfim fosse para a escola, ela perderia para sempre o sentimento de ter uma família com toda a dependência que isso envolve. Por outro lado, a mãe é uma mulher de energia imensa e com interesses específicos, e o fim dessa década de preocupação materna poderia significar uma libertação, de modo que ela pudesse retornar ao ofício para o qual fora especialmente treinada. Neste caso em particular, esses problemas teriam se resolvido naturalmente, mas Robin apresentava esse sintoma relacionado à entrada na escola e, além disso, havia certas demandas regressivas pela atenção da mãe, que a recordavam das experiências da infância inicial de Robin, quando ele podia contar com ela para atender às necessidades.

Era interessante para mim ter a chance de entrevistar esse menino e descobrir como ele se apresentaria e como exporia seu problema pessoal no curso da entrevista. Ele não teve dificuldade em vir comigo para minha sala, deixando a mãe na sala de espera. Entretanto, eu não tinha certeza de que ele seria capaz de, aos 5 anos, jogar meu jogo do rabisco. Observe-se que grande parte dessa entrevista depende de mim e da maneira como procedo. Contudo, no fim o que prevalece é a apresentação que o próprio menino faz de si mesmo e de seu problema imediato. Estava perfeitamente claro que Robin e eu realmente nos comunicamos nos quarenta minutos que passamos juntos e é provável que, se eu tivesse sido mais limitado em minha técnica e não tivesse contribuído de minha parte, a entrevista teria tido um término prematuro ou artificial, e não teríamos chegado a lugar nenhum.

Comecei, então, não muito confiante, a fazer um rabisco.

1. Com este ele não soube fazer nada.
2. Respondeu com este outro. Transformei-o em uma aranha.
3. Meu de novo. Robin começou colocando cabelos encaracolados no alto da figura e notei que ele mesmo tinha cabelos enrolados.

| Acrescentou sobrancelhas e olhos e algo como pernas e disse que era um peixe.

Neste ponto fiquei esperançoso. Ali estava um desenho primitivo que era pessoal e lhe agradava, e ele havia então começado a brincar de maneira criativa. Notei que ele era uma dessas crianças que não seguram o papel com a outra mão enquanto desenham. Eu devo ter segurado o papel para ele, pois de outro modo o desenho fica uma confusão e nada é feito. Tomo isso como um sinal muito pequeno de

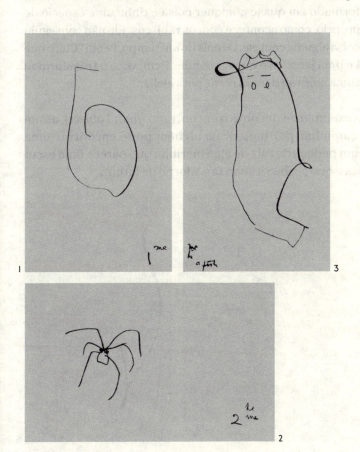

## 2. "ROBIN" AOS 5 ANOS

dependência e é algo que, como sintoma, pode muito bem desaparecer durante a entrevista. Depois que adquire confiança, a criança pode começar a segurar seu próprio papel com a mão desocupada. Fico esperando essas mudanças e as percebo.

> **4.** Ele agora fez um rabisco que transformei em uma cobra. Não era bem minha ideia durante a consulta, enquanto eu desenhava. Entretanto, a ideia da cobra originou-se de mim, e não dele.
> **5.** Meu rabisco. Este senti que era um bom rabisco. Poderia ser transformado em quase qualquer coisa e tinha uma espécie de valor próprio, como acontece com os rabiscos. Ele não conseguiu fazer coisa alguma com ele. Depois de um tempo, falou: "Claro que isso já é uma jarra". Ao que respondi: "Bem, você o transformou em alguma coisa ao dar um nome para ele!".

Esse é um exemplo de um objeto encontrado [*found object*], assim como ao caminhar por uma praia alguém pode encontrar uma pedra ou um pedaço de raiz de alga marinha que parece uma escultura pronta e que acaba virando um adorno de lareira.

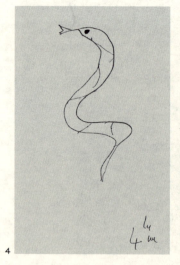
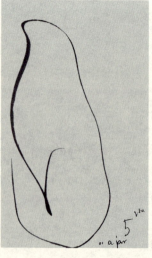

| **6.** Seu rabisco, que transformei num rosto.

Percebi que estava fazendo algo que ele não conseguia fazer em termos de desenho deliberado, mas assumi o risco; posso dizer que esse realismo não era algo que ele quis imitar.

| **7.** Meu rabisco seguinte, surpreendentemente, ele transformou num porco. Este, como o n. 3, era um desenho pessoal, um porco que ninguém além dele faria dessa maneira, e o rabo me evidenciou seu senso de humor.

Esse senso de humor é evidência de uma liberdade, o oposto daquela rigidez das defesas que caracteriza doença. O senso de humor é aliado do terapeuta, que retira daí um sentimento de confiança e uma sensação de ter espaço de manobra. É evidência da imaginação criativa da criança e de felicidade.

| Ele já estava totalmente no jogo e disse: "É a sua vez ou a minha? Isso é divertido, não é?".

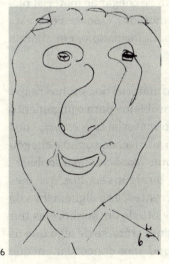 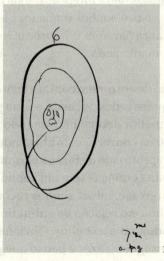

43

## 2. "ROBIN" AOS 5 ANOS

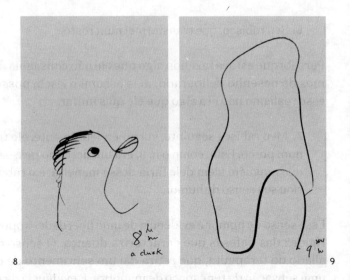

**8.** Era a vez dele, então ele fez um rabisco que transformei num pato, após consultá-lo. Aqui comecei a fazer menção de perguntar sobre sonhos, ao mesmo tempo que continuava com o jogo.
**9.** Fiz um rabisco que ele não soube usar. Observe-se que nessas entrevistas tenho a intenção definitiva de chegar ao material real do sonho; isto é, sonhos sonhados e lembrados. O sonho contrasta com o fantasiar, que é improdutivo, deformado e, em alguma medida, manipulado.

Essa questão de entrar em contato com o material dos sonhos reaparecerá em quase todos os casos, e é um problema para o julgamento fino do terapeuta determinar quando o material que emerge nos desenhos ou na conversa está chegando ao nível do sonho e chegou o momento apropriado de fazer a pergunta: "Você costuma sonhar?". De fato, muitas crianças têm um sonho, ou alguns sonhos, que lhes desperta interesse, talvez sonhos recorrentes, e se alguém lhes dá qualquer ajuda em relação ao entendimento de um sonho, elas tenderão a produzir mais sonhos. Obviamente trata-se de algo que os pais não conseguem fazer e penso que podemos concordar em que os pais não devem interpretar os sonhos dos filhos. A razão para isso é que, como sabemos, os sonhos manifestos contêm um elemento de defesa, e defesas devem ser respeitadas. Se alguém começa a lidar com as defesas, esse alguém já terá então se tornado psicoterapeuta e automaticamente terá saído do papel de mãe ou pai.

Robin contou voluntariamente que sonhava com cachorros, elefantes e cangurus. No caso dele, os sonhos eram apenas evidências de que as coisas lhe eram vivas e animadas, por isso abandonamos o assunto.

Neste ponto perguntei se estava irritado por ter vindo me ver, pois eu sabia que sua mãe o trouxera do campo e que ele se diverte por lá.

**10.** Ele negou enfaticamente que estivesse irritado com isso e fez um rabisco que ele mesmo transformou numa cobra. Podemos ver neste desenho a perseverança da ideia do n. 4, que naturalmente devo lembrar que foi ideia minha. Este desenho, entretanto, era muito diferente do ponto de vista dele, porque era totalmente seu. Fizera uso deliberado de seu próprio rabisco.

**11.** Então fiz um rabisco que ele transformou de novo em uma cobra. Dessa vez se preocupou muito com detalhes e gostou do modo como essa cobra em particular tinha uma nova qualidade que poderia ser descrita como ereção simbólica. Ela estava se elevando de uma forma muito óbvia.

**12.** O rabisco seguinte foi dele e eu o transformei em um monte de terra. Não consegui pensar em nada mais em que o pudesse transformar. Disse-lhe: "Você acha que poderiam ser fezes?". (Perguntei, enquanto trabalhava, o que chamavam de fezes em sua família e ele me disse.)

Mas ele disse que o desenho era terra. Talvez eu tivesse em mente a necessidade de retratar alguma coisa tão distante quanto possível do conceito de ereção, para que eu não estivesse enfatizando a

**45**

## 2. "ROBIN" AOS 5 ANOS

característica que talvez tivesse sido um fenômeno incidental no último desenho. Naturalmente não premeditei isso na ocasião.

> **13.** Agora fiz um rabisco que ele transformou em "uma cobra enrolada". "Ela está feliz." Ele dedicou a este desenho certa dose de atenção e depois disse espontaneamente: "Gosto dessa cobra que está enrolada".

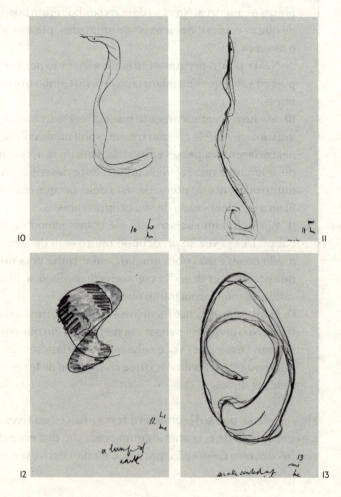

Enquanto isso acontecia, ele começou a passar o dedo no rosto e a brincar com o lápis no rosto. Notei, na forma como manuseava o rosto, o sentimento de uma ligação entre a ideia da cobra enrolada e essas lembranças infantis. Lembrei também que sua mãe me contara que, quando ele era muito pequeno, em vez de usar um objeto transicional, costumava preferir o rosto dela, cuja pele ele ficava acariciando até dormir. Não o mencionei porque havia sido a mãe, e não ele, quem me dissera isso, mas fiz referência à cobra feliz como ele mesmo enrolado no colo da mãe, sentindo-se seguro e protegido do mundo. Senti confiança de que agora havíamos chegado a uma declaração, feita por ele, de seu conflito, uma declaração que dizia respeito a sair para o mundo e crescer *versus* dependência regressiva.

Ele disse: "É sua vez, não é?" – e assim impeliu o prosseguimento do jogo.
14. Rabisco dele, que transformei em algo que chamamos fantasma.
15. Meu. Ele transformou isto em um ganso.

Todos os desenhos estavam no chão, distribuídos numa fila ao lado da mesa onde estávamos brincando, ou trabalhando, juntos, então podíamos ver todos de uma só vez. Percebemos que tínhamos uma fazenda – as cobras, a aranha, a terra, o pato e o ganso e um peixe para o lago e um porco – e começamos a nos perguntar se o n. 9 poderia ser alguma coisa jogada no chão. Ele sugeriu que fosse um pedaço de arame. E acrescentou: "E temos um fazendeiro" – referindo-se a meu desenho n. 6. Perguntei: "Gostaria de ser fazendeiro?", e ele disse: "Bem, sim, mas o problema é que tem muito trabalho para fazer numa fazenda". É importante lembrar que ele viera de uma fazenda para a consulta. E sabia que para o fazendeiro a fazenda não é um "objeto encontrado". Em minha cabeça me ocorria fazer algum tipo de interpretação, como: "Você quer saber se vai para o mundo, ser um fazendeiro e trabalhar ou se fica num lugar onde pode voltar para o colo da mãe e se enrolar como a cobra e tocá-la quando quiser, por prazer". Ele aceitou essa ideia sem aparentar qualquer dificuldade.

## 2. "ROBIN" AOS 5 ANOS

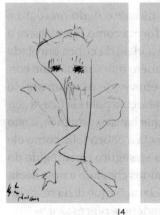
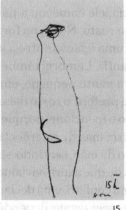
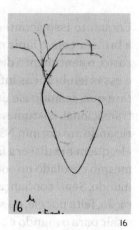

14  15  16

**16.** Desenhou mais e disse: "Bem, já que temos uma fazenda, bem que podíamos dizer que isto é um nabo".
**17.** Agora desenhei este, que era uma série de espirais. Acho que o fiz deliberadamente sem saber por quê, talvez com a ideia de arame ainda em mente. Ele pegou o lápis e brincou com o objeto como se o estivesse acariciando. Era como se tivesse encontrado alguma espécie de objeto transicional ali, então lhe perguntei sobre o que levava para a cama para lhe fazer companhia quando era pequeno. Ele me falou sobre macacos e um urso, então pus uma cabeça de urso no alto do desenho e o transformei em um ursinho de pelúcia. Persisti um pouco na interpretação da alternação entre "estou indo adiante no mundo e estou voltando para a dependência e me enrolando no colo da mamãe". (Naturalmente não usei uma palavra como "dependência" ao falar com um garoto dessa idade.)
**18.** Este era dele, e ele disse: "Ah, é um *R*, mas ao contrário". Ao dizer isso, deixou cair o lápis. Eu diria que estava bastante óbvio que se tratava de um ato falho e cheio de significado. Apontei que *R* poderia significar seu próprio nome. Ele não havia pensado nisso e achou divertido. Eu disse: "Ele está ao contrário porque *R* tem medo de ir em frente para o mundo. Ele precisa ter muita certeza de que pode voltar bem rápido para o colo da mamãe".

**19.** Esse era o meu complexo rabisco. Disse-lhe: "Está muito difícil?". Respondeu rapidamente: "Não; posso transformar num peixe" – e o peixe lhe agradou. Havia algo sobre esse peixe e ele não estava conseguindo encontrar a palavra certa, mas quando sugeri que talvez o peixe estivesse orgulhoso, ele pensou que essa era uma forma de descrevê-lo. Parecia-me ser como a cobra do n. 11, que eu chamaria de uma declaração de sua própria ida em direção ao mundo, *Eu Sou*, com a característica adicional de uma direção de movimento. Contudo, deve-se enfatizar que a palavra "orgulhoso" era minha, e não dele. Mas acredito que era essa a palavra que ele estava procurando.

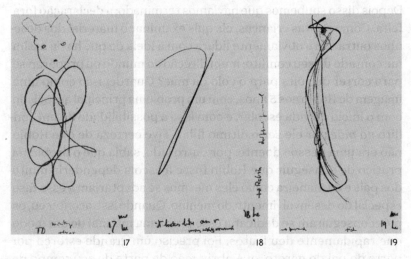

**20.** Rabisco dele. Este o surpreendeu. Ele falou: "Ah, este *R* está melhor", então o transformei em um passarinho,[1] sustentando a ideia de que ele estava fazendo um desenho de si mesmo. Porém havia uma linha que não se encaixava bem no desenho. A esse

---

1 No original, *robin*, como o nome do menino, espécie de pássaro muito comum na Europa, também conhecido por pintarroxo ou pisco-de-peito-ruivo, entre outros. [N. E.]

**49**

## 2. "ROBIN" AOS 5 ANOS

> respeito fez o comentário: "E ele está com a espingardinha dele", dando assim sentido à linha e dando, ao desenho, um lugar na continuidade de sua exposição do tema principal, ou seja, o perigo do *Eu Sou* quando este é uma direção e a direção é um movimento para frente, para fora do colo da mãe e para dentro do mundo. Falei algo a esse respeito para ele, em sua própria linguagem.
> **21.** Meu rabisco, que ele transformou num coelho, e ele ficou muito contente com isso.
> **22.** Fiz então o último rabisco, que ele mesmo transformou em outra cobra, e acrescentou: "Com a espingardinha dela", e ambos rimos.

Depois disso soubemos que havíamos terminado; a declaração fora feita. Como muitas crianças, ele quis examinar o material dos desenhos outra vez e obviamente lidara com a ideia de que havia assim me contado de seu conflito: ir em direção ao mundo ou preparar-se para correr de volta para o colo da mãe? Guardei isso como uma imagem de Robin aos 5 anos, com um problema principal associado com o início da vida escolar, e com isso a possibilidade de um conflito *na mãe* por ele ser o último filho. Tive certeza de que Robin não era uma pessoa doente; por outro lado, sabia que o problema prático de conseguir que Robin fosse à escola dependeria muito dos pais e da maneira como eles mesmos se adaptariam a essa fase especial do desenvolvimento do menino. Quando isso aconteceu, os pais conseguiram se dedicar a esse problema matinal de um modo que rapidamente deu frutos. Foi preciso um grande esforço por parte do pai do garoto, que abriu mão de parte de seu tempo de trabalho para levar o menino à escola.

Se os pais discutiram esse problema com mais liberdade por conta de meu relatório sobre o que aconteceu, não sei dizer. Em todo caso, o problema se resolveu e, como afirmei no começo deste relato, acho que os pais teriam lidado satisfatoriamente com o problema sem minha ajuda. Eles mesmos sentem que a consulta terapêutica os ajudou nessa fase particular.

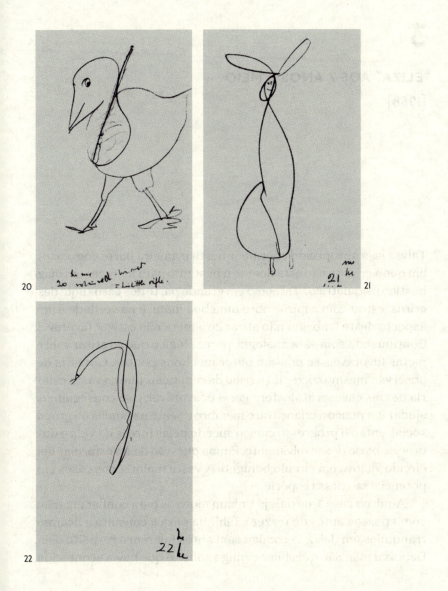

# 3

## "ELIZA" AOS 7 ANOS E MEIO
## [1968]

Talvez seja apropriado continuar nesta primeira parte com casos em que a criança não está doente o bastante para merecer um diagnóstico psiquiátrico.[1] Tal como em grande parte dos casos aqui descritos, estou com a mira sobre uma boa meta, e na verdade é um aspecto deste trabalho não atirar se a meta não estiver favorável. Continuando com essa analogia, parece lógico que ao atirar sobre metas favoráveis se possam obter uns bons pontos. Gostaria de observar, mesmo correndo o risco da repetição, que na vasta maioria desses casos a atmosfera geral é favorável, e se conseguimos ajudar um pouco a criança ou o membro doente na família ou grupo social, então o progresso clínico sucede pelas forças da vida e dos processos de desenvolvimento. É uma questão de transformar um círculo vicioso em círculo benigno. A vasta maioria dos casos em potencial são dessa espécie.

Aqui, no caso 3, os pais já tinham motivos para confiar em mim como pessoa antes de trazer a filhinha para a consulta e ficaram tranquilos em deixá-la comigo sem antes falarem a respeito dela. Depois a mãe não quis falar comigo sobre o que havia acontecido,

---

[1] Publicado sob o título "The Squiggle Game". *Voices: The Art and Science of Psychotherapy*, v. 4, n. 1, 1968.

porque, como ela mesma disse, estava interessada no resultado e não em como ele fora obtido.

A mãe trouxe Eliza e ambas esperaram por mim no consultório, onde eu deixara várias cópias da revista *Animals*. Isso sem dúvida alguma influenciou o material inicial da consulta.

Eliza era a criança do meio em uma família que tinha meninos e meninas. Nos poucos minutos com Eliza e sua mãe juntas, falamos sobre a revista *Animals*. Consegui que Eliza viesse comigo à sala de espera, que eu havia preparado para sua mãe com café, e tudo isso despertou o interesse da menina. Ela então voltou comigo para o consultório sem a menor dificuldade e logo nos aprontamos para o jogo do rabisco, que expliquei de maneira simples e ela aceitou. Não sabia que aquilo era um jogo.

Eliza é uma menina bonita e esguia, tão doce quanto pode ser uma criança de 7 anos, bastante independente e completamente confiante no contexto do relacionamento entre nós dois. Começamos com:

1. Meu rabisco.

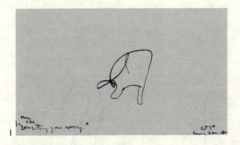

Pelo que sei, Eliza não havia sido informada do motivo de sua visita. Obviamente ela estava muito à vontade com o lápis.

> Pegou meu rabisco e colocou outra perna nele, deixando um espaço entre as pernas. (A linha da barriga foi acrescentada mais tarde – ver n. 9.)

## 3. "ELIZA" AOS 7 ANOS E MEIO

Eu disse: "O que é isso?".
Ela disse: "Uma coisa que deu errado".

Não é raro em minha experiência uma criança mergulhar de imediato em problemas profundos do modo como ela estava claramente fazendo. Fiz uma observação mental: a combinação do espaço onde o ventre deveria estar e as palavras "uma coisa que deu errado" poderia ser uma indicação clara, logo no início da sessão, de que Eliza estava consciente de um problema e que esse problema poderia ter algo a ver com o ventre. *Eu não disse nada*. Naturalmente, me perguntei se não seria algum problema do tipo de "de onde vêm os bebês?".

2. Dela, que transformei em uma cabeça, o que pareceu agradá-la. Não fiz isso por nenhuma razão específica, é apenas o que me peguei desenhando.
3. Meu, que ela imediatamente transformou em um pássaro e, ao fazê-lo, demonstrou sua capacidade de autoexpressão em desenhos.

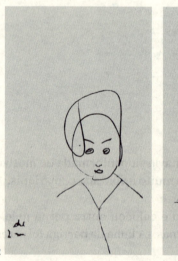 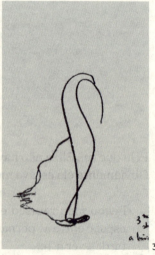

**4.** Dela, e discuti com Eliza o que poderia ser. Ela ficou satisfeita com a ideia de roupas lavadas estendidas em uma corda, embora isso não fizesse parte da experiência diária de sua família, residente na cidade. "Tudo vai ser lavado", pareceu ser o comentário, mas não como uma contribuição significativa dela, até onde me recordo. Mais como continuidade ao meu desenho com uma referência à vida familiar.
**5.** Meu, que ela transformou em alguém com um gorro comprido. Pareceu achar bem engraçado que o gorro aparecesse do lado da cabeça. Quando perguntei, ela disse que poderia ser menino ou menina.

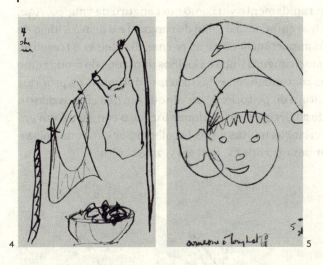

## INTERPOLAÇÃO

É necessário mencionar que eu havia feito uma entrevista significativa com a mãe três meses antes. Dizia respeito sobretudo à mãe. Entretanto, ao descrever Eliza, ela relatou um incidente que teve importância na primeira infância da menina. Era sobre *chapéus*. Se eu tivesse deixado o que a mãe me contou dominar minhas ideias,

## 3. "ELIZA" AOS 7 ANOS E MEIO

talvez teria pensado que o desenho n. 5 apontasse os chapéus como tema importante – mas como *eu sempre me oriento pela criança*, eu já havia sido informado nessa entrevista com Eliza que o tema principal se referiria ao espaço entre a perna da frente e a de trás (desenho n. 1), qualquer que fosse o significado. Entretanto, os chapéus sem dúvida acabaram se revelando um tema secundário. Descreverei o complexo de chapéus no fim desta descrição da sessão com a menina.

### O JOGO, CONTINUAÇÃO

> **6.** Dela, que rapidamente viu como um canguru de chapéu. Aqui ela fez algo que enfatizava o tema do canguru e o ligava à ideia de um lugar de importância entre as pernas dianteiras e traseiras. Observou que o canguru tinha os joelhos dobrados do modo como os cangurus costumam ter, e ilustrou isso dobrando os próprios joelhos na altura do peito. Pode-se ver que um dos efeitos disso é que esconde a barriga e, de qualquer forma, o canguru é um animal que as crianças muitas vezes escolhem por causa da bolsa e para indicar uma gravidez visível em vez de oculta.

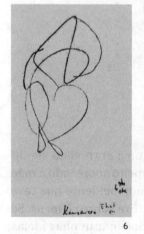
6

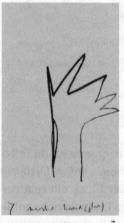
7

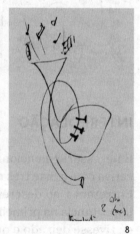
8

**7.** Meu, que ela transformou em uma mão ou luva.
**8.** Dela. Juntos transformamos isso em um trompete.
**9.** Meu, que ela transformou em "um cachorro ou coisa assim". Deve-se notar que este desenho também contém um espaço entre o rabo e o lugar onde os membros deveriam estar. Evidentemente ela percebeu isso *porque voltou para o desenho n. 1 e colocou uma linha para formar a barriga.*
**10.** Dela, que discuti com Eliza. Eu disse: "Este realmente já está completo; a gente não precisa fazer mais nada nele. Eu me pergunto se isto não é (e aqui tive que conseguir da menina o nome que a família dava para os produtos da defecação) um 'cheio'. Se o animal não tem barriga, este é o tipo de coisa que pode cair para fora".

Eliza olhou para mim como se estivesse interessada, mas como se eu estivesse lhe falando numa linguagem desconhecida, e então disse que isto era uma cobra. Desenhei um prato em torno da cobra e sugeri que poderíamos almoçá-la.
**11.** Meu, que ela transformou em um cachorro feroz. Ela disse que este cachorro parecia estar "pronto para dar um soco em alguém".

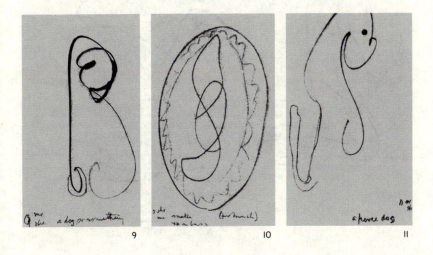

## 3. "ELIZA" AOS 7 ANOS E MEIO

Isso era evidência da habilidade de Eliza em atingir em sua natureza alguma coisa que essencialmente não transparece em seu comportamento habitual ou em sua aparência. (Por acaso, eu tinha pensado em juntar o ataque com a ideia da barriga que estava ausente e fiz uma observação mental de que naturalmente ela havia testemunhado o desenvolvimento relacionado às gravidezes subsequentes da mãe, sobretudo a segunda, quando estava com 3 anos e meio para 4.)

**12.** Dela, que transformei em "um duende ou coisa assim". Ela achou que o duende ia comer as folhas do galho. Gostou deste como desenho e como ideia imaginativa.

**13.** Meu, que ela trabalhou de um modo altamente imaginativo. "É alguma coisa passando por baixo de um túnel. Pode ser uma toupeira." Senti que havia aí um simbolismo infantil de defecação, ou nascimento, ou relacionamento sexual, e deixei o assunto por aí, sem interpretar.

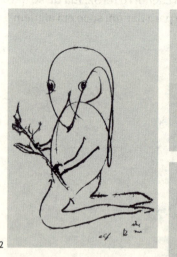

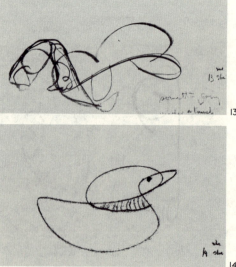

**14.** Transformou o dela numa espécie de pato que se vê no escuro. Isso significa que estávamos próximos de ideias que vêm à mente pouco antes de dormir. *Estávamos próximos do material real do sonho.*
**15.** Dela, que transformei na cabeça de alguma espécie de pássaro.
**16.** Meu, que ela trabalhou de modo similar. Incluiu penas na cabeça do pássaro.

A essa altura já se havia desenvolvido um jogo e tanto que envolvia deixar as figuras lado a lado no chão; ela estava ficando muito entusiasmada, pegava cada uma das figuras à medida que iam sendo terminadas e a ajeitava no fim de uma fileira que já se estendia até a outra metade da sala. Quando ia acrescentar uma figura ou conferir seu número, eu dizia: "Até logo", e quando voltava eu dizia: "Olá". Ela não estava superexcitada, mas vitalmente interessada no que acontecia, e ambos estávamos desfrutando e brincando juntos.

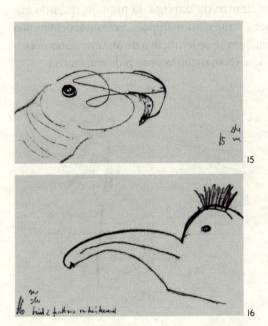

## 3. "ELIZA" AOS 7 ANOS E MEIO

**17.** Dela, que transformei em um pato (imitando-a e dizendo isso). Dei a ele um peixe para comer.
**18.** Meu, que ela transformou em "alguma coisa feroz".

Neste momento fiz algumas perguntas preliminares sobre sonhos que ela pudesse ter tido, mas Eliza não estava conseguindo me contar sobre eles. Arriscou o comentário de que seus sonhos eram horríveis. Observei que, evidentemente, havia alguma coisa horrível que era parte de si mesma, mas que ela não sabia o que fazer com isso, e lembrei-a do cachorro feroz (n. 11). O tema continuou neste desenho (n. 18) de "alguma coisa feroz que tinha garras e orelhas grandes e um olho curioso e grande para poder ver no escuro".

Eu disse aqui algo sobre o modo como as coisas cairiam de dentro se não houvesse barriga; talvez alguma coisa feroz caísse, como o que ela havia desenhado. (Corpo equivalente a mente.)

Disse também algo sobre as garras e as ideias dela de alcançar o que quer que estivesse dentro da barriga da mamãe, quando ela estava para ter um dos bebês que vieram depois. Era uma ideia muito nova para Eliza. Não sabia bem se se lembrava de alguma coisa sobre a mãe em estado de grávida. (Não usamos essa palavra, claro.)

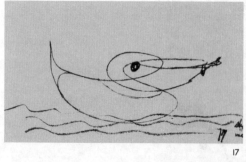

17

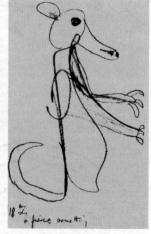

18

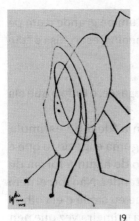 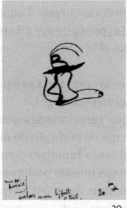 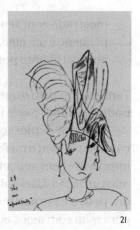

19.   20.   21.

**19.** Dela, em que comecei a mexer e que juntos transformamos em um inseto.
**20.** Meu, muito diferente dos outros rabiscos, e mais concentrado. Eu disse: "Este é bobo, não é?". E ela disse: "Não!", e o transformou rapidamente em "algum tipo de animal com antenas". "Ele tem um pé grande e um rabo. Pode ser bonzinho *ou* horrível."

Por volta desse momento, tentei saber dela se as coisas ferozes e horríveis eram macho ou fêmea, mas não consegui nenhuma indicação satisfatória.

**21.** Dela, que transformei no que ela chamou de "uma madame". Enquanto eu desenhava este, ela fazia o seguinte.
**22.** Aqui ela pegou uma folha de papel maior. (As crianças muitas vezes fazem isso para mostrar que o que acontecerá é significativo.) Este desenho era "muito difícil para ela fazer" e Eliza disse que teria que ser "muito corajosa". "É um sonho assustador." Começou por fazer o escuro e depois desenhou uma cama consigo mesma deitada ali. Depois, começou os detalhes da COISA que saltava sobre ela. Essa coisa tinha os joelhos dobrados (do modo que ela descreveu quando desenhou o canguru e que também me havia

## 3. "ELIZA" AOS 7 ANOS E MEIO

mostrado com seu próprio corpo). Tinha um pé grande e um pé pequeno e um olho. Do ponto de vista da menina, esta coisa é "tão horrível quanto possível".

Tentei obter dela o que essa coisa faria se a pegasse, e tudo o que ela pôde dizer foi: "Seria horrível comigo".

Fiz aqui explorações relacionadas com a ideia de estimulação sexual, tanto na forma de sedução de alguma espécie (o que é improvável em seu ambiente familiar) como de alguma forma de masturbação. Usei palavras que ela podia entender. Não forcei nem um pouco esse assunto, mas lhe mostrei que eu sabia e ela olhou para mim com olhos curiosos, como se fosse a primeira vez que pensasse de forma autoconsciente sobre masturbação e sentimentos de culpa relacionados a masturbação. É óbvio que aqui eu estava especulando, baseando-me no que acreditava que percebera que estaria acontecendo. Agi com cuidado e certifiquei-me de não pôr em risco, de forma alguma, o relacionamento que existia entre nós, que tinha traços positivos muito poderosos que poderiam confiavelmente assegurar contra grandes riscos.

Neste estágio dei-lhe a escolha de desenhar ou fazer alguma outra coisa, e ela escolheu fazer mais dois no jogo do rabisco. Assim, dei-lhe várias chances de sair, ou mudar de assunto, ou brincar e ver o que poderia acontecer.

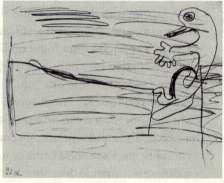

22

**23.** Meu, que ela transformou em outro canguru. Desta vez o canguru tinha uma barriga grande, ou bolsa, com um bebê canguru dentro. Os joelhos não estavam dobrados. Falei sobre o uso de um canguru para pensar em uma barriga que tinha um bebê dentro, mas sem chegar realmente à ideia direta da mãe grávida. Ela falou do canguru como um animal que faz coisas com as pernas e pula. Dei a Eliza mais detalhes de minha ideia de que essa coisa muito esquisita que vai atrás dela representa algo que nunca aceitou de todo: o fato de ter sentimentos assim sobre o bebê dentro da barriga da mãe. A COISA horrível seria então o retorno de alguma coisa de si mesma que ela podia sentir como horrível, mas que não podia admitir como parte de si própria.

**24.** Dela, que transformei em um animal de que ela gostou. Parecia que Eliza queria continuar, então deixei o jogo prosseguir.

**25.** Meu, que ela transformou em uma cabra pastando. (Supus – mas não disse nada – que para Eliza, bem como para outras pessoas, a cabra é um símbolo de instinto, geralmente de instinto sexual em machos.)

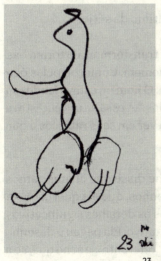

23

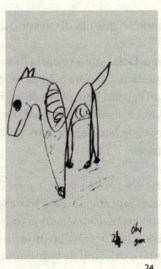

24

**63**

## 3. "ELIZA" AOS 7 ANOS E MEIO

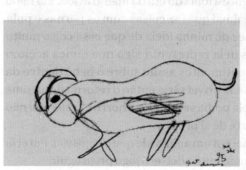 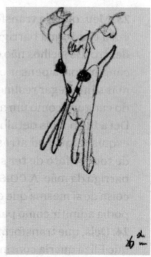

25    26

**26.** Dela, que transformei em outro animalzinho que lhe agradou.
**27.** Meu, que ela disse que seria um rato. De qualquer modo, tinha uma orelha grande.

Agora chegamos ao que ela disse ser o último da série.

**28.** O último. Dela, que a própria Eliza transformou, de forma bastante fantástica, em uma cabeça de homem. Começou pelos óculos e era um retrato bem óbvio de mim. O homem estava lendo um jornal. "Não, ele está de braços cruzados." A essa altura ela estava muito livre e, de fato, agora conseguia ver em seus rabiscos o que bem desejasse.

Agora Eliza estava pronta para ir e eu lhe disse que chamaríamos sua mãe, e assim juntamos todos os desenhos, que ela queria reexaminar na ordem certa. Repassamos todos os detalhes significativos, incluindo a diversão e o trabalho interpretativo. Ela pegou o desenho grande do sonho e o deixou de lado como "diferente", e acho que, se a

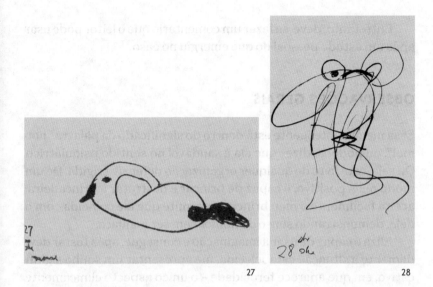

27    28

mãe tivesse entrado, ela teria mantido esse desenho como algo particular entre mim e ela. De qualquer modo, pus todos os desenhos na pasta e disse que eram dela, que poderia tê-los quando quisesse, mas que eu os guardaria para ela. É minha prática habitual dizer isso no fim e a criança muito raramente quer levar para casa os desenhos do jogo do rabisco.

Foi chamar a mãe. Saiu pela porta da frente muito satisfeita e eu disse: "Talvez um dia a gente se encontre de novo". Ela respondeu: "Espero que sim".

## COMENTÁRIO

O leitor que está estudando esta técnica, e também procurando usar o material para fazer uma avaliação do estado psiquiátrico de Eliza, desejará examinar o que foi apresentado sem auxílio. Sem dúvida, várias opiniões podem ser expressas, com ênfase ora num aspecto do caso, ora noutro.

Entretanto, deve-se fazer um comentário que o leitor pode usar após um estudo pessoal do que emergiu no caso.

## OBSERVAÇÕES GERAIS

Essa menina inteligente está dentro do significado da palavra "normal", ou pode-se dizer que ela é saudável no sentido psiquiátrico. Ou seja, está livre de qualquer organização defensiva rígida. De um modo mais positivo, é capaz de brincar e desfrutar a brincadeira; aceita facilmente o meu brincar e permite que ele coincida com o dela, demonstrando senso de humor sem ser maníaca.[2]

Eliza é capaz de usar a imaginação e consegue, após testar devidamente a situação estabelecida, me apresentar um sonho significativo, em que aparece ferocidade – o único aspecto clinicamente deficiente e que está ausente de sua personalidade quando ele é apresentado às pessoas que a conhecem.

Há certos detalhes que chamam a atenção para áreas na organização da "personalidade total" de Eliza, e que lhe oferecem alguns problemas relacionados a conflito, ignorância e confusão. Esses detalhes são os seguintes:

- Alguma coisa errada (n. 1).
- Espaço em vez de linha para a barriga (n. 1).
- Linha colocada mais tarde (quando do n. 9).
- Tema do canguru introduzindo confusão a respeito de gravidez.
- Compreensão da gravidez genital, mas fantasia pré-genital (trato digestivo) de gravidez sob repressão relativa.

É como se Eliza tivesse recebido a informação de que os bebês vêm da barriga, mas a informação não tivesse sido "assimilada" porque

---

[2] O termo "maníaca" significa, para mim, que há um humor depressivo que está sendo recusado, substituído por manifestações contradepressivas.

ela ainda estava lutando com o conceito de bebês em relação ao que vem de dentro, o sistema de fantasia alimentar. Não se pode saber se aqui a falta é da mãe ou da criança, ou de ambas, pois está claro que a ansiedade está organizada em torno da COISA horrível no sistema de fantasia do trato digestivo, e isso estava relacionado às ideias horríveis ou destrutivas que ela pode ter tido em relação às COISAS na barriga da mãe que periodicamente a faziam engordar.

**Tema secundário (ver "Interpolação", após desenho n. 9)**

Havia repetido interesse em chapéus e isso pode bem ter resultado do episódio significativo a que a mãe se referiu e que ainda não relatei. Pode-se fazê-lo aqui sem (espero) interferir nos pontos principais do caso.

A mãe, quase no fim da entrevista comigo, que girou principalmente em torno de si mesma, contou-me algo sobre o manejo da vida precoce de Eliza pelo qual se sentia culpada. Ela explicou:

> Parece ridículo, mas foi isso o que aconteceu quando Eliza estava com apenas 10 meses. Eu tinha que viajar por uns poucos dias e, apesar de relutante, deixei as crianças (Eliza era então a mais nova) aos cuidados de uma babá no ambiente e na rotina da casa. Achei que ficaria tudo bem, mas devo ter me sentido culpada, porque, quando cheguei, corri para onde estava Eliza (a bebê), *sem antes tirar o chapéu*. A coisa desagradável foi que Eliza ficou paralisada. Ela não reagia a nada do que eu fazia. Peguei-a e segurei-a no colo, e mais tarde (talvez depois de um dia inteiro) ela relaxou e voltou a ser a mesma de antes. Gradualmente tudo voltou ao normal, exceto que Eliza desenvolveu e manteve uma fobia por chapéus. Por muito tempo, muitos meses, a bebê não podia passar por nenhuma mulher de chapéu.

## 3. "ELIZA" AOS 7 ANOS E MEIO

Talvez tenha sido por causa dessa fobia por chapéus, junto com a possibilidade de haver em Eliza um resíduo dos três dias de perda da mãe quando estava apenas com 10 meses, que a mãe decidiu trazê-la para uma consulta psiquiátrica, pois o fato de a menina urinar na cama não a preocupava de modo algum; e, com efeito, esse problema desapareceu mais ou menos na época da consulta.

Mas era importante, como já foi apontado, que eu seguisse o material da criança e não o tema subsidiário dos chapéus, o qual eu poderia reconhecer a partir daquilo que a mãe me contou sobre os primeiros meses de vida de Eliza.

### Tema principal

Pouco a pouco o tema principal foi se tornando evidente. Estava relacionado exatamente com a característica ausente da personalidade de Eliza, a ferocidade que primeiro apareceu no "alguma coisa feroz" (n. 18) e depois na COISA do sonho (n. 22). Essa ferocidade relacionava-se com o medo de coisas que ela imaginava estarem crescendo dentro da barriga da mãe, baseado em uma visão ingestão-retenção-eliminação (ou pré-genital) das funções corporais. Está ligada também a seus próprios impulsos agressivos, sua raiva pela mãe que estava se afastando dela por causa da nova gravidez, e seu acesso de medo ao imaginar objetos horríveis dentro da mãe. Por trás disso tudo estava a agressão aos conteúdos da mãe – pertinente ao impulso instintivo de relacionar-se com objetos, ou o impulso de amor primitivo –, sobreposto a uma pré-história da ideia de ataque aos conteúdos do seio, ou apetite voraz.

O trabalho feito nesta consulta terapêutica única bastou para libertar dos impulsos secundários contendo raiva reativa o primitivo impulso de amor, ou de relacionar-se com objetos; e a consequência clínica foi que a personalidade da criança se tornou mais livre de maneira geral e passou a haver maior facilidade na troca de sentimentos entre a criança e a mãe.

A parte principal deste trabalho foram as descobertas da própria criança, ou as sequências ordenadas de descobertas, que culminaram na capacitação em usar o sonho que tivera, mas do qual ela não conseguira obter benefício completo até ser capaz de produzi-lo e desenhá-lo para mim na consulta terapêutica. Em outras palavras, as interpretações não produziram o resultado, mas ajudaram a própria criança a descobrir o que já estava em si mesma. Essa é a essência da terapia.

## RESULTADO

O fato de Eliza ter conseguido chegar a essas questões em seu relacionamento comigo teve o efeito de torná-la uma pessoa muito mais relaxada, de modo que seus pais ficaram bastante satisfeitos com o resultado clínico da consulta. Isso seria indício da possibilidade de Eliza estar preparada para uma explicação mais imaginativa e infantil da origem dos bebês do que aquela que efetivamente recebera.

## COMENTÁRIO GERAL

Mais uma vez me parece que esse caso pode transmitir algo da riqueza e do potencial do que chamo consulta terapêutica, ou exploração da primeira hora. Em uma discussão do caso, alguém poderia analisar o tema da deprivação[3] aos 10 meses de idade e da

---

3    Na obra de Winnicott o termo *privation* diz respeito à privação em termos primitivos: à falta de sustentação ambiental, de uma mãe-ambiente que daria sustentação ativa para que o sentimento de ser pudesse ser experienciado. O termo *deprivation*, por sua vez, supõe a experiência de sustentação ambiental e uma perda posterior, gerando a percepção de ter sido roubado ou agredido pela falha do ambiente. Mantivemos, portanto, "privação" para o sentido de "nunca ter tido" e "deprivação", para o de "ter tido e ter perdido". [N. E. de Leopoldo Fulgencio]

## 3. "ELIZA" AOS 7 ANOS E MEIO

reação de Eliza a isso, e também a maneira como a mãe manejou essa reação. O tema principal, contudo, deve ser aquele que apareceu (para surpresa de Eliza) no material e que eu de forma alguma poderia ter previsto, mesmo que eu tivesse entrevistado a mãe a respeito de Eliza.

Esse é o tipo de anamnese que eu respeito. Eu poderia colocar isso do ponto de vista inverso e dizer que não respeito nenhum outro tipo de anamnese. Não há grande valor em conhecer fatos através da mãe, e a resposta do paciente a perguntas não leva a lugar nenhum, mas só para longe do tema central, que em psiquiatria *é sempre difícil,* e de fato *é sempre exatamente onde o conflito será encontrado.*

# 4

## "BOB" AOS 6 ANOS
## [1965]

Desejo continuar com um outro caso, em que a criança, mais ou menos da mesma idade, revelou de modo completamente inesperado o bloqueio em sua liberdade de usar o aspecto regressivo da tendência bidirecional – que tem uma via na direção do mundo e outra na volta à dependência.[1] Nesse caso o bloqueio era alguma coisa localizada na mãe, como os detalhes mostrarão. Aqui, novamente, há um resultado favorável.

A mãe tinha estado durante alguns anos aos cuidados de uma colega psiquiatra, também analista, por conta de depressão e ataques de pânico. Obviamente fora uma paciente muito doente, sendo tratada com psicoterapia. O pai também tinha fases depressivas e ambos faziam terapia em grupo. Disseram que a simples existência da família dependeu da ajuda dada por minha colega durante anos.

---

1   Publicado sob o título "A Clinical Study of the Effect of a Failure of the Average Expectable Environment on a Child's Mental Functioning". *International Journal of Psychoanalysis*, v. 46, 1965, pp. 81-87.

## 4. "BOB" AOS 6 ANOS

## CONTATO PRELIMINAR

Primeiro vi Bob com seu pai e sua mãe. Soube que na família havia Bob, de 6 anos, um irmão, com 5 anos, e outro irmão, de 1 ano. Havia também uma garota de 15 anos, filha adotiva dos pais da mãe de Bob. O pai de Bob trabalhava em uma fábrica. Na casa havia três quartos, que não eram suficientes. Bob e o irmão do meio dormiam juntos, geralmente na mesma cama.

Eu já estava percebendo como era Bob. Suas palavras eram curtas e muitas delas difíceis de entender. Entretanto, ele se comunicava livremente. Entrou num estado de agitação e tomou posição em uma das cadeirinhas, ansioso pelo que pudesse acontecer. Pode-se de fato dizer que estava cheio de alguma vaga espécie de esperança.

Nesse momento, os pais foram para a sala de espera e fiquei a sós com Bob em minha sala durante 45 minutos.

## ENTREVISTA COM BOB

Bob era afável. Ele esperava um tratamento amigável e prestativo. Eu havia providenciado papel e lápis e sugeri que jogássemos um jogo. Comecei a mostrar o que eu queria dizer. Ele estava falando de maneira excitada e em certo ponto gaguejou na palavra "soco" (s... s... s... soco) [punch (p... p... p... punch)]. Isso foi quando ele estava falando sobre o primeiro desenho.

> 1. Fiz um rabisco para ele modificar. Ele sabia o que queria fazer; preencheu o rabisco cuidadosamente com sombreado e disse que era um touro [bull]. Levei algum tempo até perceber que a palavra touro [bull] significava bola [ball], mas para me ajudar ele contou uma longa história sobre bombear (? sacudir) [pumping (? bumping)] para cima e para baixo, e socar [punching]. Fiz uma observação mental sobre a capacidade desse menino em conceber um

objeto integral, e também comecei a duvidar do diagnóstico que se supunha estar correto, de deficiência primária.

Então sugeri que fizesse um rabisco para eu transformar em alguma coisa, mas ele ou não entendeu ou não conseguia fazer um rabisco. Falou: "Posso fazer um carro?".

**2.** Este é o desenho de um carro.
**3.** Ofereci um rabisco e ele pareceu confuso. Disse que era uma mão, mas acrescentou: "É muito difícil", querendo dizer que não conseguia jogar este jogo.
**4.** Ele quis desenhar o sol.

Esse foi o fim de uma primeira fase muito cautelosa em que ele usou o aspecto de seu self que tenta obedecer e se conformar, mas que não carrega sentimentos nem emprega impulso.

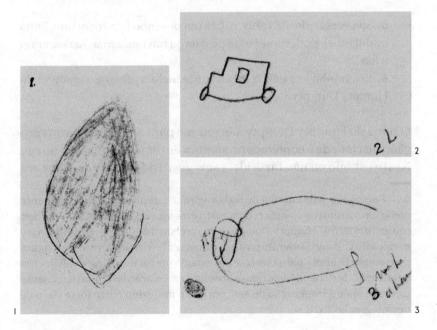

73

## 4. "BOB" AOS 6 ANOS

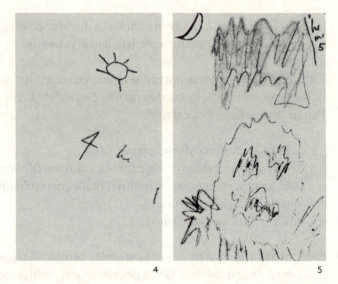

4   5

A *segunda fase* começou com:

> **5.** Sua versão de um rabisco. Era um desenho feito com uma linha ondulante e poderia ser uma pessoa ou um fantasma. Acrescentei a lua.
> **6.** Era minha vez e fiz o rabisco. Ele incluiu olhos e o chamou de Humpty Dumpty.[2]

O tema do Humpty Dumpty alertou-me para a ideia de desintegração, relacionada à confiança prematura em uma organização do ego. Neste estágio eu não fazia ideia se o gesto de colocar os olhos era

---

[2] Personagem de cantiga de roda anglófona, representado comumente como um ovo antropomórfico, com rosto e membros: "Humpty Dumpty sentou em um muro/ Humpty Dumpty caiu no chão duro/ e todos os homens e cavalos do rei/ não puderam juntá-lo outra vez". Winnicott recorre à figura de Humpty Dumpty para teorizar um estágio precário do desenvolvimento emocional, de dependência quase absoluta em relação ao ambiente, imediatamente após a integração do self, em que o indivíduo corre forte risco de desintegração. [N. E.]

significativo, mas no desenho crítico (n. 26) esse tema do Humpty Dumpty passou a fazer sentido.

*Deve-se observar que neste trabalho eu geralmente não faço interpretações, mas espero até que o traço essencial da comunicação da criança tenha sido revelado. Então falo sobre esse traço essencial, mas o mais importante não é tanto o que eu falo, e sim o fato de a criança ter alcançado alguma coisa.*

> **7.** Bob fez um novo rabisco característico, composto de uma linha ondulante; rapidamente percebeu o que queria fazer com ele e o transformou em uma cobra, "perigosa porque ela morde".

Eis aqui um desenho de Bob, baseado em seu próprio rabisco, e muito diferente dos desenhos do carro e um sol objetivamente percebidos (n. 2 e 4). Ele ficou satisfeito com o próprio desenho.

A essa altura ele começou a se interessar pelos números que eu estava marcando nos desenhos e passou a anunciar o número dos desenhos seguintes.

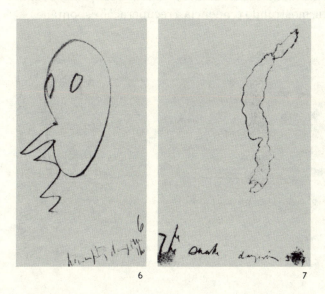

6    7

## 4. "BOB" AOS 6 ANOS

**8.** Meu rabisco, que ele disse ser um cabelo. Depois falou que era um "elefante" com uma bocona. Pôs os olhos. (Olhos novamente!)

Não estou tentando reproduzir a curiosa distorção da fala, que dificultava muito meu entendimento do que ele dizia. No fim, eu sempre conseguia entender.

**9.** Este foi o rabisco dele, feito com a mesma técnica de linha ondulante. Falou que era um "circuito", um "lugar complicado". Percebi que ele queria dizer labirinto, mas não conseguia usar essa palavra. Foi horrível. Ele foi com o pai. Falando rápido, contou a história de sua visita a um labirinto, e ficou muito ansioso enquanto lembrava.

Fiz aqui outra observação mental sobre a ideia de uma reação à falha ambiental. Neste caso, a ideia era de falha por parte do pai, que parecia não ter percebido que o labirinto tocava em ansiedades arcaicas de Bob. Consegui entrar em contato com o estado confusional ameaçado de Bob, sua potencial desorientação. Naturalmente eu estava desenvolvendo em minha mente uma ideia da sua doença como esquizofrenia infantil, mostrando tendência à recuperação espontânea.

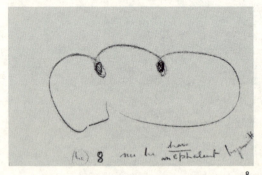

8

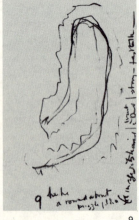

9

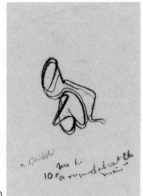
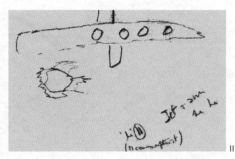

**10.** Este foi meu rabisco, e ele repassou todo o desenho, engrossando todas as linhas. Disse que era "um circuito como o meu [*mine*]".

Isso parecia significar "como o dele", mas ficou claro pelo contexto que Bob queria dizer "um circuito como o *nove* [*nine*]". Ele não quis dizer *meu* [*mine*]. Isso ilustra a peculiar distorção de linguagem a que tive de me adaptar para receber sua comunicação, que, fora isso, era muito clara. (Percebi que essa distorção de linguagem corresponde ao vidro ou acrílico – ou o que quer que seja – que os esquizofrênicos com frequência descrevem como algo existente entre o self e o mundo real.)

**11.** Bob decidiu desenhar. Desenhou o sol a sua maneira característica e um avião a jato usando outra técnica (depois de ter feito seu contorno pelo método da linha ondulante). Bob disse: "O doze vem depois deste". Ele estava numerando os desenhos e usando corretamente as palavras "ele" e "eu" que eu colocava do lado dos números para indicar a ordem dos eventos. Ele era capaz de se designar por "ele", e a mim por "eu", permitindo que eu tivesse meu próprio ponto de vista ou identificando-se comigo no jogo.

Ao falar sobre o n. 11, perguntei a Bob se ele gostaria de voar num jato. Ele disse: "Não, porque eles podem ficar de cabeça para baixo".

## 4. "BOB" AOS 6 ANOS

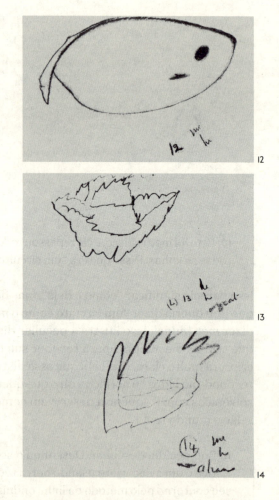

Isso me deu mais evidências de que Bob estava me falando de sua experiência de falta de confiança no ambiente durante o período de sua própria dependência quase absoluta. Continuei com minha política de não fazer interpretações.

Acho que, a esta altura, perguntei: "Você se lembra de quando nasceu?". Ele respondeu: "Bem, isso faz muito tempo". Depois acrescentou: "Mamãe me mostrou onde foi que eu era um bebê".

Soube depois que sua mãe o levara recentemente para ver a casa onde ele nasceu.

Enquanto conversávamos sobre essas coisas, continuamos com os desenhos.

**12.** Meu rabisco, que ele transformou em um peixe. Ele incluiu *o olho* e a boca.

**13.** Um de seus rabiscos característicos, que ele transformou em um barco. Contou-me uma longa história sobre alguém que fora para a Austrália em um grande barco. Depois disse: "Minhas linhas são todas tremidas, tremidas".

**14.** Meu rabisco, que ultrapassou a folha e prosseguiu em outra (ver n. 18), o que lhe agradou muito. Transformou o que estava neste papel em uma mão.

**15.** Fez um rabisco ondulante e eu rabisquei ele inteiro, e estávamos deliberadamente fazendo uma confusão e uma bagunça incríveis. Então ele viu este como o Pato Donald e *pôs os olhos*.

**16.** Meu rabisco, que ele transformou em um "lefelante" [*lephelent*]. Acrescentou: "Ele tem um bico e pode me pegar". Dramatizou-o.

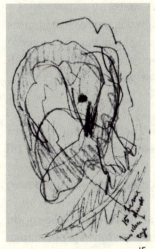

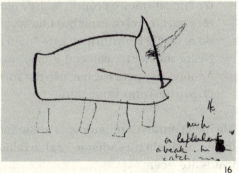

## 4. "BOB" AOS 6 ANOS

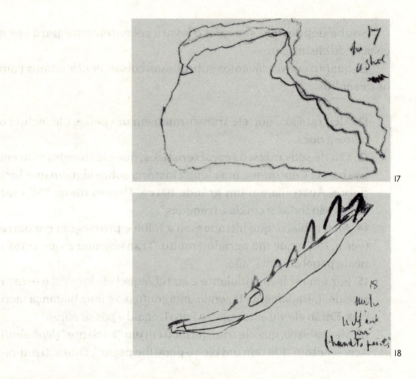

**17.** Transformou o próprio rabisco num sapato.
**18.** Aqui ofereci os espinhos que surgiram das partes excedentes do n. 14. Ele transformou este "num animal que vai comer você". Neste momento, colocou a mão no pênis, sentindo perigo ali. Apontei isso para ele, que não notara esse gesto.
**19.** Seu desenho de um tigre.

Ele havia então dominado sua ansiedade imediata quanto à retaliação baseada no sadismo oral, e falou sobre números: "Que tal irmos até o cem?".

Na verdade, ele sabia contar até no máximo vinte – ou um pouco mais, com algum esforço.

Estávamos agora em uma zona de marasmo, entre a segunda fase e a seguinte. Eu não sabia, naturalmente, se haveria outra fase.

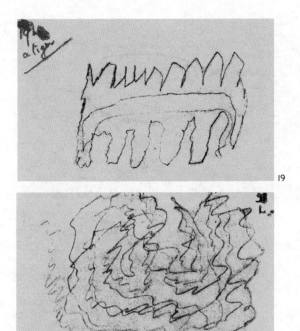

**20.** Escreveu seu nome a meu pedido, fazendo uma letra ao contrário. Escreveu o número seis (sua idade), porque não sabia soletrá-lo. [sem registro]

**21.** Seu rabisco, que ele disse ser "uma montanha; você anda em volta dela inteira e se perde".

Agora havíamos entrado na terceira fase e ele começou a se acercar do detalhe significativo. O conteúdo do n. 21 me preparou para uma nova versão da falha ambiental que produzisse ameaça da ansiedade primitiva do tipo queda, despersonalização, confusão, desorientação etc.

**22.** Meu rabisco. Eu disse, com voz desafiadora: "Duvido que você tire alguma coisa disso". Ele disse: "Vou tentar", e bem rapidamente transformou-o em uma lova (luva) [*glub* (*glove*)].

81

## 4. "BOB" AOS 6 ANOS

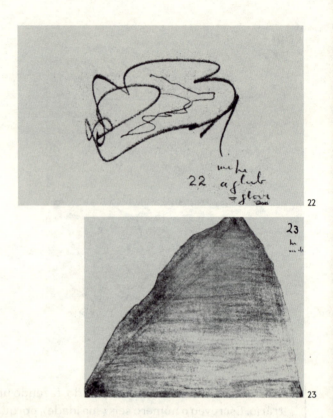

Bob agora pediu uma folha de papel maior. Obviamente tinha algo importante para desenhar e usou as folhas maiores até o fim.

> **23.** Seu desenho deliberado de "um morro grande, muito grande, uma montanhona". "Você sobe lá em cima e escorrega; é toda de gelo". E acrescentou: "Você tem carro?".

Isso me deu certeza de que estava me falando sobre ser sustentado [*being held*] e sobre ser afetado pela retirada de catexia de alguém; eu quis saber, claro, se poderia ser um registro da depressão materna e o efeito disso sobre ele, quando bebê. Continuei evitando fazendo comentários e perguntei-lhe se seus sonhos eram sobre esse tipo de coisa.

Ele disse: "Eu esqueço eles". Depois, lembrando de um: "Ah, um sonho terrível com um bruxo".

Eu disse: "Que sonho terrível?".

Ele disse: "Foi na noite de ontem ou outra noite. Se eu vejo ela, choro. Não sei o que é. É um bruxo". E aí começou a dramatizar.

"É horrível, e tem uma varinha mágica. Faz você mijar. Você pode falar, mas não pode ser visto nem pode se ver. Então você diz 'um, um, um' e você volta."

A palavra "mijar" aqui não significa urinar. "Não, não é pipi!" Quer dizer "sumir já". Quando o bruxo "mija você", "faz você sumir já".[3] O bruxo tem um chapéu e sapatos macios. É um bruxo homem.

Enquanto tudo isso estava acontecendo, Bob desenhava.

**24.** Ele estava agora desenhando algo sobre o que queria me contar neste momento. Estava dramatizando o horror e seu pênis ficou excitado. Ele se embananou de tanta ansiedade.

**25.** Desenhou a si mesmo na cama, tendo um pesadelo. Quando viu a grande escadaria, ele disse: "Ai ai ai!", e vivenciava plenamente o evento que estava descrevendo.

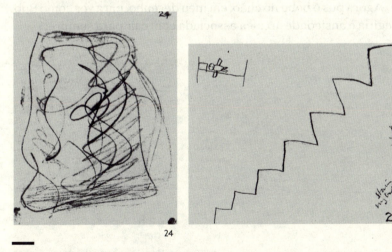

24   25

---

3   No original: "*The word 'pee' here does not mean micturate. 'No, not wee-wee!' It means disappear. When the witch 'pees you' he 'makes you vanish'*". [N. R. T.]

**83**

## 4. "BOB" AOS 6 ANOS

Então me falou que o desenho era sobre duas coisas. A coisa terrível era o pesadelo; mas havia outro incidente que não era horrível – era bom. Ele de fato tinha caído da escada, e o papai estava lá embaixo, e ele chorou, e o papai levou ele para a mamãe, e ela pegou ele no colo e ficou tudo bem com ele.

Agora tive a evidência mais clara possível do desejo de Bob de me contar sobre o lapso na provisão ambiental, que de maneira geral fora "boa".

**26.** Por isso comecei a falar e desenhei uma mãe segurando um bebê. Risquei o bebê nos braços da mãe; e enquanto começava a colocar em palavras o perigo de ela deixar o bebê cair, Bob pegou o papel e *borrou os olhos da mulher*. (Ver n. 6 e também n. 8, 12, 15). Enquanto borrava os olhos, ele disse: *"Ela vai dormir"*.

Esse era o detalhe significativo na comunicação total. Eu agora tinha seu desenho como ilustração da retirada de catexia por parte da mãe que sustentava o bebê.

Agora pus o bebê no chão, em meu desenho, para ver como Bob reagiria à ansiedade arcaica associada com cair para sempre.

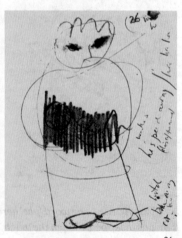

26

Bob disse: "Não, o bruxo veio quando a mãe fechou os olhos. Eu soltei um grito. Vi o bruxo. Mamãe viu o bruxo. Eu gritei: 'Minha mamãe vai pegar você!'. Mamãe viu o bruxo. Papai estava no pé da escada e pegou o canivete dele e enfiou na barriga do bruxo, e assim matou ele para sempre, e assim a varinha mágica se foi também".

Nessa fantasia pode ser visto o material para uma organização psiconeurótica, estabelecida e mantida em defesa contra a ansiedade inconcebível, ou arcaica, ou psicótica, produzida na criança pela falha da mãe na função de sustentar. A recuperação do trauma depende da ajuda do pai.

**27.** Desenho dele, mostrando a si mesmo na cama, o bruxo homem e também a varinha que "faz você fazer xixi" (sumir) [*makes you pee (disappear)*].

Com a comunicação realizada, Bob estava pronto para ir. Parecia muito satisfeito com o que tinha acontecido e seu estado de excitação se acalmara.

Bob foi encontrar o pai na sala de espera, enquanto sua mãe me dava o seguinte relato do problema da família.

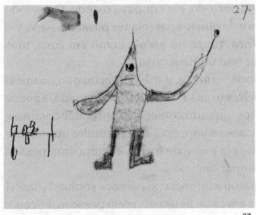

27

## 4. "BOB" AOS 6 ANOS

### DESCRIÇÃO FEITA PELA MÃE APÓS MINHA ENTREVISTA COM BOB, ENQUANTO ELE E SEU PAI ESTAVAM NA SALA DE ESPERA

Aos 2 anos e meio, Bob foi levado a um hospital pediátrico porque não parava de chorar. Na época a mãe estava deprimida. O pediatra disse que ele estava frustrado. Após exame neurológico e vários testes, disseram aos pais que Bob não estava doente, mas que seu desenvolvimento estava seis meses atrasado. Disseram aos pais que ele seria *retardado*.

Um ano mais tarde, aos 3 anos e meio, Bob foi levado de novo e mais uma vez disseram que ele "era retardado". Aos 3 anos, Bob não falava. Para ajudar no andamento das coisas, a mãe estabeleceu uma creche na própria casa. Bob mostrava-se o mais lento da turma e era obviamente agarrado à mãe. Os pais haviam aceitado o fato de Bob ser "retardado", mas recentemente a psiquiatra da mãe havia sugerido que eles questionassem esse diagnóstico, por causa da vasta extensão de interesses de Bob que a mãe reportava nas sessões. Ele estava sempre falando sobre o espaço, Deus, a vida e a morte. Era muito sensível e parecia claro que a palavra "retardado" não cobria todo o diagnóstico. No teste de inteligência Stanford-Binet, Bob pontuou 93.

Ao longo de todo esse período, ele chupava o dedo. O período de masturbação, ereções e devaneios parecia ter passado. Às vezes colocava o pênis para fora, tanto na escola como em casa, mas todos tentavam não levar isso muito a sério.

Ao falar sobre a própria infância, a mãe lembrou que no início da adolescência fora infeliz em casa; sentia-se perseguida. Saiu-se melhor nos anos seguintes, quando começou a aprender costura e culinária na escola. Não passa a impressão de ser muito inteligente, mas há evidências de que ela não é de forma alguma uma pessoa limitada. Conseguiu diplomar-se.

O pai, filho único, "passou a infância no país dos sonhos" (descrição da mãe), sendo infeliz em casa. Seus pais eram pessoas difíceis e, na verdade, a mãe atribui o começo de sua doença ao fato de ter que estar em contato com os sogros. O pai dela morrera um ano antes.

A mãe de Bob já não sofria mais de pânico e o pai estabelecera-se com uma personalidade quieta. Às vezes a família passava dificuldades financeiras. Foi um golpe duro para o pai que seu filho fosse retardado, enquanto a mãe não se preocupava muito. O pai é engenheiro.

**A história prévia de Bob**

O nascimento de Bob não foi difícil. A amamentação foi complicada pelo que a mãe chamava de erro médico. A mãe havia dito ao médico: "Sei que este bebê está doente". Então, com duas semanas de idade, descobriu-se que ele tinha estenose pilórica e foi imediatamente operado, ficando internado por duas semanas. A mãe tentara perdoar o médico por não acreditar quando ela disse que o bebê estava doente, mas não conseguiu perdoá-lo de todo.

Aos 4 anos e 9 meses, o menino teve que extrair as amígdalas; aí ficou muito evidente para os pais que o menino estava atrasado, pois eles sabiam que, embora pudessem contar para qualquer outra criança o que a esperava, não conseguiam encontrar um meio de contar a Bob. Ele ficou cinco dias no hospital, com visitas diárias. Ficou angustiado nesse período.

A mãe disse que teve esse primeiro filho no hospital, mas decidiu ter os outros em casa. Na terceira gravidez ela usou os métodos do National Childbirth Trust. O parto foi "completamente sem dor". O pai estava presente. Acharam a experiência "inspiradora e adorável". Era possível detectar aqui, nessa afirmação positiva, um lado da doença da mãe: a idealização que o tempo todo carrega consigo a ameaça do oposto. Contida em tudo isso está sua depressão potencial.

Na época do nascimento de Bob, a mãe tinha medo de hospital, embora a gravidez transcorresse bem. O trabalho de parto foi, na verdade, rápido e fácil. *Foi depois do segundo parto, quando Bob*

## 4. "BOB" AOS 6 ANOS

estava com 14 meses, que ela começou a ter pânico e a fazer psicoterapia. Perguntei-lhe: "Como você começou a ficou doente? De que modo sua depressão se apresentou?". Ela respondeu: "Eu caía no sono no meio de outras atividades".

Foi quando Bob tinha entre 14 e 16 meses que ela começou a se sentir sonolenta, e aí ela passou a não conseguir dar conta do problema; mais tarde sobreveio o pânico. Essa informação, obtida bem no fim da consulta, me interessou muito por causa da evidência que eu já obtivera a esse respeito com base no material fornecido pelo próprio Bob.

Quando Bob deixou minha casa, ele disse para a mãe: "Viu como eu rabisquei os olhos da mulher?". Esse foi para ele, obviamente, o ponto alto da entrevista terapêutica. (Na verdade eu não tinha mostrado os desenhos para ela.)

Os pais me visitaram três semanas depois e não trouxeram Bob. Então eu soube muitos detalhes sobre cada um dos pais e, também, mais sobre Bob. Suas dificuldades em casa eram compatíveis com um diagnóstico de esquizofrenia infantil, tendendo à recuperação espontânea. Seu problema principal era dificuldade no aprendizado.

### Acompanhamento

Sete meses depois. "O aprendizado na escola parece ter melhorado desde a ocasião da consulta. Em casa, Bob se desenvolve continuamente, apesar da doença do pai (hospital) e da hospitalização da mãe com o bebê, que teve uma doença."

### COMENTÁRIO

Parece que este menino reteve uma clara ideia do começo de sua doença, ou da organização de suas defesas em um padrão de personalidade. Foi capaz de comunicar isso e o fez com certa urgência, assim que sentiu que eu poderia talvez entender e dessa forma tornar sua comunicação efetiva.

O trabalho desta consulta terapêutica torna-se mais interessante pelo fato de este menino não usar palavras aos 3 anos, ter dificuldades para aprender e ter sido de modo geral considerado "retardado" pelos pediatras, pelas autoridades escolares e pelos pais. É improvável que Bob pudesse ter me contado o que contou através de respostas verbais a perguntas verbais. Aos poucos, contudo, revelou a etiologia de seu complexo de sintomas no procedimento do brincar da consulta terapêutica.

O diagnóstico mudou, durante a consulta, de deficiência relativa (primária) para esquizofrenia infantil, com o paciente tendendo a recuperar-se espontaneamente.

É interessante notar que esquizofrenia, ou a condição psicótica que resulta em dificuldade séria no aprendizado, é na verdade uma organização defensiva altamente sofisticada. Defesa contra a ansiedade primitiva, arcaica ("inconcebível"), produzida por falha ambiental no estágio de dependência quase absoluta da criança. Sem a defesa, haveria um colapso da organização mental da ordem de desintegração, desorientação, despersonalização, queda sem fim e perda do senso do real e da capacidade de relacionar-se com objetos. Na defesa a criança isola o que há de si mesma e assume uma posição de invulnerabilidade. No extremo dessa defesa, a criança não pode ser traumatizada, e ao mesmo tempo não pode ser induzida a redescobrir a dependência, a vulnerabilidade e a suscetibilidade à ansiedade arcaica.[4]

No caso de Bob, o ego conhecera certo tipo de desastre, limitado em quantidade, e experimentara o colapso. Para se reorganizar contra a retraumatização, ele desenvolveu o sentimento de

---
4   Cf. D. W. Winnicott, "The Concept of Clinical Regression Compared with That of Defence Organisation" [1967], in D. W. Winnicott, C. Winnicott, R. Shepherd & M. Davis (orgs.), *Psycho-Analytic Explorations*. London: Routledge, 1989.

## 4. "BOB" AOS 6 ANOS

trauma constante, exceto nos momentos em que está retraído. Todos os detalhes da experiência foram retidos e têm sido sujeitos a classificação, categorização, compilação e a formas primitivas de pensamento. Presume-se que, como resultado do trabalho da consulta terapêutica, essa organização complexa em torno de um evento traumático tenha se transformado em um material que, por ter sido lembrado, possa ser esquecido, isto é, tenha se tornado acessível a um sofisticado processo de pensamento que está relativamente descolado do funcionamento psicossomático.

### RESULTADO

Este caso teve um resultado surpreendente. A mudança em Bob continuou. Cerca de um ano após a consulta, Bob disse aos pais, do nada: "Vocês sabem que uma vez eu fui ver alguém em Londres...". E lembraram-lhe o meu nome. "Bem, eu gostaria de levar o meu irmão para ver ele." A consulta foi marcada e, sem entrevistar os pais, deixei entrar em meu consultório duas crianças muito vivas. Bob parecia lembrar de tudo sobre o lugar e a mesa onde fizemos os desenhos, mas acho que não se lembrava dos desenhos em si. Mostrava a seu irmão, todo orgulhoso, como fora a visita a esse homem, e para minha satisfação decidiu levar o irmão para ver minha casa inteira, que é alta, de quatro andares. Levou-o à parte de cima para mostrar o jardim na laje, que jamais imaginei que ele tivesse notado, embora possa tê-lo visto da janela da sala onde havíamos estado um ano antes; e depois levou-o para todos os cômodos do andar de cima. Por acaso não havia mais ninguém em casa e ele pôde explorar o espaço todo. Na verdade, o que ele estava fazendo era mostrar ao irmão que conhecia a geografia de minha casa e ambos estavam interessados em cada detalhe. O tour de inspeção completo incluía o quarto. Quando desceram, fizeram alguns desenhos, mas isso não teve importância e eles pareciam prontos para ir.

Suponho que Bob estava buscando um meio de relembrar o que sentiu que havia acontecido um ano antes, quando era um menino introvertido e retraído, com dificuldade em falar um inglês inteligível por causa da distorção na fala. Um ano antes, pareceria ao observador que ele não estava notando nada, e agora era possível observar que, além de notar muita coisa, Bob "sabia" muita coisa que na verdade não sabia. Acho que se pode dizer que ele estava no processo de me objetivar, e que eu estava emergindo (para ele) da categoria de objeto subjetivo, ou sonho tornado realidade.

Fui informado de que a mudança em Bob persistiu nos cinco anos decorridos desde a consulta. Cabe lembrar que ambos os pais haviam recebido ajuda psiquiátrica antes da primeira consulta de Bob, e isso continuou no intervalo entre aquela época e agora. Sem dúvida isso foi responsável por uma parte da saúde psiquiátrica adquirida e mantida por Bob.

## NOTA ADICIONAL

Por motivos de economia não publiquei os dezesseis desenhos que fizemos a seis mãos, porque me parece que eles não acrescentam nada de significativo ao caso. Terminamos com um rabisco dele que se assemelhava a um W, e eu acrescentei ENT (WENT) [FUI/ FOI/ FOMOS/ FORAM], porque estávamos próximos do momento em que ele e o irmão iriam embora. Ele disse: "É uma coisa que você coloca em uma palavra", e isso me interessou pelo fato de ele a princípio ter vindo a mim por conta de um pronunciado defeito na fala, que havia desaparecido, mas que sem dúvida envolvia o que ele colocava nas palavras, quase como que distorcendo-as deliberadamente.

# 5

## "ROBERT" AOS 9 ANOS
## [1971]

Aqui está um caso muito simples. Chamaremos o menino de Robert. Ele pertence a uma família muito "bem de vida". Na época da consulta, quinze anos atrás, Robert estava com 9 anos; tinha uma irmã de 7 e outra de 5 anos. Há um senso de responsabilidade muito definido nos pais e ambos são capazes de tolerar dificuldades, se houver esperanças de um resultado satisfatório.

Entrevistei primeiro o pai; ele parecia desejar essa entrevista, então a concedi. Geralmente vejo primeiro a criança. Ele me disse: "O problema é que esse menino é muito parecido comigo". O pai disse que ele próprio se desenvolvera com certo atraso. Robert sempre odiou a escola. Recusava-se a estudar ou trabalhar ou a se esforçar por qualquer coisa. Em casa, por exemplo, com seu [carrinho de brinquedo montável] Meccano, não lia o manual de instruções, embora quisesse muito poder fazer o que era descrito ali. Em vez de trabalhar segundo a orientação do manual, perguntava ao pai o que fazer e ficava bravo. Na verdade, odiava ler. Ou então não conseguia aprender o nome das coisas. Esperavam que Robert se saísse bem na escola, mas ele estava se mostrando uma decepção. Estudava na escola primária local, numa classe de cinquenta crianças. Os pais estavam inquietos porque na escola haviam dito que Robert "ficou preso no estágio de bebê".

O avô paterno testava constantemente as habilidades escolares do garoto e o próprio pai fazia isso de vez em quando, e ficou horrorizado quando descobriu que o menino não conseguia subtrair nove (a idade dele) de 1953 (o ano). Sua mãe disse que gostaria de fazer um teste de inteligência de rotina, porque "ou devemos deixar que ele seja burro, ou devemos pegar no pé dele". O relatório do psicólogo educacional foi: "Tirando uma média da vasta gama de testes aplicados em duas entrevistas, o QI gira em torno de 130".

O pai contou-me a história prévia do menino. A criança nasceu quando o pai estava fora, no Exército. Foi amamentado, mas na ocasião a mãe se encontrava sob os cuidados de terceiros. Um ataque aéreo atrasou a chegada do médico na época do parto. Bombas aéreas complicaram as coisas ainda mais, e o pai voltou e levou a mãe e seu bebê para a região central da Inglaterra. Lá o bebê seguia um cronograma rígido de alimentação e ficava chorando nos intervalos, pois havia ansiedade demais para que houvesse tentativas e experimentações. A mãe é uma boa mãe e, se tivesse recebido apoio, ela teria se saído melhor com ele, como se saiu com as duas meninas. Por exemplo, com apoio ela teria tido possibilidade de adotar uma técnica menos rígida, mais adaptada às necessidades precoces do bebê.

Em descrições adicionais o pai falou: "Robert sempre foi muito afeiçoado à mãe e ele e a mãe dele estiveram muito juntos nos primeiros anos". Quando tinha 2 anos (enquanto o pai ainda estava na guerra), nasceu a primeira irmã e Robert ficou violentamente enciumado. Esse ciúme continuou. Em relação à irmã, "ele fica com um demônio dentro de si" e a provoca o tempo todo. Ela, por outro lado, é "incrivelmente meiga". O pai disse que Robert sabia sobre bebês estarem dentro da barriga e que quando a mãe voltou da maternidade ele fez observações como: "Agora sua barriga voltou para o tamanho certo" e "Agora você pode voltar a brincar comigo". Quando a mãe não podia ir para o jardim com ele, ou brincar com ele como antes, ficava de mau humor. Há um jardim na casa onde a família mora hoje e ele gosta de brincar lá, mas não consegue brincar por muito tempo sozinho. Contudo, persegue salamandras e assim des-

## 5. "ROBERT" AOS 9 ANOS

carrega seus sentimentos em relação aos seres humanos. Mostra o que está fazendo ao chamar uma de mãe salamandra gorda e outra de pai salamandra. Ele é um amor com a mãe, ao mesmo tempo que é inacreditavelmente cruel com a mãe salamandra. O pai, que gosta de salamandras, não faz ideia do que fazer. Talvez umas poucas salamandras devam sofrer, ele concorda com tristeza, em favor da gradual socialização desse menino? Robert é capaz de usar a imaginação ao brincar com outras crianças, mas as ideias imaginativas costumam se tornar selvagens. Ele não sabe perder e durante o jogo constantemente adapta as regras às próprias necessidades, assim como as crianças dominantes costumam fazer, de modo que ele seja, assim, o único realmente capaz de se adequar às regras e as outras crianças fiquem sempre por fora, por assim dizer.

Robert já chegou a mostrar bastante construtividade em seu brincar, mas isso diminuiu e ele tornou-se lento, de maneira geral. A lentidão parece ser um sintoma de uma leve disposição depressiva que afeta a criança tanto em casa como na escola. A escola atribui as dificuldades à situação doméstica, mas o lar é essencialmente bom e o problema deve ser atribuído a dificuldades na própria natureza do menino, dificuldades inerentes que integram o desenvolvimento emocional.

As outras crianças não apresentam distúrbios no sono e por isso devemos supor que a mãe realmente se dedica aos filhos. Ela lhes proporciona um ambiente de fato muito bom. As outras duas filhas mais novas conseguem usufruir desse ambiente muito mais que Robert.

Em geral as pessoas gostam de Robert. Ele pode ser amigável, efusivo mesmo, sem ser tímido. Ele não só parece com o pai como também o imita. É prejudicado nos jogos pelo fato de o pai ser intelectual. Ouviram-no dizer que gostaria de ter um "pai comum", o que para ele significa um pai que fosse soldado, ou pedreiro, ou alguma coisa que ele pudesse falar para as outras pessoas ou imitar num jogo. Há uma masculinidade satisfatória no menino, mas também uma inveja muito óbvia da capacidade produtiva da mãe, e sua identificação feminina latente está intimamente ligada a sua afeição pelo pai. Em relação a problemas sexuais, ele parece incapaz ou relutante em pedir informações, e os pais nunca encontraram a oportunidade exata para falar-lhe de sexo, exceto sobre bebês crescerem na barriga da mãe. Acham que talvez esteja querendo informações, mas não consegue recorrer a eles, e admitem que se sentem constrangidos de falar sobre o tema. Pode ficar excitado e a excitação não lhe causa mal-estar. A masturbação não constitui um problema para ele, de acordo com os pais.

Em relação à escola, que em geral gosta de frequentar, tende a sentir raiva dela nas noites de domingo e nos fins de feriados. Uma vez fugiu da escola para casa. A vida foi pior para ele provavelmente aos 6 anos. O pai estava ausente e a mãe ficou muito deprimida, e a família toda se envolveu na depressão da mãe. O médico da família foi de grande ajuda e cuidou de toda a família nessa época. Livres dessa fase de tensão, mudaram-se para um novo distrito, com o pai em casa e Robert matriculado na escola primária local. Eis o estado das coisas neste momento.

———

Foi alguns meses depois da entrevista com o pai que a mãe trouxe Robert para me ver. Pude imediatamente notar que ele se assemelhava ao pai em certa morosidade nas ações combinada a uma inteligência superior.

Tive uma conversa inicial com Robert na presença da mãe. Os detalhes são muito comuns, mas suponho que juntos resultem numa técnica de contato humano. Ao fazer tal contato devemos ser livres e ao mesmo tempo manter um relacionamento profissional.

Aqui estava o menino a meu lado e a mãe sentada em uma cadeira confortável. O garoto era todo sorrisos, sorrisos educados. Logo notei seu distintivo e ele ficou contente em falar não diretamente sobre si mesmo, mas sobre as atividades e os interesses representados pelo distintivo.

## 5. "ROBERT" AOS 9 ANOS

Falei sobre a escola e ele deixou claro que só podia trabalhar no próprio ritmo e que se saía especialmente mal nas provas em que a pressa é importante e o tempo de trabalho é contado no relógio. Perguntei sobre o jardim e soube que ele cuida de uma pequena parte. Fez uma estranha observação espontânea sobre seu jardim. "Ele ilumina uma parte escura."

Na consulta a mãe revelava ser um tipo de pessoa depressiva, séria e de certa forma ansiosa. Suponho que antes de mais nada ela queria se assegurar de que eu acharia o menino simpático, bonzinho e educado, porque nunca se sabe o que os médicos podem dizer se virem uma criança agindo naturalmente. Entretanto, ela aos poucos percebeu que eu não era uma pessoa muito preocupada com fenômenos superficiais.

Fiz uma observação mental de que a parte escura a ser iluminada poderia ser a mãe em suas depressões – especialmente porque eu já ouvira do pai sobre a fase (quando o menino estava com 6 anos) em que as depressões da mãe haviam representado um problema inegável.

Logo passamos para o assunto das leituras e perguntei sobre histórias em quadrinhos. O garoto olhou para a mãe e percebi que eu havia claramente tocado em um tema controverso. Robert contou que não o deixavam ler histórias em quadrinhos. Mais tarde falei com a mãe sobre isso, porque senti que o menino poderia aprender a gostar de ler muito mais pelos quadrinhos do que por bons livros cuidadosamente escolhidos nas bibliotecas. Robert disse: "Tentei ler os livros bons, mas sempre tem palavras longas que eu não entendo". Disse também que histórias em quadrinhos circulam na escola como uma atividade clandestina, uma pornografia branda.

Não quis passar tempo demais com a mãe nessa ocasião, porque uma conversa longa teria arruinado minhas chances de conseguir entrar em contato pessoalmente com Robert; então conduzi a mãe à sala de espera e falei-lhe em poucas palavras a respeito do modo como ela e o marido estavam tentando implantar no menino seus padrões morais e religiosos e seus gostos, o que era uma pena, já que ele era capaz de desenvolver sua própria moralidade e gosto, se o deixassem. A mãe entendeu o que eu quis dizer e parecia aliviada por não ter que se sentir responsável, doravante, pela bondade do garoto.

Voltei para o menino e ele foi cooperativo ao participar comigo do jogo do rabisco.

1. Meu rabisco, que ele disse ser uma estrada de ferro.
2. Dele, que ele disse ser outra estrada de ferro.

Esses dois desenhos representam seu principal interesse, que são as estradas de ferro, e ele brinca disso com os amigos. Suas irmãs brincam de trocar de roupa.

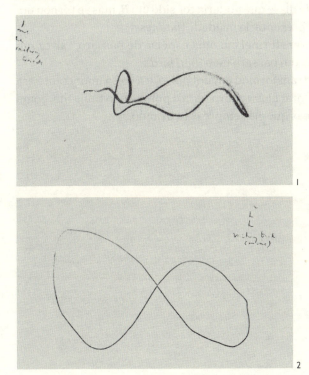

## 5. "ROBERT" AOS 9 ANOS

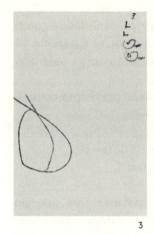

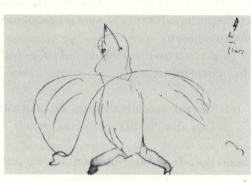

3

4

**3.** Dele, que ele disse que poderia ter sido um *B*, mas se tornou um *D*. A letra *B* representaria maldade [*badness*].

**4.** Dele, que transformei em uma espécie de pássaro, talvez um morcego [*bat*], um pássaro mau [*bad bird*].

**5.** Meu. Ele o transformou em um polvo, e a coisa importante era que um dos tentáculos voltava para o polvo e não tinha fim, como as linhas férreas que ele sempre está usando.

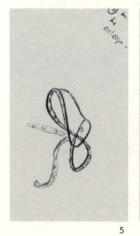

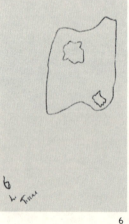

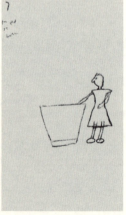

5

6

7

98

Interpretei isso como uma forma de o polvo chupar o dedo [*thumb-sucking*], sendo o polvo naturalmente todo coberto de ventosas [*suckers*]. Ele falou que nunca foi de chupar o dedo, mas voluntariamente disse que o que fazia era chupar um pedaço de pano horrível, nojento e imundo chamado Tissie. Com o tempo isso ficou intolerável para a mãe, que queimou o pano, e o menino chorou muito, até esquecer. O trapo já estava todo esburacado, de tanto ele o morder e chupar. Era um pano de chão.

**6.** Seu desenho de Tissie, mostrando dois dos buracos. Ele lembrava claramente da ocasião em que o tirou de um balde, quando tinha 1 ano de idade e a mãe estava limpando o chão; e daí em diante ele foi sempre "meu Tissie".
**7.** Seu desenho de si mesmo com 1 ano, tirando o trapo do balde. Ficou muito surpreso ao perceber que estava de vestido, e ele parecia ter alcançado uma lembrança profunda.

Agora estava pronto para falar de pesadelos.

**8.** Seu desenho de uma casa pegando fogo num sonho.

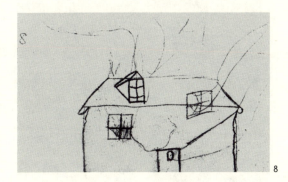

Interpretei isso como excitação sexual e ele entendeu, pois tem uma ereção associada com o sonho. Neste ponto dei-lhe algumas infor-

## 5. "ROBERT" AOS 9 ANOS

mações sobre sexo, pelas quais ele estava esperando. Disse-lhe para perguntar ao pai, caso quisesse saber mais.

Seu outro pesadelo foi com ladrões que roubam joias; falou que não podia desenhar, então eu estava pronto para deixar isso de lado. Mas perguntou: "Você sabe desenhar um ladrão entrando numa casa?" – e era óbvio que estava querendo ir mais fundo. Ocultei cuidadosamente o que eu estava fazendo, para que ele pudesse também desenhar um ladrão entrando numa casa.

> **9.** Meu desenho, que mantive fora do campo de visão dele, enquanto ele prosseguia com sua própria versão do tema.
> **10.** Seu desenho. Consegui apontar que a pistola que quebrou o vidro era uma figura de seu pênis ereto. Eu disse que, já que ele ainda não conseguia ejacular como os homens adultos, ele tinha de apelar para a magia do tiro da pistola.

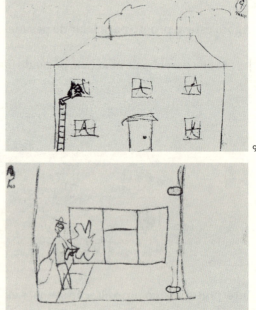

9

10

Olhamos então para os três desenhos. Eis o buraco na janela feito pelo tiro da pistola. Associei isso à primeira coisa que ele me disse, que seu jardim iluminava uma parte escura. Então falei: "Veja só, no começo você era um bebê e você amava sua mãe e mordia buracos no Tissie. Um dia você vai ser um homem adulto como o papai, você vai se casar e ter filhos. Agora você está no meio do caminho. Ama alguém e sonha que a casa está pegando fogo porque isso traz uma sensação muito excitante. E você atira para dentro na casa porque não pode ejacular e, em vez de gerar bebês, você rouba joias". Continuei: "Tem alguém que você ama quando está tendo esses sonhos", e ele disse: "Acho que é a mamãe". Então eu disse: "Bem, se você fosse um ladrão e entrasse na casa, teria que eliminar seu pai". Ele disse: "Bem, eu não gostaria de fazer isso". Eu disse: "Não, porque gosta muito dele também e algumas vezes, por gostar muito dele, você sente que queria ser menina". Respondeu: "Só um tiquinho".

A seguir, abordamos o relacionamento muito difícil com a irmã. Do ponto de vista dos pais, ele é ativa e violentamente ciumento. Descreveu o que acontece entre eles e eu disse: "Bem, seus pais têm a impressão de que você e sua irmã têm ciúmes um do outro, e eu diria que você tem ciúmes dela porque ela é menina, e ela tem ciúmes de você porque você é menino. Ao mesmo tempo, vocês são apaixonados um pelo outro, e como vocês não são adultos, o mais perto que vocês podem chegar de fazer amor é encher o saco um do outro e brigar".

Ele parecia muito aliviado quanto a tudo isso e decidiu que havia terminado tudo o que queríamos fazer e que estava na hora de ir embora, com o que concordei plenamente.

O momento importante nesta consulta psicoterapêutica foi quando Robert se surpreendeu ao perceber que estava de vestido ao tirar Tissie do balde. Nesse ponto estava de volta à situação original, e provavelmente com não muito mais que 1 ano de idade.

De similar importância foi a ligação que pude fazer entre as palavras "ele ilumina uma parte escura" e o senso de responsabilidade de Robert pelas fases depressivas de sua mãe, em especial aquela que afetou todos os filhos, quando Robert tinha 6 anos.

## 5. "ROBERT" AOS 9 ANOS

Um terceiro detalhe de importância foi, de um lado, a separação do amor do pai e a identificação com a menina (ou mulher) que faz par com isso; de outro, a rivalidade com o pai, que é parte do amor (heterossexual) do menino pela mãe. Isso desvencilha o outro problema, que é a amizade entre um menino e seu pai, ou entre meninos, que é saudavelmente possível e que é uma sublimação natural da homossexualidade normal ou saudável.

Penso que este menino estava precisando muito de uma afirmação objetiva da situação doméstica, que os pais não conseguiam lhe dar. Senti que a entrevista poderia ser curativa para Robert, pelo que ele estava preparado para enfrentar e por eu não estar lidando com uma doença. No fim, ele me disse: "Imagino que você não vá conseguir responder esta. Quando estou fora da escola, como nas férias, não quero voltar, e depois, quando volto, na verdade gosto muito dela". Eu tinha o material para responder a essa pergunta e disse: "Veja só, quando está em casa, você ama sua mãe e gosta de ficar com ela, mas, mais importante que isso, você tem que lidar com o fato de que ela está infeliz e passa a maior parte do tempo deprimida". Ele disse: "É, e ela fica tão preocupada quando eu e minha irmã brigamos". Falei: "Quando você está em casa, você se pergunta o que vai ser da sua mãe quando ela não tiver você para se preocupar. Quando vai para a escola, escapa das ansiedades e preocupações e depressões de sua mãe e consegue esquecê-las, e então consegue desfrutar da escola". Mais uma vez dei ênfase especial na necessidade de ele fazer as coisas em seu próprio ritmo e de cuidar para que ninguém o apressasse. Se o apressam, ele simplesmente não consegue dar conta. Com efeito, na escola ele se beneficiara muito de ter sido permitido a frequentar durante dois anos a mesma série, embora isso o fizesse se sentir péssimo, porque sua irmã havia pulado duas séries de uma só vez.

Foi embora sentindo que havia um desenvolvimento natural em todas as coisas. Falou: "Meu trenzinho elétrico tem uma certa velocidade; você pode ligar ou desligar; não pode fazer ele andar mais rápido, embora possa, claro, diminuir a velocidade do trem usando um transformador".

Seria necessário pedir aos pais que tentassem libertar essa criança do ônus dos próprios padrões religiosos e morais, e das próprias ansiedades, se possível. Não tenho dúvida alguma quanto a capacidade inerente de Robert para fazer de sua vida uma boa vida.

Uma segunda consulta foi marcada, mas a mãe telefonou dizendo que gostaria de adiar, já que o menino parecia muito aliviado depois daquela visita. Quando saiu daqui, dava para ver que estava muito satisfeito com o resultado da consulta, e disse, como se mal pudesse acreditar: "Nós até falamos de Tissie".

Naturalmente, comuniquei-me com os pais, dando minha opinião de que eles estavam propensos a esquecer que esse garoto tinha os próprios processos inatos, o próprio ritmo de desenvolvimento e capacidade própria para, com o tempo, fazer uma contribuição social, bem como para construir uma vida boa para si mesmo. Os pais tinham um padrão religioso e cultural bastante definido, decorrente da própria criação, e estavam bem aliviados por terem sido lembrados de que não precisavam imprimir isso à criança. Ao mesmo tempo, é claro, para a criança é útil ter um ambiente definido no qual possa se desenvolver e que possa usar ou rejeitar de acordo com sua filosofia pessoal em desenvolvimento.

Como resultado da consulta, observou-se uma nova atitude dos pais em relação à escola, e permitiu-se ao menino que ele tivesse o próprio ritmo, sem ninguém para apressá-lo. Como consequência, verificou-se uma melhora clínica notável. Robert ainda está atrasado na leitura e tem uma inibição significativa para leitura, que o deixa tenso, mas os pais não o aborrecem por isso. Ele até pediu aos pais que lhe trouxessem um livro da biblioteca, mas não se sabe se será lido. Acho que os pais estão mais dispostos agora a deixar que o menino leia baixa literatura (quadrinhos) como os outros meninos na escola. O ciúme da irmã continuou e eles ainda brigam um bocado, mas às vezes parecem se dar bem. A ideia de esse menino ser problemático parece ter desaparecido.

# 5. "ROBERT" AOS 9 ANOS

## COMENTÁRIO

Descrevi um caso muito simples. Um dos pontos deste relato, a meu ver, é que essa criança poderia ter sido um filho seu ou meu. Talvez o resultado mais importante da consulta tenha sido os pais conhecerem a psicanálise, no sentido de consultar um psicanalista. Naturalmente haviam se perguntado se um psicanalista lhes diria: "Seu filho está muito doente e, se vocês não providenciarem um tratamento psicanalítico para ele agora, ele será um fracasso e a falha terá sido sempre de vocês, porque as dificuldades emocionais dos adultos sempre têm suas raízes na época da infância". Não aconselhei tratamento psicanalítico, o que de qualquer modo não estava disponível.

Foi muito importante para mim buscar, neste caso, a normalidade, e não a doença, embora isso signifique que tive de descortinar para inspeção as anormalidades nos pais e na situação escolar. Em particular, chamei a atenção para nosso sistema, que nos permite exigir que crianças de 11 anos mostrem que podem se acabar de estudar para uma prova.

O perigo deste tipo de relato de caso é que ele evita toda a vastidão do assunto do desenvolvimento emocional do indivíduo, processo contínuo iniciado no nascimento ou pouco antes. Não é possível, entretanto, fazer mais do que fornecer uma amostra da amplitude desse assunto, isto é, do tanto que sabemos dele atualmente. Como eu já disse, esse campo da psicologia dinâmica tem as dimensões da fisiologia.

Por um lado positivo, escolhi este caso porque introduz um aspecto da psicologia infantil que se pode acompanhar e usar de imediato. Isso é representado aqui por Tissie. Referi-me a esses objetos muito primitivos usados pelos bebês como *objetos transicionais* e dei motivos para o uso de tal nome.[1] Há uma quantidade

---

1   Donald W. Winnicott, "Objetos transicionais e fenômenos transicionais" [1951], in *O brincar e a realidade*, trad. Breno Longhi. São Paulo: Ubu Editora, 2019, pp. 13-51.

imensa de coisas a aprender por um estudo do uso de objetos transicionais e em quase toda a história clínica os aspectos positivos e negativos dos objetos transicionais e seu uso proporcionam informações importantes. Além disso, os pais gostam de se lembrar – o que costumam fazer se lhes for dado tempo – dessas técnicas infantis primitivas, e as crianças voltam à primeiríssima infância pela via do objeto transicional mais facilmente do que por qualquer outra via.

Em relação à psicanálise desta criança, quero deixar bastante claro que, se estes pais pudessem custear e dar conta de um tratamento cinco vezes por semana durante um período longo, eu teria aconselhado psicanálise; não porque a criança estivesse muito doente, mas porque há problemas suficientes para fazer um tratamento valer a pena, e quanto mais normal é a criança, mais rico e rápido é o resultado. A experiência me diz que encontraríamos uma boa dose de doença nesse menino, bem como de saúde, no curso de um tratamento psicanalítico. Entretanto, a criança não é, de modo algum, uma criança psicótica. Há uma tendência depressiva, mas ela pode estar mais relacionada com a carga de depressão da mãe do que com ansiedades de caráter depressivo da própria criança. O menino atravessou todos os estágios precoces de desenvolvimento emocional bem o suficiente e não está sujeito a um colapso psicótico. Seus problemas situam-se no rico campo dos relacionamentos interpessoais e da reconciliação de dois tipos de relacionamento, o afetuoso e o que navega nas ondas do instinto. Em minhas observações a este menino, abordei problemas sexuais, e ao lidar com crianças que estão se desenvolvendo bem falhamos se não pudermos acompanhar a criança aonde quer que ela nos conduza. Esta criança tinha um conflito de uma espécie comum em relação a seu amor pelo pai e, paralelamente a isso, a seu ódio pelo pai – o qual é pertinente ao sonho em que seus instintos estão dirigidos à mãe. A semelhança hereditária do menino com o pai complica a situação, o que faz da identificação uma saída tentadora para esse dilema.

Conseguimos, assim, uma boa mostra da situação, deixando que este caso tome o próprio curso sem tentar forçá-lo em uma estru-

## 5. "ROBERT" AOS 9 ANOS

tura que nos daria uma história clínica mais completa. Há muito que gostaríamos de saber. Poderíamos tentar trabalhar no caso e obter a resposta para tudo o que foi escrito, mas se de fato quisermos saber mais do que soubemos através dessa consulta, poderíamos fazer isso de maneira útil apenas através da análise da criança, ao longo da qual o mundo dela se descortinaria diante de nós. Do contrário, podemos só deixar o assunto como está. Os pais dividiram suas ansiedades comigo de maneira profissional e, se novos problemas aparecerem, os pais tenderão a me procurar, em vez de ruminar sobre eles em casa inutilmente.

### ACOMPANHAMENTO

Dois anos depois Robert entrou para um internato e desfrutou muito de seu tempo lá. Três anos depois os pais me informaram: "Ele continua indo bem. Relatórios excelentes (do internato). Simpático com a irmã nos feriados, até mesmo generoso. Pode-se dizer que é um menino normal que está se saindo muito bem. Passou por algumas crises, associadas com tensões temporárias em casa".

Mais tarde: "Na passagem para a vida adulta, havia arranjado uma namorada e parecia estar prosseguindo em direção a um estado de independência adulta. Sua dificuldade no aprendizado desapareceu e está lendo normalmente".

# 6

## "ROSEMARY" AOS 10 ANOS
[1962]

Esta criança foi vista uma vez, e em sua entrevista pessoal encontrou uma pista para seus sintomas.[1] Foi trazida por causa de "graves acessos de depressão". Também tinha dores de cabeça cegantes, náusea e fotofobia, sintomas que duravam dois ou três dias e a deixavam de cama. Nos últimos tempos tornara-se retraída e, paralelamente, passou a estar sempre de mau humor pela manhã.

Todos esses sintomas se esclareceram quando ela chegou a desenhar o sonho em que sua mãe era atropelada.

Rosemary é uma das duas filhas de uma boa família da classe operária.

A entrevista foi como se segue. Havia dois visitantes e dois assistentes sociais psiquiátricos presentes. Este era um caso clínico de rotina.

Rosemary começou a desenhar[2] e mostrou alguma habilidade.

1. Ela desenhou uma garota.

---

[1] Publicado sob o título "A Child Psychiatry Interview". *St. Mary's Hospital Gazette*, v. 68, n. 1, 1962.
[2] Seus desenhos originais já não são mais acessíveis. Foram reproduzidos aqui do *St. Mary's Hospital Gazette*.

## 6. "ROSEMARY" AOS 10 ANOS

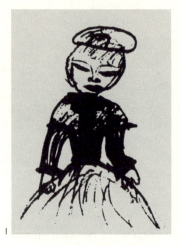

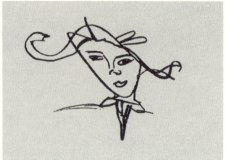

**2.** Então jogamos o jogo do rabisco e ela transformou meu rabisco em uma cabeça.
**3.** Dela, que transformei em uma paisagem.
**4.** Ela e eu juntos transformamos o rabisco dela no Bruno, um *objeto transicional* dela.
**5.** Ela prosseguiu, desenhando um objeto transicional anterior, chamado Doggie; ele está quebrado e o desenho mostra isso.

Ela disse que o irmão pegou o ursinho dela. O irmão dela é simpático e muito levado. Ela não o odeia, mas fica bastante irritada com ele. Ela queria uma irmã.

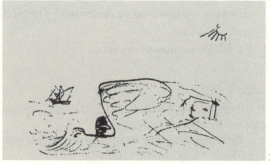

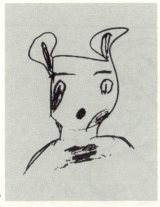

4

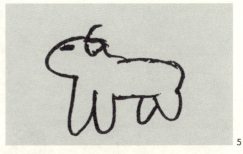

5

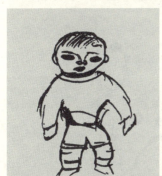

6

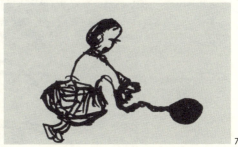

7

**6.** É o irmão dela no desenho?

Parece que seu pai desenhava caricaturas com ela, e um pouco de sua técnica nos desenhos é influenciada de algum modo pelo pai.

Falou sobre sonhos bons, mas disse: "Na noite passada eu e duas amigas estávamos na torre esperando para sermos executadas".

**7.** Um sonho ruim é assim?

Ela disse que aos 5 anos (quando o irmão estava com 3), ela teve um sonho horrível, que desenhou.

**8.** Desenho dela. Era uma madrasta malvada que quebrou o chinelo de vidro, sendo ela própria a Cinderela.

## 6. "ROSEMARY" AOS 10 ANOS

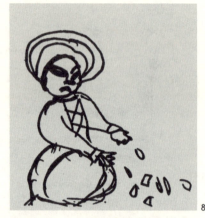

8

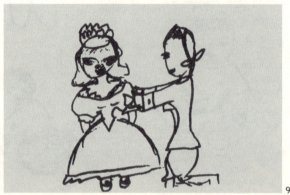

9

**9.** Fez um desenho da Cinderela. Em alguma medida ela é o príncipe, embora não quisesse realmente ser homem.
Um sonho triste seria um pesadelo em que matam sua mãe.
**10.** Desenho dela. Desenhou este com grande intensidade de sentimentos e muito rapidamente, mostrando a mãe sendo atropelada pelo carro do pai.

Aqui fiz uma interpretação sobre o ódio entre a mãe e a própria Rosemary, o que faz sentido no contexto da situação triangular com o pai.
Depois conseguiu me contar sobre um sonho estranho.

11. Seu desenho de um sonho estranho. Mostra bolhas vindo na direção dela, fazendo um barulho curioso, como o barulho da dor de ouvido; elas são brancas. Este sonho sofre alguma influência da ficção científica e está ligado à ideia de cometas e meteoros, que imaginamos estar no espaço.

Sugiro que essas bolhas brancas que fazem um barulho curioso formam a imagem de algo que vai ganhando vida "por dentro", após uma fase de um senso de morte "por dentro", representado aqui pela mãe morta do sonho.

Neste caso, o humor depressivo da garota era uma manifestação clínica do desejo de morte dirigido à mãe, um desejo que estava sob repressão. Esse desejo de morte foi experimentado no contexto de fortes sentimentos positivos para com ambos os pais, que juntos construíram e mantinham o bom lar onde ela vivia.

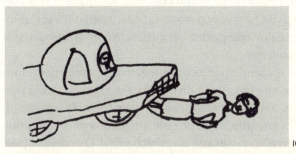

10

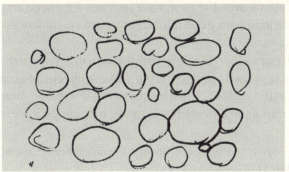

11

# 7

## "ALFRED" AOS 10 ANOS
## [1963]

Este grupo de casos poderia ser completado por um caso em que a criança lançou alguma luz sobre a dinâmica de sua gagueira.[1] Isso não resultou na cura da gagueira, que continuou a se alterar de acordo com as circunstâncias, como costuma acontecer. Mas me parece que vale a pena fornecer o material desta consulta terapêutica, apesar de tal valor não poder ser provado com o desaparecimento da sintomatologia.

Falei com este menino apenas uma vez, e com a mãe dele também uma vez. Ele tinha uma irmã de 6 anos. Foi trazido a mim por causa da gagueira. Seu pai trabalhava no escritório de um hospital psiquiátrico. Foi encaminhado por um amigo dos pais, mas com total conhecimento e boa vontade do clínico geral. Os pais proporcionavam um lar satisfatório. Esta consulta teve que ser encaixada no período exato de uma hora e dez minutos, que era exatamente o que eu podia oferecer.

Fui à sala de espera e, certificando-me de que a mãe estava de acordo, levei apenas Alfred comigo para a sala e comecei a fazer contato com ele, o que foi fácil. Ele e eu tínhamos entre nós uma mesa e sobre ela papel para desenho. Quando respondeu a algu-

---

[1] Publicado sob o título "A Psychotherapeutic Consultation: A Case of Stammering". *A Criança Portuguesa*, ano 21, 1963.

mas perguntas sobre seu pai e o trabalho dele, surgiu uma gagueira, e percebi que não deveria fazer perguntas, pois se fizesse ele se esforçaria para responder e gaguejaria. Assim, não fiz mais perguntas diretas sobre fatos ambientais, e durante o restante da hora em que ficou em minha sala ele praticamente não gaguejou. Concordou em jogarmos um jogo e eu fiz o rabisco. Expliquei que no jogo do rabisco eu faria um rabisco que ele transformaria em algo, e então ele faria um rabisco que eu transformaria em algo, e assim o jogo se desenrolaria. Um jogo sem regras.

1. Meu rabisco, que Alfred transformou em um rosto. Primeiro ele disse que parecia uma abelha. Ao desenhar o rosto, foi descrevendo cada traço facial. Notei, enquanto ele realizava este trabalho bastante deliberado, que a cada vez que expirava *ele forçava um pouco o fôlego para fora. Isso ocorreu ao longo da consulta inteira.* Mais tarde, falei com ele sobre isso, que se mostrou um aspecto significativo.

2. Dele, que transformei na gravata-borboleta de um homem.

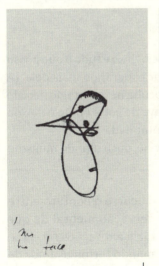

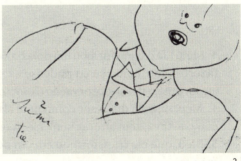

113

## 7. "ALFRED" AOS 10 ANOS

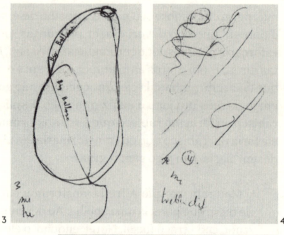

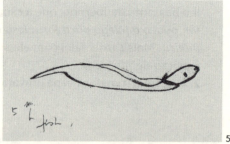

**3.** Meu. Ele o transformou em dois balões. "Isso é tudo o que posso fazer", falou, como se eu pudesse estar esperando mais dele. (A importância dessa observação estava oculta neste estágio inicial.)
**4.** Meu, que ele disse ser como uma clave de sol, e então o deixou como estava, sem alterar nem acrescentar nada.
**5.** Meu, que ele transformou em um peixe, desfrutando muito ao fazê-lo.

A meu ver, esta sequência já indica como ocorre o contato entre duas pessoas desse modo, e fiz uma observação mental de que agora ele estava bastante à vontade. Eu fazia anotações no verso das folhas, que deixávamos cair ao chão quando terminávamos de usá-las; há uma vantagem nessa técnica dos rabiscos: ter tempo para fazer anotações enquanto os desenhos estão prosseguindo, e os próprios desenhos dão um registro valioso.

> **6.** Dele. Ficou muito satisfeito com este, que transformei em uma placa de sinal de trânsito (esta era uma espécie de símbolo do superego, mas não o fiz deliberadamente; apenas ocorreu-me fazê-lo a partir do rabisco dele).
> **7.** Meu. Falei: "Ah, acho que este é impossível", mas ele disse: "Ah, não sei, acho que tenho uma ideia". Então continuou e fez uma placa de parada de ônibus, seguindo a ideia que eu já lhe dera.
>
> Neste momento falei sobre ele ser canhoto, e ele disse que sempre escrevera assim e que segurava a colher com a mão esquerda quando era pequeno. No críquete, ele lança a bola, segura o taco e faz os arremessos com a mão direita. "É engraçado, não é?", concluiu. (Quando perguntei, ele disse que ninguém nunca tentara fazê-lo usar a mão direita. Fiz essa pergunta porque há uma teoria de que, se uma criança é forçada a usar a mão direita, quando usa naturalmente a esquerda isso lhe causa gagueira. Porém a teoria parece não se aplicar aqui.)

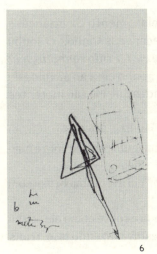
6

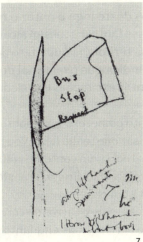
7

**115**

## 7. "ALFRED" AOS 10 ANOS

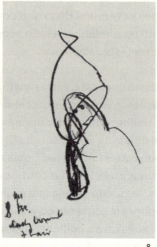 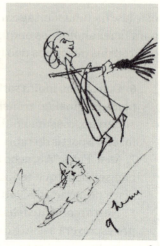

8    9

**8.** Meu. Eu disse que achava este complicado demais. "Ah, não sei; se eu girar ele até encontrar... Ah, tenho uma ideia. Estou tentando transformar num chapéu de mulher, uma espécie de touca. Vou colocar uma cabeça nela". E desenhou dentro da touca a cabeça de uma mulher com cabelos longos.

Um dos objetivos deste jogo é obter o relaxamento da criança, e assim chegar a suas fantasias, assim alcançar seus sonhos. O sonho pode ser usado na terapia, já que o fato de *ele ter sido sonhado, lembrado e contado* indica que o material do sonho está ao alcance da criança, junto com as excitações e ansiedades que lhe são inerentes.

Neste momento comecei a falar sobre sonhos. Ele disse: "Ah, eu sonho com coisas que tenho feito. Vou fazer um rabisco com a mão direita". Ele parecia bem contente com a ideia.
**9.** Dele, feito com a mão direita. Transformei isso numa bruxa com uma vassoura e um chapéu.
**10.** Então ele falou sobre carros de corrida e sobre como ele sonha com carros de corrida, mas enquanto estava fazendo isso, trans-

formou o meu em uma pista de corrida com uma arquibancada e pessoas nessa arquibancada. "Sim (ele disse), eu tenho, sim, sonhos assustadores. *Uns anos atrás tive um.*"

11. Enquanto ele falava, eu estava transformando o desenho dele numa espécie de rosto complexo. Ele me dera uma confusão de linhas que poderiam ser qualquer coisa, ou coisa alguma (ele havia deliberadamente feito as linhas todas confusas e olhou para mim enquanto fazia isso), então falei: "Que confusão, não é?". Ele pretendia que fosse uma confusão, e um desafio para mim, e eu o transformei num rosto.

Ainda tínhamos chance de conseguir uma resposta tardia a minha pergunta sobre sonhos. Observe-se que minhas perguntas sobre os sonhos têm como objetivo uma extensão de meu interesse comum nele para o interesse em seu self mais profundo.

Então ele me contou sobre o sonho que tivera anos antes. "Tinha bruxas que chegavam e me levavam embora."
Eu disse: "Que engraçado eu ter feito aquele desenho de bruxa".

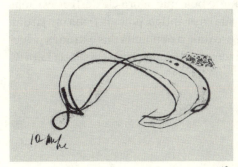

10

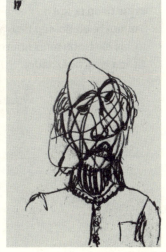

11

**117**

## 7. "ALFRED" AOS 10 ANOS

Neste momento comecei a desejar não ter feito o desenho da bruxa, porque a ideia estava persistindo e eu temia que o processo pessoal do menino houvesse sido distorcido; e se fosse esse o caso eu não chegaria à área da tensão principal que estava procurando.

> Ele disse: "Ah, não, não tem nada a ver com isso. Este é um sonho assustador que tive uns anos atrás e que nunca esqueci".
> 12. Desenho dele, que ilustra a história do sonho. A bruxa entra pela janela aberta e o leva para uma toca parecida com uma mina de carvão.
> Contou que teve este sonho várias vezes, na época em que tinha 7 anos e meio, 7 anos. Ele me falou o ano; ele sabia disso, explicou, porque foi quando a família se mudou de outra cidade para o lugar onde o pai trabalha hoje.

Isso ilustra o modo como o relato que a criança faz de sua história passada conduz o psiquiatra ao período de tensão e lhe dá oportunidade para uma compreensão precisa.

> Falou que a vida estava muito boa, que agora ele desfrutava, mas que ficou triste de deixar sua casa antiga, pois ela tinha um jardim maior; e como não ficava próxima a nenhuma das estradas principais ele tinha mais liberdade para brincar. Hoje ele sentia falta de toda essa liberdade.

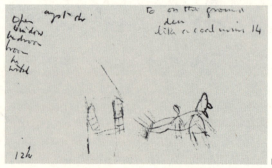

12

Nesta hora eu não sabia que ele também estava se referindo a estar livre da ansiedade relacionada a um acontecimento específico. Eu disse: "Talvez a bruxa estivesse levando você de volta para sua cidade antiga, ou para a casa antiga".

Isso não era para ser uma interpretação psicanalítica, mas um comentário de que a bruxa *poderia* estar levando-o de uma coisa para outra, de modo significativo.

> Ele então me contou sobre suas duas avós, que já haviam morrido, e sobre o avô, que ainda morava na casa com eles. Tentei descobrir qual fora a dificuldade na época em que ele estava com 6 anos e meio ou 7 e *ele não conseguia me contar*. A saída da casa antiga não parecia ter sido suficientemente angustiante a ponto de ele precisar que a bruxa o levasse de volta ou que o tirasse da casa atual. Ele foi, contudo, muito claro sobre uma coisa: esse sonho (recorrente) pertencia a uma época específica, por volta dos 6 anos e meio.
>
> Depois me contou de um outro sonho que teve na mesma fase.
>
> 13. Este desenho ilustra o outro sonho, embora, como ele disse: "Você não pode desenhar esse... tem um monte de flechas vindo de todos os lados e indo para a direita...". No sonho, ele está sendo girado várias vezes no sentido horário, como se estivesse sendo rolado na cama. "Na verdade não é um sonho assustador." Depois deste, a meu pedido, ele desenhou o seguinte.
>
> 14. Este é o desenho do lugar para onde a bruxa o levava, a mina de carvão. Tem uma fogueira na mina e a bruxa tem panelas e frigideiras na prateleira; tem um chapéu pontudo e um rabo. Ela fica sentada em uma banqueta de três pernas.

Este é um sonho cheio de símbolos dos mitos e dos contos de fadas: a banqueta de três pernas, a fogueira, o rabo, a bruxa com chapéu de ponta; as panelas e frigideiras, indicando que alguma coisa está cozinhando ou sendo preparada, e a escuridão, indicando o inconsciente. A coisa toda vai direto ao material inconsciente profundo, mas naturalmente não ao mais profundo; o material inconsciente

## 7. "ALFRED" AOS 10 ANOS

mais profundo é indescritível. Tão logo encontramos um meio de descrevê-lo, já não estamos no mais profundo. A sociedade oferece nomes, verbalização, contos de fadas e mitos à criança para ajudá-la a lidar com os medos inominados que pertencem ao inominável.

> Perguntei se a bruxa estava inclinada a comê-lo (por causa das panelas, das frigideiras, da fogueira e por aí vai) e ele respondeu: "Não sei, nessa hora eu acordo. O problema de contar esses sonhos para você é que, se tenho um sonho e ele fica horrível, então eu acordo". Acrescentou: "Às vezes gostaria de continuar no sonho para descobrir o que havia de horrível, em vez de acordar"; e então riu de si mesmo, repetindo que preferia continuar e se assustar em vez de acordar.

Eu estava sendo convidado a levá-lo até o pior, se descobrisse como fazer isso.

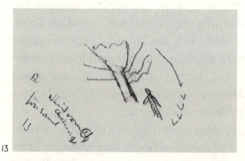

13

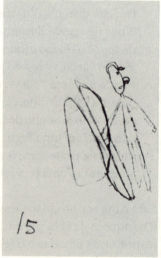

15

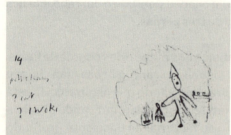

14

Nesta hora fiz um comentário sobre sua tensão respiratória. Falei que durante todo o tempo em que estava desenhando, embora ele não parecesse estar fazendo um esforço tão grande, ele forçava o fôlego para fora toda vez que respirava. Ele conseguia reconhecer que isso era verdade. Eu disse: "Me pergunto o que é isso que você está o tempo todo se esforçando para fazer".

Ele não tinha a menor ideia. Falou de sua gagueira. Disse: "É que quando eu me esforço, é aí que eu gaguejo. Se eu não me esforço, então fica tudo bem. Que nem agora; não estou me esforçando nada e não estou gaguejando. É que se eu não sei, talvez, então eu me esforço, e aí eu gaguejo. Se eu não sei bem alguma coisa...". Mas ele parecia perplexo.

Eu disse: "É como se estivesse a todo vapor[2] e se esforçando, sem saber por que precisa fazer tanto esforço".

Para minha surpresa, comentou: "É uma reiteração". (Não sei onde ele tinha ouvido essa palavra.) Continuou: "Só começou recentemente".

Falamos sobre a escola, onde ele estava se esforçando muito. Eu disse: "Isso soa também como se você estivesse tentando expelir fezes". Demorou muito tempo para conseguirmos uma linguagem comum aqui. A palavra "cocô" não era boa. Por fim chegamos à expressão da família, "ir ao banheiro", o mais perto que conseguimos chegar de uma nomeação do ato de defecar. (Indicando o padrão familiar de recusa das questões da fase anal.)

Então ele disse: "Gostaria de parar de me esforçar". E fez o próximo rabisco.

**15.** Dele, e ao fazê-lo estava muito livre, transformando seu próprio rabisco num desenho.

É sempre muito satisfatório quando a criança usa o próprio rabisco, produzindo um desenho inteiramente pessoal. Tal desenho, feito

---

2   Isso ainda era nos tempos de máquinas a vapor.

## 7. "ALFRED" AOS 10 ANOS

pela criança e baseado no próprio rabisco, é muito diferente de qualquer desenho que ela pudesse fazer como desenho ou retrato.

> Aqui estava um homem com um estojo de violino que tinha uma correia em volta dele. O pai de Alfred toca violino. Ele ficou muito contente por ter feito este totalmente sozinho, mas não pude usar o material específico do desenho. Disse-lhe: "Se você não se esforça, uma coisa que tem que fazer é se arriscar, e é claro que pode ser que nada aconteça".

O contato havia chegado ao fim, depois de uma hora; Alfred ficou muito satisfeito de ir para a sala de espera enquanto eu conversava brevemente com sua mãe. Eu sabia que falhara na tentativa de descobrir a pista, mas tive uma coisa importante que me conduziu a ela, isto é, *o estado especial em que o garoto estava aos 6 anos e meio de idade, na época do sonho em que a bruxa o levava embora.*

Realmente o quarto de hora seguinte foi muito dramático neste caso. Eu agora conversava com a mãe e expliquei-lhe que havia propositadamente concedido ao menino o tempo da consulta. Eu tinha cerca de oito minutos com ela. Pareceu ser uma mulher bastante agradável e alguém que gostava de ser esposa e mãe e de cuidar de uma casa. Contou-me que Alfred começara a gaguejar havia pouco tempo. Ninguém o fizera esforçar-se demais nem usar a mão direita, e ela concordou com Alfred que a dificuldade devia vir de dentro dele. O menino conseguira uma bolsa de estudo recentemente e a mãe disse que havia nele uma ansiedade inerente em ir bem nas coisas e se esforçar o tempo todo.

Contei-lhe que havia formado a opinião de que o menino atravessara dificuldades depois de se mudarem da casa antiga para o lugar onde moram agora, ou seja, na época que seu pai mudara de emprego. Falei: *"Tenho certeza de que devemos procurar saber o que aconteceu quando este menino estava com 6 anos e meio".*

A mãe disse: "Ele contou que nessa época o pai dele teve um colapso mental? Veja, o pai dele achou esse novo emprego muito exigente *e fez um esforço tremendo para se sair bem,* o que o tornou obsessivo e, mais tarde, um caso de depressão agitada. O pai estava o tempo todo preocupado e acabou passando meses internado no hospital".

Expliquei que estava certo de que isso poderia ser a chave da doença de Alfred. Como só tínhamos mais três minutos, pedi-lhe que me deixasse ver Alfred novamente por um instante e que depois o levasse para casa e me escrevesse uma carta contando o tipo de reação após a visita. Ela concordou com tudo isso prontamente.

Alfred voltou para o consultório e se sentou. Falei: "Acabei de ter uma conversa com sua mãe e perguntei para ela sobre a época em que você estava com 6 anos e meio, quando você disse ter pesadelos. Lembra que foi exatamente quando seu pai teve uma espécie de doença, um colapso?".

A cabeça de Alfred recuou de súbito e ele se lançou em uma memória da doença do pai, *que havia esquecido por completo*. Parecia estar imensamente aliviado. Eu disse: "Veja bem, você tem se esforçado todo esse tempo não por causa de sua própria necessidade de se esforçar, e me contou que as coisas vão melhor quando você não se esforça. *Você tem se esforçado pelo seu pai* e ainda continua se esforçando para curar seu pai dessa preocupação sobre o trabalho dele, quando ele não estava conseguindo fazê-lo bem o suficiente. Por isso você força o fôlego toda vez que expira e, como você disse, é essa força e esse esforço que atrapalha todo o seu trabalho e a sua fala, e isso faz você gaguejar".

Nesse ponto nos despedimos e ele se foi com a mãe, parecendo estar muito feliz e à vontade.

# 7. "ALFRED" AOS 10 ANOS

## ENTREVISTA COM A MÃE

Dois meses depois da entrevista com Alfred, recebi a mãe durante uma hora inteira para ela. (A evolução desta entrevista tem interesse próprio, mas não seria apropriado descrevê-la em detalhes aqui e agora.)

No histórico do caso de Alfred, conforme obtido da mãe, a atenção estava dirigida para compulsões anteriores na vida dele, incluindo uma forma de movimento erotizado compulsivo, que começou quando Alfred estava com 1 ano e meio, atingindo sua pior fase aos 3 anos. Isso parece ter surgido quando ele começou a andar. Havia vários tipo de atividades compulsivas, tanto que a mãe vivia dizendo: "Relaxa, Alfred". Agora esse impulso tomava a forma de se esforçar demais na escola, mesmo que ninguém o estivesse pressionando ou esperando que ele fizesse mais do que poderia conseguir sem dificuldade. (Não fora pressionado na questão do preparo para usar a privada.)

Todos esses detalhes seriam importantes se o objetivo fosse providenciar uma psicoterapia de longo prazo; o histórico obtido da mãe, contudo, não poderia ter dado a chave da crise na vida de Alfred quando ele tinha 6 anos e meio. Essa chave, dada pelo menino, me permitiu ver que o esforço especial era feito em nome do pai e pertencia ao colapso mental do pai.

A mãe conseguiu dar um relato claro da maneira como a doença do pai afetara Alfred quando ele tinha 5 anos. Essa de fato foi uma crise que Alfred testemunhou, e a ela seguiu-se a hospitalização do pai e sua neurose obsessiva, que desembocou em uma depressão agitada. De fato, foi aí que Alfred começou a gaguejar.

A mãe contou que quando Alfred foi embora, depois de minha entrevista com ele, ele disse: "Sabe, eu tinha esquecido completamente aquela época em que o papai estava doente", e pareceu relaxado e aliviado. Semanas mais tarde, quando se falou em mim durante uma conversa, ele disse: "Aquele doutor acertou na mosca".

## RESULTADO

Minha consulta terapêutica com Alfred teve efeito tanto nele como em sua mãe. Com base no princípio: "Quão pouco precisa ser feito?", não havia necessidade de eu fazer mais nada. A gagueira deixou de ser um problema e o menino se livrou de parte de sua compulsão em fazer esforço excessivo.

Mais um detalhe refere-se ao significado do último desenho. Deixou transparecer que o pai de Alfred tinha um senso geral de frustração por ocupar um cargo administrativo num escritório, suprimindo sua necessidade de ser criativo. Ele tinha um violino, e a correia em volta do violino representava o fato de o pai não ter sido capaz de desenvolver seus interesses musicais. Pode-se dizer, assim, que se eu pudesse desatar a correia do violino do pai, então esse pai poderia ser criativo e entrar em contato com seu self mais profundo; ficando o pai mais feliz, Alfred conseguiria abrir mão de toda força e esforço excessivos que empenhava numa tentativa inútil de impelir o esforço do pai em tornar bem-sucedido um trabalho odioso de rotina, trabalho esse que é avesso à criatividade. Eu não entendia isso quando Alfred fez o desenho e dessa forma não tive oportunidade de fazer tal comentário. Entretanto, era desnecessário que eu verbalizasse isso, já que a recuperação da lembrança da doença do pai produziu o efeito desejado. O bom resultado da consulta psicoterapêutica vem se mantendo há um ano, e se novos problemas surgirem, a mãe de Alfred o trará de novo para me ver, como convém no campo limitado da psiquiatria infantil.

## COMENTÁRIO ADICIONAL

A mãe disse: "Sabe, a melhora de Alfred começou não quando você o recebeu, mas uma semana antes; de fato, começou no momento que eu soube que viria vê-lo". Isso bem pode ser verdade, e em psiquiatria infantil é muito comum a melhora sintomática estar relacionada com a transformação na mãe ou no pai, que passa da confusão desesperançosa à esperança. Contudo, é também necessário para o psiquiatra infantil ser capaz de realizar o trabalho que se apresenta na ocasião da entrevista.

## RESUMO

Descrevi uma consulta terapêutica que ilustra o uso feito da anamnese obtida da criança. A anamnese nesse contexto não significa coletar fatos; significa que o psiquiatra entra em contato com a criança de tal maneira que o processo na criança conduz o psiquiatra a uma área de tensão significativa.

## ACOMPANHAMENTO

Sete anos mais tarde a mãe relata, em resposta a meu pedido, que a gagueira de Alfred "causa pouquíssimos inconvenientes hoje em dia". Entretanto, em certas circunstâncias, ela ameaça reaparecer, e ele diz que não gosta de falar no telefone.

Seu desenvolvimento tem sido estável e ele gosta de atuar e dar palestras no Youth Centre [Centro de Jovens]. Parece não ter medo dos exames de ingresso na universidade e tem planos próprios de fazer o curso de direito.

A mãe acrescenta que ele parece bem equilibrado, desfrutando de bailes e eventos sociais de tempos e tempos, relacionando-se muito bem com outros jovens da mesma idade.

Não é minha pretensão, naturalmente, afirmar que uma entrevista tenha produzido tudo isso; trata-se de uma combinação do processo de crescimento do menino com a provisão e o manejo da família. Mas quando ele veio me ver ele precisava mesmo de ajuda, e a obteve.

# PARTE II

## INTRODUÇÃO

As consultas terapêuticas descritas aqui, nesta segunda parte, envolverão os mesmos princípios técnicos da primeira parte. O leitor que estiver fazendo trabalho mais ou menos similar será agora preparado para casos marcados por problemas de maior complexidade. Sem dúvida, alguns dos casos têm um pano de fundo muito complexo. Entretanto, no trato total da situação familiar ou social parece ter havido espaço para uma ou talvez três entrevistas em que faço uma comunicação com a criança. A comunicação que descrevo difere da que é feita no ambiente familiar doméstico, entre filhos e pais e entre as próprias crianças. Naturalmente, também é bastante distinta da comunicação que se dá entre a criança e a professora, na escola.

Em muitos dos casos outras agências atuam para ajudar os outros filhos ou talvez os próprios pais, de modo que a consulta terapêutica precisa ser encarada como apenas uma das muitas coisas que acontecem num atendimento de caso mais amplo. Além disso, com frequência os pais passam a conseguir lidar com os próprios problemas e com os da família justamente quando são desonerados por um relaxamento das defesas da criança após a consulta terapêutica. Em alguns casos, é claro, não há resultado algum, o que geralmente quer dizer que o principal estava nos problemas dos pais ou da família, com a criança envolvida em uma situação familiar doente e apresentando uma sintomatologia que, embora parecesse da criança, na verdade era da família. Todos esses são aspectos conhecidos no serviço social que envolve famílias.

Mais uma vez, estes casos ilustram não tanto uma nova ideia, mas diversos exemplos de comunicação com crianças, que às vezes são úteis e quase sempre oferecem ao estudante ou grupo de estudantes material para consideração e discussão. Com frequência envolvem grandes questões que conduzem o estudante às teorias ou à teoria básica aceita atualmente, que diz respeito ao desenvolvimento emocional do indivíduo em dado ambiente.

Chamo novamente a atenção para o fato de que, neste tipo de apresentação dos casos, o leitor, ou seja, o estudante, sabe tanto sobre o caso quanto o psiquiatra e por isso não fica em desvantagem na discussão. O estudante estaria em desvantagem se o psiquiatra tivesse na manga grande quantidade de informações que ele não tivesse conseguido transmitir por questão de tempo e espaço.
Note-se que estes casos, embora representem todo tipo de categoria diagnóstica, não ilustram a tendência antissocial. A razão disso é que apresento na terceira parte do livro um grupo de casos que elucida o relacionamento entre a tendência antissocial e a deprivação.

# 8
**"CHARLES" AOS 9 ANOS**
[1971]

O caso seguinte demonstra como era necessário o entendimento de um detalhe. Os princípios fundamentais se sustentam: a criança vai aos poucos sentindo o clima emocional da entrevista e se abre. Este menino foi encaminhado por um colega, que também o entrevistou, e por uma clínica de orientação infantil que foi malsucedida em fazer um contato útil.

## HISTÓRICO FAMILIAR

> Irmã: 11 anos
> *Charles*: 9 anos
> Irmã: 7 anos
> Família intacta.

Este garoto se queixava de dores de cabeça e de "pensamentos". Era sua mente que o estava perturbando e ele começava a ter ideias sobre seu aparelho de pensamento. Dissera que um pedaço do cérebro estava dominando o restante dele, Charles. Começara a fazer promessas e tentava cumpri-las, mas essas promessas lhe eram indiferentes, mesmo quando ele jurava pela Bíblia.
    Começamos o jogo do rabisco.

1. Meu, que ele transformou em um peixe.
2. Dele, que era em três partes e transformei numa paisagem.
3. Meu, que ele transformou no que chamou de garota, "porque ela tem saia". "Provavelmente é minha irmã (de 7 anos)." Falamos sobre garotas e eu perguntei se elas tinham sorte de ser garotas. Ele disse: "Não, eu não gostaria de ser menina. A gente tem brigas terríveis". Enquanto dizia isso, respirava com dificuldade. Prosseguimos: "Há uma regra: 'NÃO BATA EM MENINAS!', mas isso não se aplica quando estou brigando com minha irmã". Falou que uma governanta lhe dá algumas aulas e que ele não vai à escola. Esse arranjo decorreu de uma sábia sugestão que meu colega fez quando o viu. Ele estava feliz de ter essas férias da escola, embora ame natação.

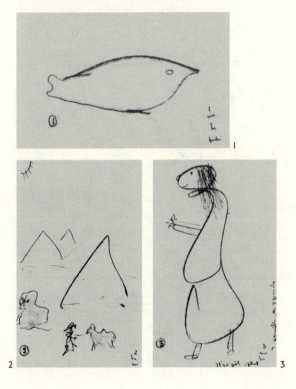

## 8. "CHARLES" AOS 9 ANOS

**4.** Dele. Enquanto desenhava este rabisco, falou de lutas e de como elas não acontecem quando há apenas uma irmã com ele. Só quando os três estão juntos é que as brigas começam.
**5.** Meu. Ele o transformou em montanhas com bases para lançamento de foguetes. Há uma grande plataforma. Charles adora foguetes, mas eles são ultrassecretos e por isso provavelmente terá que pilotar aviões em vez de foguetes. Comentou: "Gosto de navios de guerra", e ele falou sobre guerra. Em seu quarto, ele

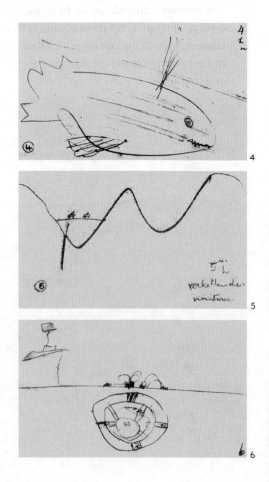

desenha com giz no chão. [Na ocasião eu não tinha noção de que ele já estava falando sobre sua mente.] Há quatro ou cinco nacionalidades e uma porção de campos minados e pequenas estradas, uma para cada nacionalidade. O menino descreveu as minúcias da detecção de minas e da guerra, explicando que cada nacionalidade precisa voltar à base, caso contrário pode não haver estradas. Ele tem centenas de soldados, morteiros e granadas e, enquanto descreve seus jogos, faz todos os sons apropriados em relação a esses jogos e aos rifles. Ele tem um granadeiro com uma bazuca. Dos russos, apenas um tem morteiro. E assim por diante.

**6.** Seu desenho do jogo que ele joga no chão de casa.

Usei o material desse desenho juntando-o com as primeiras observações dele, sobre a mente. Falei de forma bem dogmática que ele estava me dando um retrato de sua mente com os vários compartimentos. A mente representava todos os "não devo", e no jogo o que é mau estava atacando o que é bom. De maneira muito natural, Charles me ajudou com essa interpretação. Ele disse: "É como um interruptor. Quando está ligado tudo começa a funcionar". E acrescentou: "Só um pedacinho do cérebro tem o controle dos membros". Ele se sente controlado por esse pedacinho quando este é ativado.

**7.** Outro desenho do mesmo jogo e também – como agora era sua intenção consciente – um diagrama de sua mente.

A essa altura havíamos chegado a uma comunicação que ele precisava fazer, mas que não podia, exceto para uma pessoa que entendesse que os diagramas no chão e os jogos de guerra eram para ele diagramas da mente.

Continuamos com os rabiscos.

**8.** Meu. Ele disse que era como um oito, um sete e um nove também. Lembrei-o de que dissera gostar de ter 9 anos, mas falou que 14 seria melhor, pois teria então deixado a escola. Ele conseguiria um supercarro. Não estaria trabalhando. Seria a melhor época da vida, "ou possivelmente aos 16, assim eu poderia brincar". Começou então

## 8. "CHARLES" AOS 9 ANOS

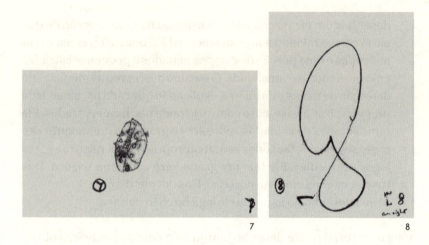

a falar sobre a vida escolar. "Nove horas e meia das doze horas de escola a gente passa trabalhando. Devia ser quatro horas de brincadeira. A gente só tem quatro meses de férias, comparados aos oito meses de escola o ano todo." Parecia muito preocupado com essa ideia, a ideia do tempo de brincadeira obstruído.

Disso se pode concluir que se trata de um menino cujo intelecto poderia ser explorado. Poderia ser um pouco auxiliado se lhe dessem oportunidade para brincar, mas a questão é saber se ele conseguiria brincar e deixar de lado a administração da mente.

**9.** Dele, que transformei em um animal correndo, e Charles disse que era alguém fugindo da escola.

Então perguntei-lhe sobre sonhos. Falou que tinha uma porção e que eram todos em cores. "São todos horríveis e alguns são mais horríveis ainda. Tem uma aranha de cores muito vivas que é mais que horrível."

**10.** Disse-me para desenhar um mosquito e depois desenhou algo em cima dele, que teria cores muito vivas no sonho; uma aranha gigantesca ou um pernilongo. Estava ansioso só de falar nessas coisas. Contou-me sobre seu medo de pernilongos e aranhas.

"Quando a gente está fora do país elas podem ser venenosas. Não me importo com as pequenininhas, mas algumas têm corpos grandes e asas, e são essas que aparecem nos sonhos. Algumas vezes, entre o despertar e o fim do sonho acontece um flash e então tem alguém olhando para mim. É sempre a mesma mulher e aí eu acordo. É terrível! Não consigo desenhar ela."
11. No entanto conseguiu fazer a forma da cabeça e o cabelo para trás. A mulher assustadora tinha cabelos longos e negros. "Sim, poderia ser a mamãe."
12. Seu rabisco, que parecia um pênis ereto, mas ele o transformou primeiro em um dedo e depois em um avião. Falou: "Não está bem desenhado". O rabisco era tão parecido com um pênis ereto que eu lhe perguntei sobre seu órgão, e ele respondeu: "Ele estica". Acrescentou: "Não posso falar sobre isso". Perguntei se já tinha falado sobre seu pênis e ele respondeu: "É a primeira vez em toda minha vida".

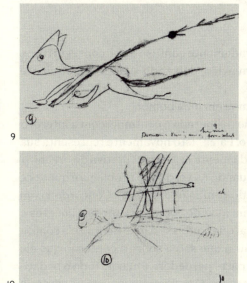
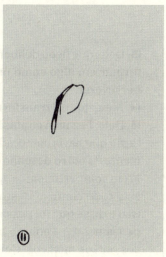

135

## 8. "CHARLES" AOS 9 ANOS

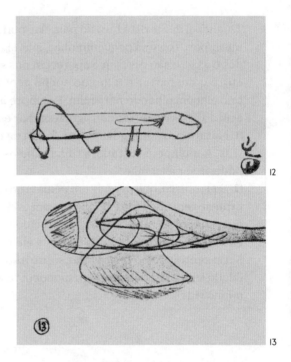

13. Dele, que ficou deliberadamente confuso e que consegui transformar em algo como um avião, deixando sua ideia consciente perseverar.
14. Meu, que ele transformou em uma bomba.
15. Dele. Fez uma confusão deliberada e continuei com a interpretação que havia começado. Falei: "Isto novamente representa sua mente. O outro desenho da mente era uma tentativa de organizá-la em compartimentos, quando na verdade o problema é que você está todo confuso" (estado confusional agudo). Concordou com isso e disse que foi péssimo quando começou a ter sentimentos e pensamentos. Pediu ao pai que contasse à mãe e então ela contou aos outros médicos. Contou que sabia sobre a confusão que ele cindiu em duas partes. A parte perdedora é maior. Todo o pedaço pensante está do lado vencedor. O pedaço menor está no controle

dos membros etc. (alguns detalhes se perderam aqui e de qualquer modo ele tinha uma teoria mutável).

Queria que ele soubesse que o grande medo que carrega consigo para todo lugar é o de ficar totalmente confuso. Fiz um círculo em volta da confusão de rabiscos e disse que era como um espaguete que eu ia fazer para o almoço. Ele estava ávido para continuar e disse: "É minha vez de rabiscar de novo".

**16.** Dele, que era "uma confusão terrível" e eu transformei no rosto de um homem. Ele disse que era *sir* Walter Raleigh. Aqui, em um sentido, eu estava oferecendo o conforto de uma distração. Entretanto, ele e eu estávamos ambos em pleno contato com o tema central da confusão e eu o estava ajudando a reconhecer e aceitar o estado confusional agudo que é sua forma de ansiedade inconcebível, algo que o ameaça constantemente.

**17.** Fiz um rabisco intencionalmente confuso e ele o viu como uma letra chinesa, dando sentido de novo à confusão. Falou: "Eu

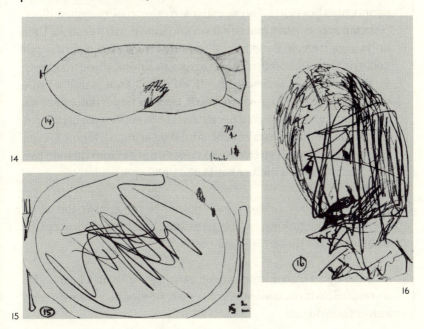

## 8. "CHARLES" AOS 9 ANOS

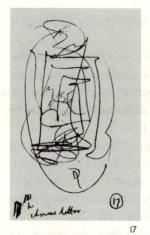
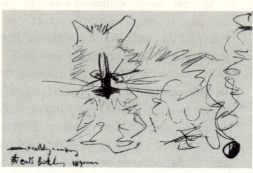

17                                                                   18

poderia ter transformado isso em espaguete, mas assim estaria copiando o que você fez no n. 15".

Perguntei-lhe sobre sonhos confusos. Ele começou a contar um sonho, mas bocejou como se estivesse exausto. Conseguiu dizer: "Tem um sonho assim que eu estava andando perto da escola. Uma onda gigante veio e me puxou para dentro da água. Gritei por socorro. Gritei 'Llewellyn' duas vezes. Era o nome do outro garoto no sonho". Então acrescentou: "E eu não vi aquela mulher que aparece entre o sono e o despertar!". Isso era importante para ele, pois a mulher aparece com persistência nos sonhos assustadores. Falou que a mulher estava lá no sonho da aranha. Depois fez um comentário: "Talvez eu tivesse só 7 anos ou até menos quando tive esse sonho, então a mulher ainda não tinha aparecido".

Foi muito fácil neste nosso relacionamento perguntar-lhe se os sonhos estavam ligados a excitação sexual, masturbação, ereção e coisas assim, e ele disse: "Não, não estão".

**18.** Dele, e eu o transformei em um gato. Esse o levou a falar sobre o aniversário de casamento de sua mãe, porque coincidiu de ser o aniversário do gato.

**19.** Meu. Ele o transformou no que chamou de arte moderna.
**20.** Dele, e ele transformou o próprio rabisco em um helicóptero. Disse que era uma privada antes de virar um helicóptero. Talvez fosse sua necessidade de se afastar da privada que tenha me levado a perguntar se ele fazia xixi na cama, ao que respondeu: "Sim, faço, porque no sonho preciso ir para o banheiro. Já fiz xixi na cama uma ou duas vezes assim".
**21.** Meu, que ele pareceu achar difícil. Falou: "Vou tentar". Depois de riscar a parte de cima, desenhou Ena Sharples, do Coronation Street (seriado de TV). O ponto sobre Ena Sharples era, de acordo com ele, que a amiga dela havia morrido e ela estava triste. Alguém estava tocando piano muito mal-humorado. Ele havia atingido agora a ideia de mau humor e essa pista lhe trouxe *a lembrança de uma cozinheira* que tinham em casa e que era muito desagradável com todos, até com a mãe dele. Essa cozinheira, evidentemente, quebrou alguns dos brinquedos das crianças, incluindo a máquina de calcular de sua irmã. "Meninas perdem a paciência. Elas me dão nos nervos." Então começou a descrever como sua irmã forçava as pessoas a ficarem do lado dela. Ele disse: "Ela inventa castigos como estes: o burro vai morrer se você não... e o burro de fato morreu de pneumonia".

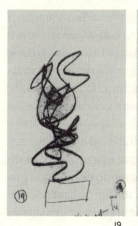
19

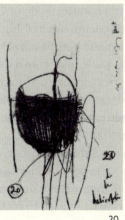
20

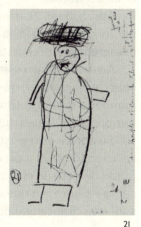
21

## 8. "CHARLES" AOS 9 ANOS

Observei que o conceito de uma mulher com poderes mágicos, como os de uma deusa, lhe ocorria com muita facilidade.

Também acabou por aparecer um tema secundário que viria a ter suma importância. Ao falar sobre o rabisco n. 10, ele se referiu a uma qualidade especial de sentimentos que podiam pertencer a momentos entre o despertar e o fim do sonho. "Acontece um flash e então tem alguém olhando para mim. É sempre a mesma mulher e aí eu acordo. É terrível! Não consigo desenhar ela." Eu não fazia a menor ideia de qual poderia ser o significado ou a importância dessa parcela de aguda auto-observação. No n. 11 conseguiu captar alguma coisa do que viu – a forma da cabeça e o cabelo para trás. Longos cabelos negros.

No n. 15 surgiu a ideia de um estado confusional agudo, e agora vejo que essa ameaça estava associada com o medo de perder a apreensão de fatos e sequências no sistema de memória que permitiria a atribuição de sentido a algo que ele na época não conseguia entender.

Continuamos com nossa experiência de brincar juntos e no n. 17, após me contar o sonho, Charles fez a observação de que a mulher não estava lá quando teve esse sonho e quando despertou. Ele agora conseguia localizar o sonho, "7 anos ou menos", e "a mulher ainda não tinha aparecido".

Ainda não conseguia entender e fui adiante como se não houvesse escutado.

Agora, no n. 21, usando o material de um seriado de TV contemporâneo, chegou à ideia da cozinheira mal-humorada, alguém que era desagradável até com sua mãe e que lhe parecia uma bruxa de verdade.

Acabada a entrevista, pude falar com a mãe para descobrir mais sobre essa mulher, que perturbara a vida da família e teve de ser mandada embora. Charles situara o problema corretamente no tempo: pouco antes de ele completar 7 anos.

Só após a entrevista vi que o estado confusional agudo estava relacionado com a presença dessa mulher, que era uma bruxa do ponto de vista do menino, e especificamente quando ela se fazia presente na hora em que ele despertava de um sonho, sobretudo um sonho excitante que produzisse ereção ou uma forte necessidade de urinar (ver material de n. 12 e n. 7). A confusão estaria entre o material do sonho e a experiência da vida na vigília. Isso propicia um comentário interessante sobre a dificuldade universal associada com o despertar nos seres humanos – tema que merece o mesmo tipo de estudo que aquele dedicado à dificuldade mais óbvia relacionada ao adormecer, bem ali onde são importantes o que chamo de fenômenos transicionais. (Esse tema do despertar reaparece no próximo caso, o de Ashton.)

Senti que havíamos chegado ao fim do que podíamos fazer juntos nesta consulta única, mas, como sobrava tempo, abordei-o sobre o assunto que chamo de objetos transicionais.

**22.** Ele agora desenhou seu "querido ursinho de pelúcia". Não tinha olhos. Disse: "É fácil desenhar este". Contou-me que sua mãe tinha medo de que o arame que prendia os olhos pudesse machucá-lo e por isso os arrancou. Era por isso que o urso não tinha olhos. Entretanto, falou que era muito novo na ocasião e não percebeu que o brinquedo não tinha olhos. Contou-me também de um urso de pelúcia grande, que seu pai parece ter guardado e que tinha uma perna faltando, e o desenhou ao lado do seu. Falou também de uma de suas irmãs e do vício dela em animaizinhos e de como algumas vezes ela adotava seu ursinho. Em outras palavras, ele sabia que estávamos falando de confortos que estão disponíveis em momentos de tensão, como quando alguém está passando do estado desperto para o de sono.

Antes de parar, falamos um pouco sobre o relacionamento com o pai. Aqui ele foi muito categórico. "As duas meninas deviam deixar o papai para mim. Elas têm uma à outra." Ele obviamente se sentia muito deprivado no tocante ao pai.

Então passou para uma nova versão da deusa maligna. Descreveu como uma de suas irmãs estragou o dia por ter perdido o cachorro. Ela era capaz de estragar qualquer coisa por causa de uma dor de ouvido ou algo do tipo. Sua afirmação final foi: "Eu devia ter o melhor do papai e não tenho. Isso é realmente um saco".

## 8. "CHARLES" AOS 9 ANOS

Estive com a mãe por alguns minutos e soube que meu colega já havia sabiamente providenciado para Charles um período de férias da escola.

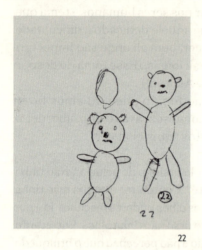

22

## HISTÓRIA SUBSEQUENTE

No curso dos seis meses seguintes, vi Charles mais quatro vezes, mas a primeira continuou sendo a entrevista significativa; depois os pais conseguiram dar conta da vida de Charles e mais tarde lograram encontrar a escola certa para ele.

Quatro anos mais tarde, Charles estava com 13 anos e tive notícia de que estava se saindo bem num internato. Preciso omitir detalhes referentes às muitas coisas que a família e o médico da família fizeram por Charles após meus significativos contatos iniciais com o menino. Do ponto de vista dos pais, o que todos fizeram a partir daí decorreu em grande parte da comunicação de Charles comigo nesta primeira consulta psicoterapêutica e da amenização da história da ameaça de confusão mental aguda.

A revista da escola publicou recentemente um poema desse menino, que tive permissão para reproduzir a seguir:

**Tenho que viver**

"Tenho que viver", declararam,

"Mas eu não quero viver", falei,

"Arrastaram-me para fora da lagoa,
Deram-me vida,
Mas quero morrer."

"Hoje em dia todos vivem."

"O que há de errado em morrer?" falei.

"Tudo", falaram,
"É o nada, a escuridão, o mal", falaram.

"Mas não é", falei,
"Quero morrer, fiz tudo o que eu preciso,
Aqui sou um estorvo,
Lá, morto, desapareci.
Cumpri meu propósito,
Quero ver Deus", falei.

"O que é Deus?" falaram.[1]

---

[1] No original, "I have to live": "I have to live," they declared,// "But I don't want to live," I said,// "They dragged me from the pond,/ Gave me life,/ But I want to die."// "Nowadays everybody lives."// "What's wrong with dying?" I said.// "Everything," they said,/ "It's nothing, blackness, evil," they said.// "But it isn't," I said,/ "I want to die, I've done all I need,/ Here I am a hindrance,/ There, dead, I am gone./ I have fulfilled my purpose,/ I want to see God," I said.// "What is God?" they said. [N. E.]

143

# 9

"ASHTON" AOS 12 ANOS
[1968]

O próximo caso que desejo apresentar consiste em um exemplo de consulta terapêutica impelida por ímpeto próprio, e o menino e eu chegamos a lugares surpreendentes.[1] Ela teve um resultado importante: o menino, que estava ficando cada vez mais bloqueado em seu desenvolvimento emocional e desenvolvendo uma personalidade esquizoide, foi capaz de progredir no desenvolvimento. Agora podia receber ajuda tanto em casa como na escola.

Este caso dependia em larga medida do resultado da consulta terapêutica. Se não tivesse sido efetiva, teria sido necessário tirar o menino da escola e de seu bom ambiente familiar para ser posto sob os cuidados de outra pessoa, vivendo perto de um psicoterapeuta. O caso seria, pois, muito pesado para ser suportado pelo psiquiatra, por uma equipe ou por uma escola especial, a qual naturalmente seria paga pelos pais, que não entenderiam pelo que estariam pagando. De fato, o menino usou a consulta de um modo produtivo e se transformou, no sentido de que agora seria capaz de usufruir da ajuda que estava de fato acessível. Os pais puderam pagar o trabalho feito por mim com facilidade e estavam encora-

---

1   Publicado originalmente em "The Value of the Therapeutic Consultation", in E. Miller (org.), *Foundations of Child Psychiatry*. Oxford: Pergamon Press, 1968.

jados e mesmo satisfeitos de se encontrarem, eles mesmos, nessa nova posição em que eram capazes de oferecer ajuda efetiva ao filho e obter a cooperação da escola. Se tentássemos dar um rótulo psiquiátrico, consideraríamos este um caso de esquizofrenia incipiente, mas há um limite para a validade de rotular casos em psiquiatria infantil e sobretudo em rotular crianças em estágios imediatamente anteriores à puberdade e na adolescência inicial. A qualidade esquizoide do caso logo desapareceu do quadro clínico na nova fase que se seguiu ao trabalho que eu e o menino fizemos juntos. Esse trabalho, como de costume, consistiu basicamente na comunicação, uma comunicação que se dá em todos os níveis, incluindo um nível muito profundo, e que pôde ser realizada graças ao desenvolvimento gradual da confiança do menino na qualidade do *setting* profissional que encontrou em minha sala.

Ashton me foi encaminhado pelo clínico geral, que escreveu:

[...] excepcionalmente inteligente, mas infelizmente tem muitos dos entraves inerentes a pessoas que se aproximam da genialidade. É muito irritável, nervoso e preocupado com a saúde. Invariavelmente fica doente e com febre antes de ir para a escola. Nos últimos tempos ele desenvolveu espasmos habituais e seu manejo em casa tem sido bastante difícil. Além do mais, tem tido muita dificuldade para dormir e vários problemas com pesadelos [...] os pais têm visões opostas sobre como lidar com a situação [...].

Estive a princípio com Ashton (exceto por uns poucos minutos quando estive com ele junto dos pais). A entrevista durou uma hora e meia. No fim, vi a mãe por dois ou três minutos, explicando apenas que eu não a havia recebido porque tivera que dedicar todo o tempo ao menino.

Ashton se mostrou uma pessoa muito excepcional, como a descrição da entrevista mostrará. Ele tinha uma irmã casada e com dois filhos, o que o tornava tio.

## 9. "ASHTON" AOS 12 ANOS

(*Nota:* Dei o mínimo de informações para manter de maneira adequada o sigilo do paciente. Inevitavelmente, uma grande parte se perde por isso, mas os elementos principais da comunicação do menino permanecem claros.)

Não foi difícil formar um contato. Rapidamente tive evidências de que este menino era altamente inteligente, o que também se aplicava aos pais e à irmã. Eu havia disposto o papel diante de nós e começamos pelo jogo do rabisco.

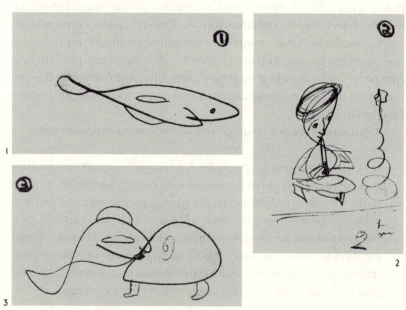

1. Ele transformou meu primeiro rabisco em um peixe.
2. Transformei o dele numa cobra com um encantador de serpentes.
3. Transformou o meu em um peixe engolindo uma tartaruga ou uma grande água-viva. Ele estava se divertindo muito com os rabiscos, que pareciam ter um significado especial para ele.
4. Transformei o dele numa espécie de cachorro.
5. Ele transformou o meu em um coelho sentado.

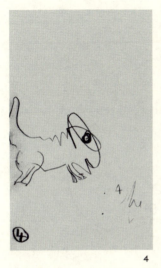 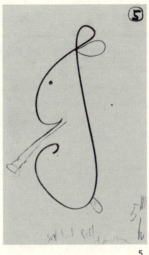

4        5

6. Transformei o dele em um rosto.
7. Transformou o meu em um tamanco de madeira.
8. Transformei o dele no símbolo da libra.
9. Transformou o meu em um abridor de garrafas.

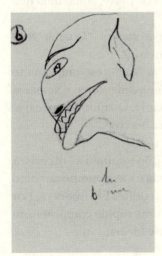 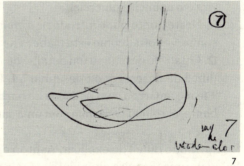

6

## 9. "ASHTON" AOS 12 ANOS

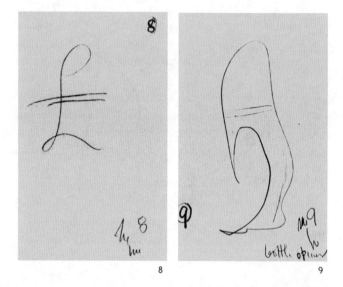

8  9

**10.** Transformei o dele numa espécie de figura ou boneca e a partir disso discutimos objetos que as pessoas levam para a cama para lhes fazer companhia. Ele me falou que teve dois ursinhos.
**11.** Transformou o meu em uma cabeça de peixe, como uma que vira em anúncio comercial.
 Neste ponto pude introduzir a ideia de sonhos. "Quando você sonha, vê coisas como esta (cabeça de peixe)?"
**12.** Então ele desenhou um detalhe de um "sonho estranho, muito difícil de descrever ou desenhar". É fantasmagórico e se move. "Ele me amarrou com pedaços de barbante. Quando rompi o barbante, ele olhou para mim com uma cara horrível."

De um modo difícil de explicar, Ashton então assumiu a entrevista. Falou de uma maneira altamente sofisticada e meio pomposa, como uma pessoa muito mais velha e mesmo erudita. Ele operava, por assim dizer, por meio do intelecto e tinha uma rápida compreensão de conceitos intelectuais e da relação entre ideias.

Ashton continuou a falar sobre seus sonhos e sobre barulhos desagradáveis. "Não dá para desenhar; é como se uma casa estivesse desabando." "Uma vez tive uma experiência horrível. Estava na cama e, como não conseguia dormir, fiquei ouvindo música; quer dizer, repassando uma sinfonia de Beethoven na minha mente. Eu devia estar semiadormecido, porque, quando tinha uma pausa na música, o próximo movimento vinha como um barulho esquisito, em vez do devido trecho de música." Isso lhe parecia um estado de coisas muito assustador e a esta altura já estava bem claro para mim que a música significava muito para ele, pela forma como lida com o barulho caótico e desorganizado. Para ele, a música desloca alucinações.

Aqui houve uma pausa e ele relembrou como na aula da Física fizera uma máquina "programada para fazer figuras de areia se você fizesse um barulho". Continuou a descrever uma coisa que

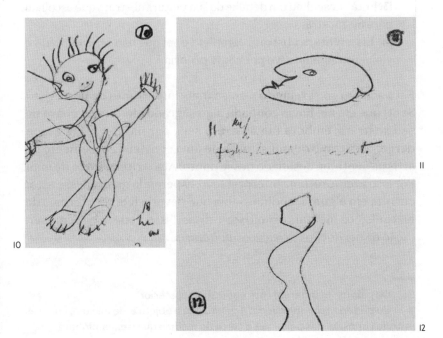

149

## 9. "ASHTON" AOS 12 ANOS

> disse ser bastante assustadora. "Me virei na cama e vi as cortinas se abrindo e fechando. O pior foi que no sonho tinham deixado as cortinas fechadas, mas quando acordei percebi que elas *não* estavam fechadas." Depois disse, como que fugindo do profundo significado dos sonhos: "Sonhos, você sabe, são geralmente governados pelos acontecimentos do dia anterior. Por exemplo: a luz do banheiro apagou, por isso, na noite seguinte, tive um sonho com a luz do banheiro se apagando".

Desse modo mantinha suas linhas de fuga abertas. Depois falamos sobre música e pintura como uma forma de ter controle sobre alucinações.

> Falou então: "Recentemente fiz um abstrato; era uma pintura bem complicada, mas vou tentar pegar esta parte para te mostrar".
> 13. Então desenhou um detalhe de sua pintura abstrata que escolheu para me mostrar.
> 14. Eis a pintura abstrata completa e sei que não teria captado o elemento significativo por conta própria.[2]

Esta acabou se revelando a coisa mais importante da entrevista. Senti que ele me havia confiado algo sagrado; dera-me a chave de seu abstrato, embora um abstrato seja, por natureza, um esconderijo, bem como demonstração de uma constelação na mente do artista. Senti-me desafiado nesse ponto. Algo era esperado de mim. Por isso aventurei uma interpretação, esperando que pudesse estar correta em alguma medida. Sabia que deveria falar em termos de mecanismos mentais primitivos e disse: "Isso pode ser a representação da *aceitação e rejeição simultâneas*".[3]

---

2   Os pais me mandaram este numa data posterior.
3   Eu poderia ter continuado, dizendo que o objeto é ele mesmo, entre as atitudes opostas dos pais – ver a carta do médico que o encaminhara.

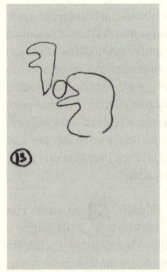
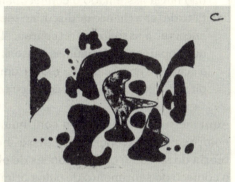

13
14

Ashton ficou muito entusiasmado com essa interpretação. Exclamou: "Quando desenhei esta figura, não tinha a menor ideia de que pudesse significar alguma coisa. Sei que tinha a ver com uma figura que eu tinha visto no dia anterior, um monstro com uma mulher na ponta da língua".

Depois fiz outra interpretação. Falei: "Esta pintura, que foi o estímulo para o sonho, tinha um significado para você: tinha a ver com o amor que você sente por sua mãe e que inclui aspectos primitivos, como comer ela. O monstro, na verdade, é você". Falei que o objeto no abstrato poderia ser o seio ou o bico do seio e que a aceitação e a rejeição simultâneas poderiam ser um conflito nele (Ashton) decorrente de proteger a mãe contra ser comida e destruída por causa do amor primitivo do filho por ela.

Foi uma interpretação longa de minha parte e dificilmente eu esperava que fosse entendida.

## 9. "ASHTON" AOS 12 ANOS

> Para minha surpresa, Ashton disse: "Entendi perfeitamente o que você está dizendo, mas isso é novo para mim". Depois passou a descrever como olhava seu sobrinho tomar mamadeira. Descobri que não haviam contado para ele sobre amamentação ao seio (ou não havia assimilado o conhecimento) e ele estava muito satisfeito de ter a chance de discutir o tema com alguém. Como se para encerrar o assunto, acrescentou: "Isso me lembra uma história que papai contou a algumas pessoas e não pude entender por que a acharam engraçada. Era sobre uma criança pequena que tinha dito: "Se gosto de alguma coisa, eu como ela".

Aqui me senti encorajado a continuar falando, por causa de sua compreensão excepcional, e disse-lhe tudo o que sabia sobre a teoria do sadismo oral e relações de objeto incipientes, incluindo o começo do sentimento de culpa originado da impiedade dos sentimentos primitivos de amor. Eu sabia que ele estava interessado e que estava explorando minha pequena conferência.

> Ashton agora estava ávido para se comunicar livremente sobre coisas que lhe interessavam. Falou-me sobre um sonho em que havia um fantasma na casa. Para se livrar do fantasma, usou uma fórmula mágica, que conseguiu reproduzir com exatidão. Algumas das palavras eram familiares ("invisível", "espúrio", "amadurecido"); outras eram palavras inventadas. Não pude fazer anotações precisas dessa fórmula.
> Depois me contou sobre um sonho mais antigo em que passava um carro com um homem dentro. "Tinha outro homem no carro, na frente ou atrás, e um homem atacava o outro. Corri para ajudar. *A coisa assustadora foi que percebi que os dois homens eram eu mesmo.*"

Eu sabia que isso fora lembrado e contado especificamente para que eu interpretasse.

O que eu disse foi: "Essa é uma saída conveniente da briga entre você e seu pai, pois ambos amam sua mãe. Você é seu pai e ele é você. Cada um perde a própria identidade separada, mas aí vocês não precisam matar um ao outro".

Consegui ver que era isso o que ele queria, pelo modo como continuou a me contar outro sonho dos primeiros anos de vida, um sonho com uma passagem de nível.

Ele disse: "Um trem atravessou uma passagem de nível e matou um animal".

De meu ponto de vista, o simbolismo aqui está claro. Era um sonho sobre o perigo, para a criança, da relação sexual entre os pais. Eu não disse nada.

Prosseguiu, fazendo seu próprio comentário, que deu as características e a estrutura de sua própria organização de defesa pessoal. Falou: "Agora posso ver que a coisa importante foi a morte do animal, mas o que eu lembrava até agora não era a morte do animal, e sim o barulho do trem se aproximando. E então me esqueci disso e me lembrei da música que mantinha o barulho distante".

Havia aqui uma declaração clara sobre a música lidando com o barulho, e o barulho sendo lembrado para fugir à morte do animal (criança). Aqui, morte significa concepção.

Juntos, Ashton e eu ligamos esse barulho com o som dos pais tendo relações sexuais, que ele conhecia. Tinha escutado a respiração ofegante do pai durante a relação. Isso me levou a explorar mais o antagonismo entre filho e pai. Em seu curioso estilo pomposo, falou: "É o filho que tem ciúme do relacionamento adulto do pai com a mulher ou é o pai que tem ciúme da posse infantil que o bebê tem da mãe, de sua intimidade com ela?". Acrescen-

153

## 9. "ASHTON" AOS 12 ANOS

tou: "Acho que no meu caso a ênfase está na segunda alternativa". Então reconstruiu a posição da criança entre os pais na cama: "Até certo estágio, a criança teria a posse da mãe. Depois de um período, o pai resume seu relacionamento adulto com a mãe e é a criança que é eliminada, assim como o animal no sonho do trem e da passagem de nível".

É preciso concordar que é fora do comum a habilidade deste menino em captar ideias e desenvolvê-las. Mas não se tratou apenas de um exercício intelectual, como se pode depreender do fato de a entrevista ter tido um efeito profundo sobre toda a estrutura de sua personalidade, retirando dela a qualidade bizarra.

Precisei terminar essa uma hora e quinze minutos de entrevista porque eu estava exausto e porque parecia pouco provável que terminasse por processos naturais. Ashton estava pronto para ir e estava claramente muito satisfeito com o que sucedera.

### PROCEDIMENTO SUBSEQUENTE

Quatro meses mais tarde, Ashton teve sua segunda entrevista comigo. Comunicamo-nos novamente através de um jogo do rabisco, mas não surgiu nenhum elemento significativo. Essa entrevista foi necessária porque o paciente precisava me trazer de volta a meu tamanho real. Em outras palavras, não posso fazer nada sem embasar nas pistas oferecidas pelo paciente. Nesse tipo abortivo de sessão, o paciente consegue se livrar da ideia de que sou um mágico.

Os pais vieram para uma entrevista longa e mostraram que, apesar de ambos terem um alto nível de inteligência, não haviam entendido a fundo o que estava acontecendo com o filho. Fizeram bom uso do que lhes contei sobre a entrevista. Também me forneceram muitos detalhes importantes que não podem ser divulgados aqui devido à necessidade de manter o paciente irreconhecível. Felizmente, não é necessário que eu forneça esses detalhes adicionais, pois não se trata de um relato de caso, mas da descrição de uma entrevista psicoterapêutica na qual ocorreram coisas significativas que levaram a uma resolução dos principais sintomas do menino e do bloqueio essencial que o impedia de fazer bom proveito da família e da escola.

Uma descrição completa, se pudesse ser feita aqui, mostraria Ashton como um menino que (como afirmei no começo) tinha muitas das características gerais de uma personalidade esquizoide e que é um quase-gênio. Ele estava degenerando até a data da consulta e, após a primeira entrevista, avançou em todas as frentes, sobretudo na forma artística em que é criativo: a música. Além disso, parou de ter os acessos febris que o impediam de ir à escola regularmente; fez excelentes avanços do ponto de vista acadêmico, estando em todos os aspectos adiantado para a idade.

Nesse tipo de caso, a entrevista não pode fazer tudo. Na melhor das hipóteses, ela retira o obstáculo que está obstruindo o desenvolvimento do paciente em determinada área. Aqui, a nova compreensão dos pais, depois de eu contar como ele havia usufruído de sua hora comigo, foi de especial importância. Fundamental neste caso também foi o esforço da escola especial para entender e tolerar a luta pessoal deste menino diferente e apreciar seus talentos especiais.

Os pais sentiram grande alívio em saber que o caso poderia ser manejado com o menino ainda morando em casa.

## RESUMO DO CASO

a) Caso de um menino de 12 anos, apresentando clinicamente personalidade esquizoide, com bom ambiente familiar e contando com a cooperação da escola. Altamente inteligente.
b) Fase preliminar do jogo.
c) Imaginação que conduz ao sonho.
d) Sonho que conduz ao relato de alucinações auditivas e visuais.

## 9. "ASHTON" AOS 12 ANOS

e) Segunda fase, na qual o menino arriscou a exposição do tema central de seu "abstrato". A interpretação em termos de conflito revelou-se o momento dinâmico da entrevista.
f) Fase subsequente em que o menino prosseguiu com um material rico que nunca esperou que pudesse ser compreendido. Isso conduziu ao complexo de Édipo.
g) O garoto aproveitou a entrevista de tal maneira que sua principal sintomatologia desapareceu. Continuou, de certa forma, com um tipo de personalidade esquizoide, mas a tendência para degeneração psiquiátrica se transformou em um movimento progressivo definitivo em seu desenvolvimento emocional.

## CONCLUSÃO

Chamo a atenção mais uma vez para a oportunidade única que uma primeira entrevista proporciona em psiquiatria. O efeito imediato da primeira consulta foi que Ashton parou de ter febres e de se sentir mal quando se aproximava o momento de voltar para a escola. Voltou à escola e logo encontrou um novo lugar na comunidade local. No fim desse período se saiu muito bem ao tocar na escola um movimento de um concerto para piano, de Beethoven.

Na verdade, Ashton rapidamente tornou-se igual aos outros meninos da escola; deixou de estar separado deles por excentricidades e peculiaridades de personalidade. Seu interesse em música se desenvolveu e pode-se dizer que lhe restou apenas um sintoma, o da indecisão quanto à carreira: deveria se tornar músico ou compositor?

Seis anos mais tarde, Ashton pediu para me ver de novo. Era, então, um aplicado estudante de música. Provavelmente já não se lembrava de nenhum dos detalhes da primeira entrevista. O que me trouxe foi um conflito, o mesmo que lhe restara na época da escola: se deveria ser músico ou compositor. Tudo o que fiz na ocasião foi lembrá-lo do germe desse conflito, já evidente quando era apenas menino, e no próprio material da consulta terapêutica inicial. Do meu ponto de vista, esse conflito estava presente em seu pesadelo, no qual ele era tanto o motorista do carro como o passageiro, e na incerteza quanto a quem era mais maduro, se ele ou o pai. Fiquei feliz em deixar que usasse a própria vida na solução desse problema pessoal.

# 10

## "ALBERT" AOS 7 ANOS E 9 MESES
[1971]

Agora desejo citar outro caso que ilustra um material bastante óbvio obtido por este método natural da anamnese. O menino odiava o irmão.

É da natureza deste caso não haver nenhuma dificuldade no estágio inicial. Ele veio direto para a sala enquanto a mãe dava uma volta de carro com o irmão, tentando estacionar.

A mãe me havia relatado, em carta, o desenvolvimento satisfatório de Albert, exceto por certas dificuldades que incluíam pesadelos; contou-me, também, que ele tinha uma preocupação com ideias do que era bom ou mau. "Ele é quase bonzinho demais."

Este era obviamente um caso em que o jogo do rabisco poderia ser aplicado, e assim começamos logo.

> 1. Meu, que ele transformou em um pato.
>
> Ele me falou sobre sua família.
>
> > Irmão: 8 anos e 9 meses
> > *Albert*: 7 anos e 9 meses
> > Irmã: 5 anos e meio
> > Irmão: 3 anos e meio

Sobre a escola, disse que era engraçado que até pouco tempo antes ele fosse o mais velho do ciclo básico da escola e que agora fosse o mais novo do ciclo avançado.

Albert estava sentado na cadeira azul de adultos, que eu dispusera para ele, e eu estava na cadeira de criança, que uso por ser mais conveniente para fazer anotações apoiando no sofá.

Ele interrompeu o que estávamos fazendo para dizer: "Seria melhor que você ficasse com a cadeira azul, pois essa cadeirinha vai ser desconfortável para você".

Assim, reorganizamos as coisas. Essa consideração, embora agradável, parecia ligar-se às palavras "bonzinho demais".

**2.** Dele. Transformei-o em uma flor. Ele disse que teria transformado no mar.

Soube neste momento que aqui já estava o tema importante e quis saber como o rabisco poderia ter sido transformado em um mar.

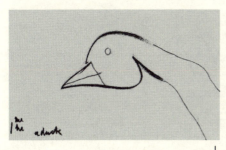

1

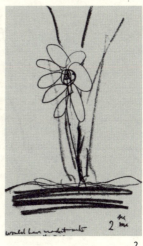

2

**159**

## 10. "ALBERT" AOS 7 ANOS E 9 MESES

> **3.** Meu, que ele transformou numa ilustração para uma história. Em cima da parte do rabisco havia um homem de metal. Embaixo, no mar que ele desenhou no fundo do penhasco, estava *sir* Lancelot em uma luta com o rei Artur. Na história, de alguma forma o homem de metal caía do penhasco, matava alguém e atacava um homem que aparecia no curso da guerra.

A esta altura eu chegara à conclusão de que existia algo de especial sobre o mar, as montanhas e a lama, porque estes não poderiam ter sido sugeridos pelo rabisco e pela persistência da ideia. Eu não fazia ideia do significado que essas coisas poderiam ter para o menino.

> **4.** Dele, que transformou em duas pessoas fugindo "de um monstro gigante".
> **5.** Quis desenhar. Era um avião.

Tentei entrar no assunto dos sonhos a partir da ideia do monstro. Falamos sobre sonhos e ele se referiu aos pesadelos. Mas logo começou a falar sobre brincar com a prima mais velha, que parecia ter um

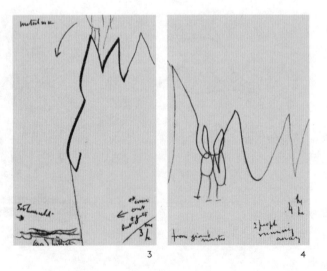

3   4

sexo misto, como se quisesse ser menino. Sua irmã também dizia que queria entrar para o exército. Ela diz que meninas lutam, sim; e se ela fosse menino poderia lutar boxe na escola. Ela quer lutar boxe porque é boa nisso. Então ele lhe deu um prêmio de consolação e disse, "mas ela dança balé pra valer". Eles têm trajes de fantasia que haviam sido dados por algum amigo e costumam se fantasiar. Nessas brincadeiras, sua irmã gosta de ser princesa ou fada. Alguém disse que ela deveria ser colocada no alto da árvore da Trafalgar Square. Quando ele se fantasia, é de qualquer coisa – "mas ainda não fui um dragão". Já foi gigante e príncipe e então mergulhou na ideia de se fantasiar de menina, ilustrando isso.

> **6.** Esta é uma vista de trás e mostra um pano cobrindo a cabeça dele. Os botões fecham nas costas da blusa porque a peça está do lado errado. Ele está carregando uma rede. Isso pareceu ser muito importante. "Você joga essa rede em cima de alguém e depois leva a pessoa para a despensa." Falou então sobre cozinhar peixe, deixando implícito que essas pessoas eram deixadas num depósito frio até a próxima refeição. Essa ideia parecia conectada com a ideia de se fantasiar de mulher.

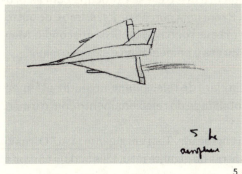

5

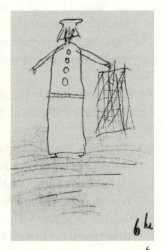

6

## 10. "ALBERT" AOS 7 ANOS E 9 MESES

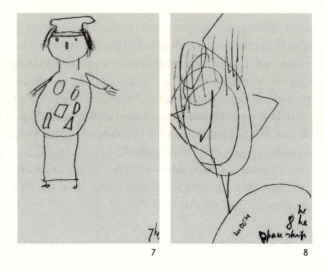

7        8

**7.** Ele quis desenhar isto no verso do n. 6, porque é a frente da figura. Aqui a blusa está remendada. Isso mostra que ela é velha. Dá para ver a saia, ele disse, e o pé dele aparecendo embaixo. "Este sou eu de frente", explicou.

Aqui parecia estar representada uma mulher bem curiosa, o que levava à ideia de uma bruxa – e ele se preocupa com as bruxas. "Elas são malvadas. E têm uma porção de joias. Isso é de outro jogo. Tinha uma mulher má que roubava tesouros e escondia. Meu irmão veio e me matou. Eu era o homem bom e ele era o mau."

Esta era a primeira evidência clara do relacionamento lutar-até-morrer que estava incluído na totalidade do relacionamento com o irmão.

"Também tem outro bem engraçado. Tem um gigante mau." O irmão de Albert está correndo atrás do gigante mau. Eles andam em volta do jardim inteiro. Todas as roupas deles caem e o irmão cai de cara no chão. Ele tem uma lança, duas adagas e uma espada. Ele começa a fazer "Au! Au! Au!", apontando-as em todas as direções. "Uma delas me acertou e eu morri."

Albert achava bem engraçado que ele morresse no próprio sonho. Perguntei-lhe sobre bom e mau. Certa vez, ele foi "meio bom" em um sonho, porque era mau, mas fingia ser bom. Um gigante, disfarçado como uma das bonecas da princesa, capturou a princesa. Ele a trancou e a fez prisioneira. A princesa era ele mesmo. O irmão a salvou. Em uma das brincadeiras, o irmão mais novo atirou uma bomba que era uma bola de futebol. "Eu era a mulher malvada. Ela bateu em mim e eu morri."

Eu disse: "Parece que você já morreu uma porção de vezes".

Nesse momento ele tirou o casaco e disse que estava quente e ocorreu-lhe que eu poderia ver seu uniforme escolar. Falou: "Sou o mais alto", ele queria dizer o mais alto da família, "mas não o mais velho. Isso é útil. Meu irmão me fala como é a escola para eu saber como me comportar".

Perguntei-lhe mais uma vez sobre bom e mau e ele disse que mau é chutar e socar as pessoas quando você perde a paciência. Quando ele perde a paciência, ele soca todo mundo, especialmente os amigos.

**8.** Aqui fez o próprio rabisco, que ele mesmo transformou em nave espacial.

**9.** Meu, que ele transformou em peixe.

**10.** Dele, que transformei em alguma coisa.

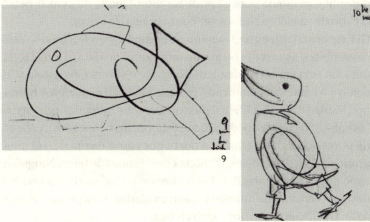

## 10. "ALBERT" AOS 7 ANOS E 9 MESES

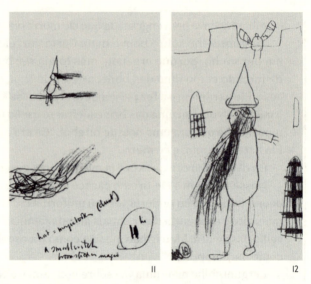

11  12

Estávamos, então, mais próximos do assunto dos sonhos reais. Um sonho desagradável tinha a ver com uma bruxa.

**11.** Esta é sua tentativa de desenhar a bruxa; esta era pequena, mas havia outras grandes. Ela tem um chapéu grande porque é aí que ela guarda todos os livros mágicos. Eu disse: "Acho que você a desenhou pequena porque pode ter muito medo de pensar nela". O cabo da vassoura tinha a ver com a magia da bruxa.

**12.** Este era o feiticeiro. O menino o desenhou grande, como se estivesse menos assustado (segundo meu ponto de vista). Houve toda uma história em torno disto; de como ele vivia em um castelo. Ele achava o castelo assombrado porque havia ali esqueletos humanos. (Substituindo a ideia de assombrações humanas por castelos habitados por assombrações.) O feiticeiro bateu com a cabeça na porta. Isso, claro, alterou a porta por causa da magia. Há uma grande porta de madeira, fechada com trancas de ferro. Ninguém sabe onde está o puxador. Ele a abre com sua magia. Lá no alto pode-se ver um dos macacos mágicos alados. Eles pegam as pessoas. O feiticeiro tem uma barba longa.

Tentei alcançar a possível conexão entre o feiticeiro e o trabalho do pai, num laboratório, mas ele se mostrava neutro quanto à existência de uma conexão. A ideia não levou a lugar nenhum.

> Falou sobre a bruxa sempre querer voar em direção ao feiticeiro. Entendi isso como ele não estando profundamente envolvido com o simbolismo da bruxa. Mas não tenho como dizer se esse detalhe decorreu de um medo muito profundo de bruxas ou do fato de Albert ter passado da ideia de bruxas e feiticeiros à de homem e mulher e à de pais.
> "A bruxa voou três vezes em volta da lua. Só levou alguns segundos. Ficou cinco anos na ilha onde o Napoleão morreu. Sim, Elba. Ela gostava do Na (quer dizer Napoleão)." Aqui ele usou um pouco da linguagem assustadora, incluindo um jeito engraçado de pronunciar "Napoleão Bonaparte". "Ela queria morrer naquela ilha também." Pelo jeito, o feiticeiro estava na mesma ilha.
> Falou então sobre sonhos bonitos com fadas.
> 13. Desenhou este, que mostra uma fada. "Meninos não são fadas, são anjos." No fim ele colocou roupas na fada. A varinha é para fazer mágica, para fazer aparecer tudo o que você deseja.

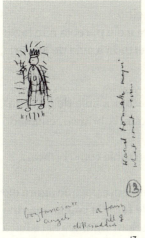

13

**165**

## 10. "ALBERT" AOS 7 ANOS E 9 MESES

Aqui ele quis passar para outro jogo, um "jogo dos chapéus", então tivemos uma sessão de "cabeças, corpos, pernas".

| **14 E 15.**

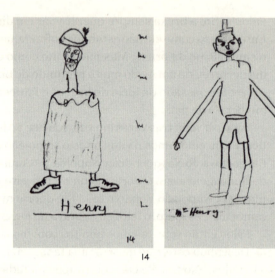

14  15

Ocorreu que cada um de nós, quando fomos dar nome às figuras desconhecidas, usamos a palavra Henry, o nome de seu irmão mais velho, então ficamos rindo do irmão mais velho.

Perguntei se Albert sabia por que viera e ele parecia não fazer ideia. A coisa mais importante foi ele ter perdido a aula de história, sua pior matéria, por ter vindo.

| Disse: "Eu realmente queria vir para perder a aula de história". Depois me explicou outro jogo de que queria brincar, chamado "forca".
| **16.** Ilustrou o jogo, mas na verdade ele não sabia como brincar.

Parecíamos estar chegando ao fim, especialmente porque agora ele conseguia ver o carro de sua mãe do lado de fora da janela, mas lhe perguntei mais uma vez sobre bom e mau. Bom significa satisfeito, mau é horrível. Ele admitiu que a palavra "horrível" o remetia à coisa mais horrível de sua vida. Pareceu muito claro a esse respeito.

**17.** Ilustrou o horrível. "Quando eu estava quase afogado." Ele deu nome a certo rio. Aqui estava o material que havia se introduzido na primeira parte do jogo do rabisco – um rio, uma ilha, montanhas e lama e uma ponte com um objeto de metal atravessando-a, um caminhão. Contou sobre como seu pai o salvou. O desenho na verdade não era um desenho do incidente real, que ele disse não ter sido tão ruim. Não teria se afogado, mesmo que o pai não o tivesse salvado. O desenho era como uma elaboração imaginativa do incidente, em que o caminhão cai da ponte e mata Henry. Aqui há uma representação clara da rivalidade com o irmão em relação ao pai.

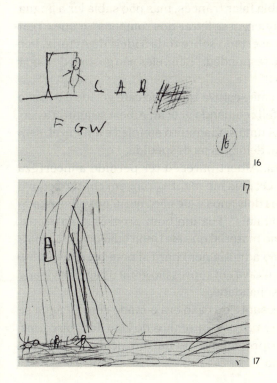

## 10. "ALBERT" AOS 7 ANOS E 9 MESES

Eu estava ouvindo um incidente real, descrito como um sonho.

> Incitei-o a fazer mais uma descrição do amor que sentia pelo pai e do ciúme que sentia do irmão, "que me provoca". Ele estava bastante disposto a entrar em uma brincadeira verbal, na qual concordamos que às vezes seria muito conveniente que seu irmão tivesse sido morto de um jeito ou de outro. Foi realmente um cavaleiro de armadura que caiu e bateu em Henry e isso se juntou com o jogo do *sir* Lancelot.

Ele agora terminara o que queria fazer e apanhou outro volume dos livros do Asterix. Teria se ocupado com isso se eu não tivesse dito que era hora de ir. Ele parecia conhecer essa história em quadrinhos e disse que sabia falar francês, mas não sabia ler a língua. Falou: "Acho que eles querem se livrar dos romanos", o que é realmente um comentário acertado sobre toda a ideia de Asterix. Perguntei: "Por quê?", e ele respondeu: "Bem, eles não gostam de pagar impostos (aos romanos)".

Na sala de espera a mãe estava tomando café gelado e o irmão mais novo estava bem feliz comendo açúcar. Albert se juntou a eles, comendo biscoitos. Foi uma saída muito simples e amigável, sem maiores dificuldades ou delongas na despedida.

Após essa consulta, Albert pareceu ter perdido a incerteza sobre sua identidade. Os pais me mantiveram em contato com o caso durante os últimos dois anos e ele não recaiu no velho estado de "quase bonzinho demais". Fez um bom progresso na escola. Apareceu claramente no material que ele tinha ódio do irmão mais velho – ódio que ele não admitia nem para si nem para nenhuma outra pessoa, o que resultava em supressão geral da agressividade, afetando toda sua personalidade.

Um aspecto interessante do caso era o modo como a água se introduziu no segundo e terceiro desenhos do jogo do rabisco, até fazer uma aparição surpreendente no fim, no incidente real relatado em forma de sonho.

# 11
## "HESTA" AOS 16 ANOS
[1971]

Este caso nos dá outro exemplo do tipo de comunicação que pertence especificamente à entrevista profissional. O trabalho que eu e a garota fizemos juntos não levou à resolução da sintomatologia. O que de fato aconteceu foi que os pais e o médico da família, que se ocupava ativamente do caso, julgaram que agora, após a consulta, estavam enfim em posição de fazer o que sentiam que deveriam. Até então vinham sendo prejudicados pela incapacidade da garota em aceitar o fato de que ela estava doente. Após a consulta, ela parecia querer ajuda e precisar de ajuda. Abandonou a afirmação instável de sua própria capacidade para lidar com a situação e tornou-se bastante infantil; talvez possamos dizer que, embora tivesse 16 anos, virou uma menina de 8. Os pais conseguiram encontrar uma moça para atuar como enfermeira psiquiátrica, uma espécie de pajem mental, alguém que não era treinada em enfermagem psiquiátrica, mas que tinha entendimento e tolerância naturais. Esse plano funcionou bem, porque Hesta foi capaz de se deixar ser uma pessoa doente. Continuou, entretanto, a insistir que seus vários médicos eram seus amigos.

Tive entrevistas subsequentes com essa garota e percebo que ela continua a fazer um uso especial de mim, como alguém disponível sob demanda. Nesse ínterim, ela continua muito dependente dos pais e do clínico geral. O futuro ainda não é claro, mas obteve-se

## II. "HESTA" AOS 16 ANOS

uma mudança significativa na situação global mediante a consulta terapêutica que me proponho a descrever.

Hesta é a terceira de quatro crianças em uma família intacta. Agora apresentarei o caso em detalhes e desejo levar o leitor comigo no passo a passo da consulta terapêutica. Tudo o que eu sabia sobre este caso vinha de uma carta do médico da família. O problema principal era que Hesta, agora com 16 anos, vivia nervosa desde o primeiro fluxo menstrual, ocorrido aos 14 anos. Naquela época o relacionamento entre os pais estava em crise e agora a crise doméstica já havia sido resolvida.

Aos 15 anos, Hesta não conseguia dormir, era hipersensível quanto ao que os outros pensavam a seu respeito e carregava consigo, seja na escola seja na vida pessoal, a sensação de ser inadequada. Tinha medo de que pudesse ser lésbica. Aqui as anormalidades psiquiátricas se manifestavam em fases, e cada fase ou parecia se resolver ou então se transformava na próxima fase. Também se observava clinicamente uma oscilação maníaco-depressiva. Ela própria declarava que não havia nada de errado consigo.

Aos 16 anos ficou gravemente doente e apresentava sintomas bizarros. Temia-se que pudesse se matar. Recusava hospitalização. Ao ser tratada em casa, foi aos poucos perdendo a hostilidade generalizada e ficou gorda; pelo comportamento, passava a impressão de ser uma menina de 10 anos, pois fazia caretas e conversava com pessoas que não estavam presentes. Seu QI já havia sido estimado em 130.

Hesta e a mãe pareciam ter uma relação amigável e, depois de uns poucos minutos em que os três falamos sobre a família, a mãe resolveu ir dar uma volta. Fui deixado a sós com a corpulenta garota de 16 anos, potencialmente hostil e um pouco arrumada demais, dando a impressão de que lhe haviam dito para vestir suas melhores roupas para ir ao médico.

Fazia muito calor naquele dia. Eu havia acabado de voltar de um feriado e estava relutante em trabalhar; falei isso para ela, o que pareceu tê-la agradado bastante. Ela contou um pouco sobre si. Tinha alguns problemas na escola e disse que talvez precisasse mudar de escola. Parece que ela não fez as provas, mas de qualquer forma teria sido reprovada, porque não havia feito tarefa alguma. Isso foi o mais perto que pude chegar de qualquer anormalidade na descrição. Hesta tinha uma atitude inabalável e a garota em si parecia bem e muito normal; o único problema era que "tinha pais anormais". Contou-me que os problemas tinham a ver com o pai e a mãe. Disse: "Se me deixassem sozinha, ficaria tudo bem". E acrescentou: "Houve um tempo em que meu pai e minha mãe não se davam bem, quando eu estava com 13 anos, ou 12, mas o mais difícil foi quando eu tinha 14 anos e tive uma depressão séria". Ela não dava crédito à teoria de que adoecera na época por causa dos ciclos menstruais.

Tudo ficou mais fácil quando começamos o jogo do rabisco. Esse era um jogo que ela já jogara com um menino, no campo. Ela adora a vida no campo e detesta ter de voltar para Londres. Tão logo começamos o jogo do rabisco, ficou evidente que era capaz de se dedicar com seriedade a uma tarefa quando estava interessada.

Mais uma vez, desejo lembrar que o jogo do rabisco não é a parte essencial da entrevista. É simplesmente uma parte da técnica adotada e tem a vantagem de proporcionar anotações próprias, facilitando, assim, que a entrevista seja recapitulada para eventual apresentação.

> 1. Meu. A princípio, Hesta não conseguia ver nada nele, mas disse: "Este vai levar tempo", e se aplicou a ele, logo produzindo um rato ou um rato-cachorro.

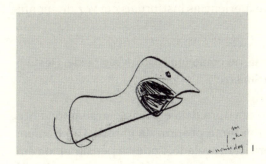

## II. "HESTA" AOS 16 ANOS

Note-se que muitos dos desenhos contêm comentários que ela mesma fez. Esses comentários foram escritos por Hesta no fim, quando quis repassar toda a série para ter bem claro em sua mente o que era cada um dos desenhos.

Foi significativo que Hesta se aplicasse ao trabalho, estando interessada e à vontade no relacionamento comigo. Ela podia trabalhar.

> **2.** Dela, que foi feito em duas fases: um movimento circular e um *V*. Transformei-o em uma menina. Ela estava gritando "Socorro" [*Help*], o que conduziu nossa conversa para os Beatles.

Essa ideia partiu de mim e não foi de modo algum sugerida pelo rabisco dela. Neste trabalho tomo a liberdade de ser espontâneo e impulsivo. Isso não interfere com o processo na criança. O leitor tem o direito a qualquer opinião quanto ao que poderia ter me instigado a usar esse tema.

> **3.** Meu, que ela transformou em um peixe pulando para fora do mar. Por fim chamou-o de "Peixe Dançarino".

Vemos a capacidade de Hesta para um brincar criativo e imaginativo. Usou um pouco da força de meu rabisco para dar força ao peixe. Isso pode ser discutido em termos de "apoio egoico", o que naturalmente pode ser excessivo. Esse desenho me fez sentir que Hesta tinha o tipo de coragem que a permitiria, com o passar do tempo, usufruir de suas experiências instintuais em vez de ser afligida por elas.

> **4.** Dela, que ela mesma viu como um rosto. Mais tarde, Hesta o intitulou de "Homem Sinistro".

Naturalmente, isso tudo era obra dela e por isso era importante, uma vez que mostrava um tema próprio da garota. Um homem sinistro é o que eu poderia ter revelado. Pode-se pensar ainda em termos do pai como uma figura sexual ou então em um homem com más intenções, por exemplo, um médico tentando tratá-la a pedido dos pais, ou seja, curá-la de um modo que ameaçaria sua individualidade. Não fiz interpretações e assim permiti que todos os vários significados coexistissem.

**5.** Dela, que transformei em um telefone. Os dois estávamos jogando juntos e eu sentia que estávamos à vontade. A certa altura, eu disse em leve tom de chacota: "Espero que sua mãe pense que estamos *trabalhando!*".

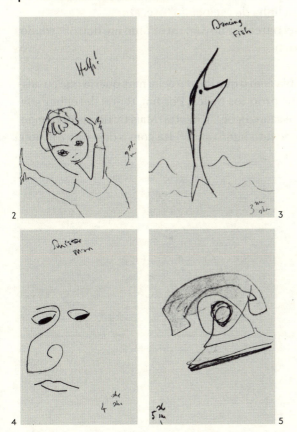

## II. "HESTA" AOS 16 ANOS

> **6.** Meu, que ela transformou em um "jogador de rúgbi, com sardas"; mais tarde acrescentou "norte-americano". Ela perseverava na ideia de um homem, desta vez permitindo a comicidade e o escárnio.

Neste ponto perguntei-lhe se teria preferido nascer menino ou menina. Ela parecia conhecer o problema e falou sobre o assunto de maneira filosófica, sendo que a base de seu argumento era que as pessoas gostam de ser o que são. Isso deixou em aberto a ideia de fantasia e ela me disse: "Qual *você* teria preferido ser?". Respondi: "Bem, comigo é assim: sou homem e gosto de ser homem, mas sei como é seguir a outra linha de raciocínio" etc. etc.

Aqui será possível perceber novamente como me dou liberdade neste tipo de entrevista.

> **7.** Dela. Hesta sabia com o que lhe parecia, mas queria que eu descobrisse por meus próprios meios. Por fim, tentei desenhar sua ideia. Era um dinossauro bebê. "É idiota." Mais tarde, ela o chamou de "Cyril". Ficou de fato muito satisfeita com o desenho e achou

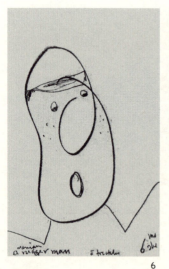

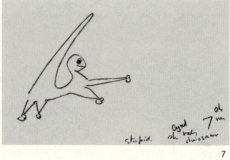

que poderia ser o melhor que conseguiríamos. Aqui volta a fantasia sobre homens e talvez a inveja do pênis, porém, mais uma vez, não interpretei, pois não queria vincular a comunicação a um simbolismo específico.

**8.** Meu, que ela transformou, de uma forma muito imaginativa, em "João e o Pé de Feijão". Depois, ela deu a João uma boca e no no fim voltou ao desenho e acrescentou os feijões.

Pode-se dizer que Hesta se tornou ativa em sua expressão criativa, sendo essa uma coisa que uma menina pode fazer tão bem quanto um menino. Não é necessário um pênis. Ela deu ao menino uma tarefa masculina, escalar o pé de feijão, e talvez o tenha rebaixado um pouco no fim, ao sublinhar o aspecto pré-genital ou oral do tema (adição da boca e dos feijões). Não interpretei nada.

**9.** Dela, um rabisco novamente em duas fases. Transformei-o em um rapaz com uma moça. Este ela achou "muito bom" e no fim intitulou-o de "Tango".

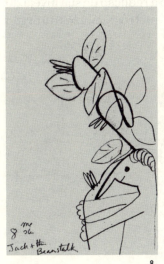

8

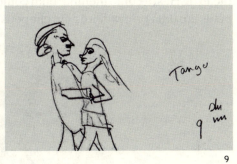

9

**175**

## 11. "HESTA" AOS 16 ANOS

Pode-se dizer que meu tema era uma espécie de interpretação, uma observação sobre o fato de seu rabisco se constituir em duas etapas.

> **10.** Meu. Ela soube imediatamente o que pretendia fazer com este e o transformou em uma estudante de chapéu. Depois disse que poderia ser ela mesma e, ao olhar para o desenho, percebi que era um autorretrato muito bom. Fiquei admirado com o modo como juntos, de uma forma ou de outra, havíamos chegado a um retrato da menina.

A certa altura ela disse o quanto gostara de um dos quadros da sala e então fizemos um passeio pelo recinto examinando todos os quadros. Era evidente que tem habilidade para desenhar. Algumas de suas curvas eram indiscutivelmente belas. Do meu ponto de vista, havia uma ligação entre essas curvas e as curvas do próprio corpo, levando em consideração o fato de que ela é muito grande e corpulenta, mas não chegava a ser gorda. Percebi que ela tinha uma consciência bastante natural de sua forma física, o que indicava autoaceitação.

Aqui é possível ver o jogo com o chapéu como parte da autoaceitação de Hesta como menina, bem como a redução de sua inveja do pênis em uma brincadeira com chapéus e outros símbolos do órgão

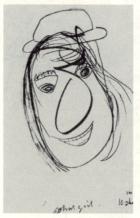
10

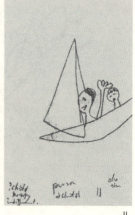
11

masculino, que naturalmente aparecem nas roupas das mulheres, mas também em suas conquistas intelectuais e em um sem-fim de formas que sinalizam para os meninos e os homens que a inveja do pênis está se tornando um tema administrável na menina – junto com a descoberta plena, por parte da mulher, do uso que ela pode fazer do corpo e da personalidade femininas.

Neste ponto percebi que estava convencido da capacidade de Hesta em aceitar a puberdade e em crescer para enfim se tornar uma mulher adulta.

> Ela acha que será professora de escola maternal. Também pode tentar virar atriz, é claro, mas não espera que isso leve a nada.
> 
> II. Dela. Notei que na maior parte de seus rabiscos havia um movimento em duas fases e me perguntei se poderíamos tirar algo disso. Enquanto pensava nisso, hesitei, e Hesta sugeriu que introduzíssemos a seguinte regra no jogo: se você não conseguir transformar o rabisco da outra pessoa em alguma coisa, então a desafia a fazê-lo. Então a desafiei e ela fez este rabisco em duas etapas: uma pessoa com uma criança em uma canoa. "A pessoa está feliz, dá para perceber, mas a criança está indiferente."

Este foi novamente um trabalho só dela e o tema é, portanto, significativo. Eu sabia que aqui estava o retrato de algum aspecto importante do relacionamento de Hesta com a mãe – a mãe era feliz e contida e Hesta se sentia deixada de lado e sozinha. Tratava-se provavelmente de um comentário sobre o jogo, já que Hesta se sentia envolvida nele, tanto que se poderia dizer que estávamos jogando juntos, tendo cada um a oportunidade de ser criativo. Aqui constam condições às quais me referi em um ensaio sobre o brincar, no qual afirmo que a "psicoterapia ocorre na intersecção entre duas áreas do brincar: a do paciente e a do terapeuta".[1]

---

[1] Donald W. Winnicott, "O brincar: proposição teórica" [1968], in *O brincar e a realidade*, trad. Breno Longhi. São Paulo: Ubu Editora, 2019, p. 69.

## II. "HESTA" AOS 16 ANOS

> **12. Dela.** Este foi outro rabisco com o mesmo padrão de desenho em duas fases, uma pontuda e outra redonda, e tudo bastante deliberado. Transformei-o em uma menina se secando após um banho de mar. Ela ficou bem contente com este e mais tarde o denominou "Mulher em Plymouth", onde ela sabia que eu havia passado o feriado. Achou-o muito bom.

A certa altura tentei alcançar uma camada mais profunda e perguntei sobre sonhos. Se escolho o momento certo, com a criança já tendo atingido uma fantasia de qualidade altamente pessoal, ela costuma ficar ansiosa para comunicar alguns sonhos, talvez "um sonho da noite passada", como se em preparação para a consulta. Então conversamos um pouco sobre sonhos.

> Um engraçado: ela estava fazendo as provas finais com Jimmie. Em vez de cubículos, havia mesas que pareciam ter nomes como "carne assada" e "ova de peixe". Ela provavelmente foi para a mesa errada.
> Em outro sonho ela tinha dois pais homens que eram gêmeos.
> Num terceiro, um avião caía. "Os sonhos em que eu voava infelizmente acabaram, porque de repente percebi que eu não sabia voar."

Falamos um pouco sobre como era uma pena ela não poder voar de verdade. De certa forma estávamos discutindo toda a questão do princípio de realidade e suas características enfadonhas quando comparadas à liberdade do sonho.

> Ela disse que se lembrou dos sonhos de estar voando enquanto conversava com o pai sobre pássaros, e assim houve um momento real de desilusão num momento específico em que estava na companhia do pai.

Fiz uma observação mental sobre o fato de ela ter tido dificuldade em aceitar a cisão entre o sonho e a realidade da vigília. Não interpretei nem me referi a essa questão.

**13.** Meu, que ela transformou em Harpo Marx. Gostava muito dele e em certo período da vida chegou mesmo a identificar-se com ele. Ele morreu, mas escreveu um livro chamado *Harpo Speaks!*. Quase não tinha cabelo, mas sempre usava uma peruca cacheada.

Aqui, então, ela se permitiu uma identificação masculina, emprestando valor do sucesso, da simpatia e da infantilidade de Harpo; também a peruca e o mutismo proporcionavam uma saída para os resíduos de seu sentimento de inadequação na fase fálica – problema que também transparecia no desempenho escolar, apesar de sua inteligência superior.

**14.** Dela. Aqui estava outro desta série de rabiscos em duas etapas. Apenas falei: "Vamos deixar este do jeito que está. Parecem-me os princípios masculino e feminino". Ela entendeu o que eu quis dizer e ficou satisfeita em deixar como estava, dizendo que o intitularia de "Contraste".

**15.** Dela, outro rabisco em duas etapas, que transformei sem demora em um relógio de cabeceira com um abajur. Ficou muito satisfeita com minha capacidade de transformar seu rabisco em alguma coisa. Mais tarde, ela o intitulou de "Tempo".

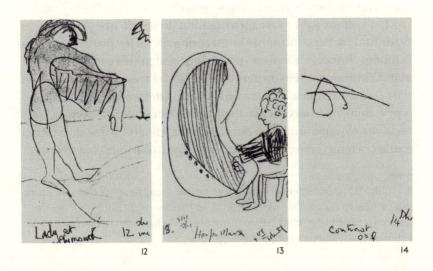

## II. "HESTA" AOS 16 ANOS

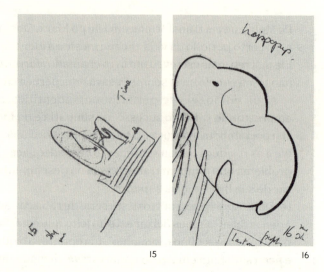

15            16

Se me perguntassem sobre o relógio ter aparecido neste ponto, diria que estávamos ambos pensando que logo mais seria hora de parar. Mas também estávamos lidando com o fator tempo, que o adolescente encara como uma das principais manifestações do princípio de realidade. Como eu disse certa vez, "só há uma cura para a adolescência, que é a passagem do tempo".[2]

Estávamos agora nos aproximando do fim do que poderíamos fazer juntos. Perguntou-me se eu conhecia várias pessoas que ela também conhecia. Eu disse que conhecia algumas e falamos sobre elas. O mundo é cheio de gente boa, mas há três *impossíveis:* seus pais e o médico que ela viu na Unidade de Adolescentes. Este último, a princípio, não parecia tão mau, então ela passou a ir vê-lo, mas toda vez ele a mantinha ali por uma hora e nenhum dos dois falava nada, era uma terrível perda de tempo tanto para ele como para ela,

---

2    Id., "O atendimento hospitalar como complemento de psicoterapia intensiva na adolescência" [1963], in *Processos de amadurecimento e ambiente facilitador*, trad. Irineo Constantino Schuch Ortiz. São Paulo: Ubu Editora/WMF Martins Fontes, 2022, p. 314.

e ela detestava isso. Estava claro que eu deveria deixá-la partir tão logo ela começasse a sentir que desejava ir embora, senão eu sofreria o mesmo destino do outro. E, de qualquer modo, a hora estava próxima de terminar. Então fizemos nosso último rabisco.

> **16.** Meu, que ela achou complicado, pois disse: "Ai ai, isto poderia ser duas coisas: um camelo ou uma mulher negra".

Aqui estava outra versão do dois, o dilema básico, que inclui a tendência maníaco-depressiva. Ela parecia estar bastante familiarizada com a paralisia que chega quando há duas possibilidades, e eu naturalmente estava pensando, entre outras coisas, nas duas possibilidades dos princípios masculino e feminino de sua técnica de rabisco.

Soltou um suspiro, dizendo:

> "Então terá de ser outra coisa." Primeiro comentou que poderia ser um camelo negro, mas então o transformou em um filhote e no fim o chamou de "Filhote de Hipopótamo". Por um lado, produzira um bebê e assim solucionara o problema. Por outro, encontrara uma distração e assim evitara o problema. Antes de terminar, me contou que tivera um sonho assustador com um incêndio.

Agora estava na hora de ir e repassamos toda a série, dando-lhes nomes, e estávamos muito satisfeitos conosco.

> Quando ela crescer, terá filhos – dois ou quatro. "Não se pode ter um só, senão ele fica mimado, e não é justo com o mundo ter muitos por causa da explosão populacional."

Ela esperava que eu fosse falar com a mãe e ficou muito aliviada quando expliquei que diria à mãe que não queria vê-la. Falei: "Claro que posso ouvir o ponto de vista de sua mãe e ele será muito diferente do seu, mas no momento estou interessado no seu ponto de vista". A mãe aceitou isso prontamente e a entrevista terminou com

## II. "HESTA" AOS 16 ANOS

um elogio que fiz ao colar que a mãe estava usando. Assim nos despedimos, com a mãe talvez sentindo que recebera alguma atenção pessoal de mim, embora tivesse que esperar até eu poder lhe conceder uma entrevista pessoal.

Depois disso, recebi esta carta do médico:

> Acho que sua entrevista foi um grande sucesso e não apenas com Hesta. A mãe não ficou nada ofendida por ter sido, em alguma medida, deixada de fora. Estou satisfeito com o plano que você traçou, mas acho que isso se deve ao fato de Hesta ter melhorado consideravelmente. Agora é possível tratá-la como uma pessoa "normal" e até mesmo como alguém que está certa enquanto todos os outros estão errados. Doze meses atrás, acho que isso teria sido impossível para os pais dela, os amigos dela e para mim. Ela parecia bem doente na época e incapaz de reconhecer esse fato. Na época, a sensação era de que o indicado era tentar fazê-la aceitar que estava doente e de que, se ela pudesse pedir ajuda, esse poderia ser o começo de sua melhora.
>
> Não tenho muita certeza do porquê de estar lhe contando tudo isso. Talvez seja apenas para reforçar quão sortudo você é de encontrá-la agora que já está muito melhor! Mas espero que você entenda o que estou buscando.

Os pais também escreveram em tom de agradecimento e imediatamente concordaram com o plano de eu receber apenas Hesta e de recebê-la o mínimo possível, ou mesmo nunca mais. Poderíamos deixar a questão em aberto; se Hesta desejasse me ver, eu concordaria, fazendo-o o mais rápido possível, de acordo com minha disponibilidade. A mãe acrescentou:

> Em meu ponto de vista, ela mudou depois da primeira visita que fez a você – sobretudo na atitude dela em relação a mim. Por exemplo, ela me disse: "Gostaria de viajar com você no fim de semana (e fez uma pausa). Ah, mas seria melhor não, porque não estamos

nos dando muito bem no momento, não é?". Essa foi a primeira vez em meses que ela conseguiu (de certa forma) se ver num relacionamento comigo. Pelo menos foi essa minha sensação.

Também entendo que você não queria ser procurado para dar conselhos, de modo que apenas contarei o que estamos fazendo a respeito da educação dela. Decidimos (com a ajuda do médico da família) que Hesta não deveria voltar à escola neste período. Contratei um instrutor que virá uma ou duas vezes por semana, dependendo de como ela estiver se sentindo com relação a isso.

Assim se encontram as coisas no momento. Meu ponto de vista é de que muito pouco foi feito e, pela duração, foi econômico (uma hora); ademais, o caso não foi arrancado das mãos dos pais e do médico, como seria inevitável em uma psicoterapia.

Após esta primeira entrevista, a mãe disse: "Esta é a primeira vez que alguém consegue se comunicar com esta garota desde que ela ficou doente, aos 14 anos".

## ACOMPANHAMENTO

O caso continua a ser manejado em casa, com a ajuda do médico da família e de uma moça que atua como enfermeira. Hesta me aciona "sob demanda", de modo que a vi meia dúzia de vezes no ano. O elemento maníaco diminuiu e o traço clínico principal costuma ser uma depressão controlável. Houve retorno voluntário às atividades escolares.

A primeira entrevista que descrevi aqui continua sendo a base do trabalho em equipe que está sendo feito agora com algum sucesso.

O resultado não pode ser previsto enquanto as mudanças rápidas e violentas da puberdade dominarem a cena.

# 12

## "MILTON" AOS 8 ANOS
[1971]

Encerro esta segunda parte com o caso de um menino que foi para casa, após a primeira consulta terapêutica, com o bloqueio no desenvolvimento removido.[1] Os diversos membros da família se viram com uma criança que fora libertada e que conseguia acioná-los com maior liberdade, passando a ter outro comportamento com o menino. Num caso como este, a família realiza a cura no curso das semanas e dos meses subsequentes. Sem a consulta terapêutica, ela não teria sido capaz de fazê-lo – teria permanecido disponível, mas ociosa.

## HISTÓRICO FAMILIAR

*Milton*, menino: 8 anos
Gêmeos, menino e menina: 6 anos
Menina: 4 anos

---

1   Publicado com o título "A Psychotherapeutic Consultation in Child Psychiatry: A Comparative Study of the Dynamic Processes", in S. Arieti (org.), *The World Biennial of Psychiatry and Psychotherapy*, v. 1. New York: Basic Books, 1971.

A mãe me escreveu uma carta em que apresentava o problema a partir de seu ponto de vista pessoal. O problema principal, de acordo com ela, era que Milton, o filho mais velho, nunca aceitara a chegada dos irmãos gêmeos, que nasceram quando ele estava com 2 anos. Ela escreveu: "O nascimento deles atirou-o numa crise total, que se manifestou de maneiras claras e terríveis. Ele se tornou e continua a ser muito dependente de mim e envolvido comigo". Havia outros sintomas patológicos; ele gostava, por exemplo, de situações sadomasoquistas e começava a sentir prazer com a ideia de apanhar. Também mostrava potencial para tendências próprias à perversão, tal como uma compulsão para olhar e tocar a calça das meninas. Enquanto tendia a ser truculento e agressivo em casa, era de modo geral conciliatório e nervoso na escola, e não muito popular. Estava indo bem na parte acadêmica, mostrando interesse especial em História e Inglês. A mãe acrescentou que ela mesma recebera algum tratamento e, embora isso tenha permitido que lidasse melhor com os outros filhos, seu progresso não fizera diferença na maneira como ela manejava em Milton as tendências que me descrevia.

## ENTREVISTA PSICOTERAPÊUTICA

Os pais trouxeram Milton à consulta terapêutica. Após uns poucos minutos em que conversamos todos juntos, eles se retiraram, foram para a sala de espera e aguardaram pacientemente durante uma hora e quinze minutos, até que Milton terminasse seu contato comigo. Tiveram que ir para casa sem conversar comigo, mas eu os avisara dessa possibilidade. Várias semanas mais tarde vi os pais do menino e dei-lhes, então, minha total atenção, o que teria sido prejudicial se tivesse sido feito imediatamente após a entrevista com Milton.

## 12. "MILTON" AOS 8 ANOS

## A ENTREVISTA PESSOAL

Achei Milton um menino muito vivo e quase se pode dizer que ansioso por alguma coisa. Estava inquieto e durante os jogos de desenho ficava mais de pé do que sentado. O jogo sempre corria o risco de degringolar para uma atividade que envolvesse ganhar ou perder. Meu objetivo era prepará-lo (se possível) para jogar o jogo do rabisco, mas a princípio tive que conceder um período de jogo da velha, que (como logo percebi) na verdade ele não conseguia entender. (Ver pré-desenho abaixo.)

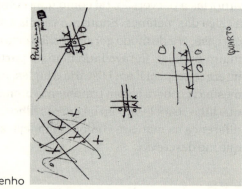

pré-desenho

Pareceu-me, nos estágios iniciais, ser pouco provável que pudéssemos fazer bom uso da sessão em termos de um brincar que nos conduziria naturalmente àquela forma de contato mútuo que aprofunda a relação. Fui adiante, contudo, e no fim fui recompensado.

## RABISCOS

Expliquei-lhe o jogo, falando que primeiro faço um rabisco que ele pode transformar em alguma coisa, se assim desejar, e depois ele faz um rabisco para eu transformar em alguma coisa. Então fiz meu primeiro rabisco:

1. Meu. Ele disse: "Parece um oito", e não teve impulso algum para transformá-lo em nada.

Neste momento, talvez por conta da inquietação dele, considerei prudente começar logo com um comentário que poderia ou não conduzir ao desenvolvimento da tênue relação entre nós.

Falei: "Isso é você" – porque ele havia acabado de me dizer que tinha 8 anos. Ele entrou imediatamente no jogo e fez este:
2. Dele, um rabisco vigoroso feito como o meu, como que não direcionado nem deliberado. Olhou para a folha e disse rapidamente: "Este também sou eu; é um 9, e eu vou fazer 9 anos na semana que vem".

Estávamos agora em comunicação um com o outro, em termos do jogo, mas ainda havia bastante inquietação. Comecei a me sentir esperançoso.
3. Meu. Não teve vontade de alterar nem de transformar em nada. Apenas disse: "É uma nuvem ou um pedaço de fita".

Isso me fez pensar em toda a zona de fantasia e no que chamei de *fenômenos transicionais,* coisas que pertencem à transição do estado de vigília para o sono, e explorei essa área, sondando informações

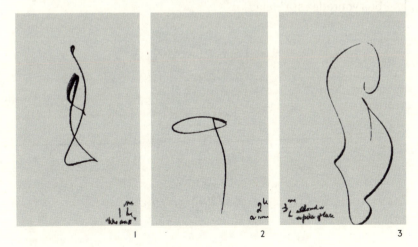

## 12. "MILTON" AOS 8 ANOS

dele sobre objetos ou técnicas transicionais de que pudesse se lembrar. Isso não levou a nada neste caso em particular (embora pudesse ter surtido efeito em outro paciente), exceto que me falou a respeito de um ursinho que teve aos 3 anos. Então continuamos com o jogo.

> **4.** Dele. Notei que o fez em duas partes separadas, de modo que transformei uma das partes em uma cabeça e a outra em uma figura que depois resultou no desenho de uma garota com uma bolsa. Ele fez comentários em dois níveis. No nível superficial, falou: "Você desenha bem!", e depois, com mais convicção, disse: "*Na verdade,* isso era uma lanterna".
>
> Ele queria dizer que, se eu o tivesse deixado transformar o desenho em algo, ele teria feito uma lanterna. Isso implicava, portanto, que eu não estava magicamente em contato com os pensamentos dele. Além disso, ele mexeu na alça da bolsa para deixá-la presa à bolsa com mais firmeza. Estava inquieto neste momento e andava de um lado para o outro, agachando-se para desenhar na mesa baixa, em vez de sentar-se.
>
> **5.** Dele. Sentou-se para fazer este. Era simplesmente quatro linhas e ele disse de imediato: "Sei o que é isso", e o transformou em um vulcão. Falei: "Bem, isso de novo é você", e ele pareceu aceitar de boa vontade esta ideia.

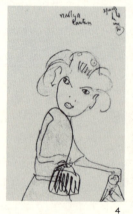 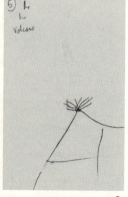

4        5

**6.** Meu. Ele disse que era um arbusto, ou um caracol, e a única coisa que precisava fazer era decidir para que lado ele estava virado.

Note-se a preguiça, que é uma indicação de que sente que o resultado deveria vir por um passe de mágica, e não por trabalho e habilidade. Este jogo do rabisco permite a operação desse princípio, até a criança começar a sentir vontade de participar ativamente.

**7.** Dele. Transformei-o em um vaso com uma planta, mas ele comentou que estava completamente errado. Ele disse: "É um furacão". Falei: "Bem, este de novo é você". Acrescentei: "Parece que todos eles são sobre você, exceto talvez a garota, mas, é claro, fui eu quem fez aquele". Falamos um pouco sobre ser menino ou menina e sua preferência. Ele ficou decididamente do lado de ser menino. Quando lhe perguntei a razão, tornou-se racional e disse: "Bem, tudo bem com as meninas, mas acontece que sou menino".

**8.** Dele. *Ele agora estava muito satisfeito de estar jogando o jogo que eu instituíra.* Falou: "Isso é um livro. Sou eu de novo, porque adoro livros e leio o tempo todo".

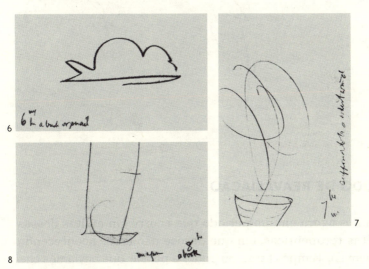

## 12. "MILTON" AOS 8 ANOS

**9.** Meu. Ele disse que era uma planta engraçada. Expliquei: "Bem, se este é você, então tem algo de engraçado sobre você. O que poderia ser?". E ele respondeu: "Bem, minha irmã está sempre rindo de mim". Ao olhar para o rabisco e pensar no que poderia transformá-lo, ele disse: "Você sugere alguma coisa?". Falei: "Não, não tinha nada em mente quando fiz".

Senti que aqui havia uma indicação de que ele tinha medo da espontaneidade e da fantasia livre e que desejava o apoio que eu poderia oferecer ao dar minhas próprias ideias.

**10.** Dele. Falou: "Tem um colarinho". Isso me deu a pista e eu acrescentei o rosto; novamente decidimos que este era um retrato de si mesmo.

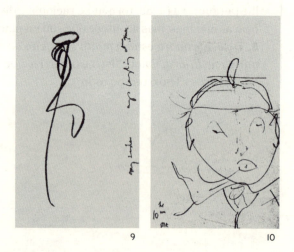

9    10

## PERÍODO DE REAVALIAÇÃO

Estávamos agora em um período que ocorre em muitas dessas consultas terapêuticas, em que parece não estar acontecendo nada demais. Tempos atrás, eu poderia pensar que havíamos chegado ao fim de nosso contato, mas aprendi que essa espera é uma fase em que a criança está reavaliando a situação. A criança está (inconscientemente) avaliando a confiabilidade do relacionamento profissional com base no que já transcorreu na consulta e tomando um pouco de tempo para decidir se aceita os riscos inerente a um envolvimento mais profundo. É uma espécie de mudança de marcha e, se a consulta prossegue, percebe-se com frequência que o trabalho continua em um nível mais profundo.[2] Numa consulta desse tipo pode haver mais que uma dessas áreas de reavaliação. Durante esse período fizemos:

11. Neste pode-se ver um tipo de jogo que é sua própria distorção do jogo da velha. Ele o chamou de "palavras cruzadas". Pude ver, aqui, que o menino estava mais próximo do sonho que da realidade e, por isso, com todo o direito de estar no controle. Deixei-o vencer e ele gritou: "Ganhei!" e estava muito contente.

12. Dele. Uma continuação desse jogo distorcido.

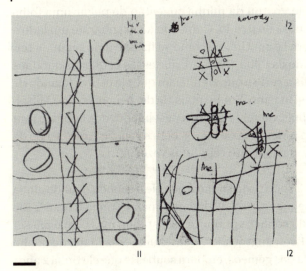

11   12

---

2   Ver especialmente a parte III, caso 13 (o caso das mãos), p. 209 neste volume.

## 12. "MILTON" AOS 8 ANOS

Passei agora a sondar os sonhos, bem ciente de que estávamos no fio da navalha. Sua inquietação poderia muito facilmente afastá-lo da possibilidade de uma discussão viável; ainda assim, ele estava próximo o bastante da fantasia e do sonho para que eu pudesse convidá-lo a olhar *para dentro* de si mesmo da forma como olhara *para* si mesmo. No fim das contas, ele respondeu de maneira positiva à pergunta sobre sonhos. A partir daquele momento a consulta prosseguiu sem que eu tivesse mais qualquer ansiedade quanto à possibilidade de um fiasco. Eu sabia que podia deixar a dinâmica da entrevista a cargo do processo na criança, que a impeliria a se comunicar comigo nos termos de seu problema principal.

### TRABALHO EM UM NÍVEL MAIS PROFUNDO

Em resposta à pergunta sobre sonhos, respondeu: "Tenho sonhos toda noite, mas não sei o que eles são. Eu poderia te contar um sonho *engraçado*" – e ele gostou da minha sugestão de pegar uma folha de papel grande para ilustrá-lo. Começou a desenhar de um lado e depois virou o papel e continuou, como se fizesse uma segunda tentativa do outro lado da folha. (Aprendi que esses pequenos detalhes têm de ser levados a sério e que significam que ele estava falando da parte de trás de si mesmo. Soube mais tarde, pela mãe, que Milton perguntava compulsivamente sobre o nascimento dos bebês, e também que ele tinha a ideia fixa de que os bebês vêm de "trás", e não da "frente", como lhe haviam dito repetidas vezes.)

> **13 E 14.** A coisa sobre este sonho é que ele o sonhou quando ainda era "muito pequeno, provavelmente quando tinha 3 anos". Ele disse: "Quando sonhei, era muito assustador, mas com o passar dos anos ele ficou engraçado". Tentei unir essa idade do sonho com a chegada dos gêmeos, embora soubesse que ele tinha 2 anos quando os gêmeos nasceram.

O sonho, conforme contado por ele aqui, era obscuro. Primeiro, havia um candelabro e uma "mulher vermelha" pendurada nele. O sonho continuava e havia tobogãs que desciam até a areia e escorregavam para a praia e para o mar – "e eles todos aportavam no mar". Parecia haver um monte de mulheres vermelhas no sonho. O vermelho, ele disse, era a cor do sangue. Continuava a dizer o quanto tudo isso era bobo, e daí pude deduzir que ele sabia que, embora o sonho tivesse se tornado engraçado, ele originalmente não era engraçado e era muito significativo. Prosseguiu: "Esses personagens no sonho fazem acrobacias e coisas com cordas de pular, mas isso não estava no sonho. Apareceu depois, quando ele ficou engraçado. Na época que eu sonhei o sonho, no começo, eu era muito pequeno e não tinha nada de bom sobre ele. Era apenas assustador. Tudo era vermelho".

Neste ponto senti que estava se lembrando de quando teve o sonho e de como ficou apavorado na época, quando era apenas um menininho.

Agora virou o papel e continuou a desenhar (n. 13). (Este era o lado da folha que ele usara originalmente, antes de virá-la para desenhar no verso.) Aqui ele desenhou um oito (obscuro na figura por causa da elaboração subsequente). Falei: "Ah, esse é você de novo".

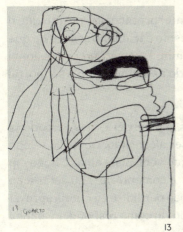

13

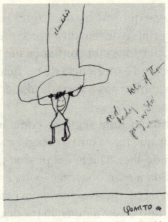

14

## 12. "MILTON" AOS 8 ANOS

E ele colocou os detalhes do rosto, pondo óculos em si mesmo. Fiz um comentário a esse respeito e ele disse: "Bem, talvez eu tenha que usar óculos um dia porque, sabe, eu leio muito mesmo. Eu realmente adoro livros. Sempre leio à noite, sobre história e os homens e as mulheres da história". Continuou falando sobre Lord Nuffield, "que distribuiu 30 milhões de libras. O que ele deve ter feito eu não sei. Era um engenheiro experiente".

Por um momento abandonei o sonho, sentindo que ele havia ido tão longe quando podia por ora e que poderia ficar assustado de novo. Então perguntei o que ele seria, aproveitando a ideia de Lord Nuffield ser engenheiro. "Bem, talvez um cientista. Mas a aula de Ciências na escola não é muito interessante." Depois me contou sobre as ocupações literárias de seus pais; obviamente tinha muito orgulho deles. Enquanto falava, fazia alguma coisa muito escura no desenho n. 13. Inquiri-lhe a respeito disso e ele disse: "Olha só eu atendendo o telefone". Mas me parecia que a ideia original era ter alguma coisa muito escura nesta página. Assumi que era um gesto obscurantista, uma representação simbólica de repressão, uma escuridão quase que deliberada para recusar alguma coisa assustadora, como as mulheres vermelho-sangue. O telefone, entretanto, tem um significado positivo como símbolo de comunicação.

Observe-se que não estou fazendo interpretações. Permito que o rico material se desenvolva por si mesmo e trabalho seguro de que o paciente usará sua confiança em mim e no *setting* profissional para reviver a experiência de ter ficado assustado com o sonho, tal como o sonhara aos 3 anos de idade.

Estávamos num segundo compasso de espera, mas eu poderia supor que havia outro estágio a ser alcançado. Ocupei o tempo dizendo-lhe: "Quem é a pessoa que você mais ama?". Logo em seguida a essa observação, fiz este comentário: "Eu sei". Acho que o fiz porque ele estava um pouco perdido e eu queria aproveitar o fato de ele ainda não ter decidido como responder à minha pergunta. Se eu tivesse esperado, ele teria dado uma resposta baseada em racionalização. Parecia confuso por eu ter dito que sabia e me pediu que lhe dissesse quem era. Então eu disse: "Você mesmo". Naturalmente, eu fora influenciado pelo modo como ele mesmo, de muitas maneiras, aparecera no material dos desenhos. Reagiu à minha resposta com uma demonstração de indignação. "Não, eu não me amo de jeito nenhum, não amo *ninguém*." Prosseguiu com o tema, entretanto, e me contou que provavelmente amava seus avós e ninguém mais. Deu-me uma descrição de sua vida familiar, em que a menina gêmea brincava com o irmão mais novo, e de como o irmão gêmeo não servia para nada. "Ele nunca brinca comigo. Não tenho com quem brincar." Depois me falou de um amigo. A base dessa amizade parecia ser o fato de o menino atormentá-lo. Estávamos agora sem dúvida no lado masoquista da organização sadomasoquista. Pelo jeito, esses dois garotos de fato brincavam muito juntos, mas a brincadeira corria o risco de degenerar em alguma espécie de atividade antissocial. Ele ilustrou isso: "Uma vez me meti em encrenca por entrar na escola escalando pela janela e abrir a gaveta da mesa do professor, mas não tinha nada lá". Fiz, então, uma pergunta: "Você já surrupiou (roubou) alguma coisa?". "Não, mas brinco de surrupiar as coisas e depois sempre devolvo." O tempo estava acabando.

Agora voltou espontaneamente para os sonhos com esta afirmação: "Eu sonho todos os dias, mas nunca consigo ver os sonhos". Essa parecia ser sua maneira de descrever a consciência de sonhar sem que o conteúdo do sonho fosse conhecido, ou o modo como podia se lembrar do sonho, que eram porém esquecidos quando acordava para valer. Continuou: "Vi apenas dois sonhos por inteiro na minha vida. Um foi com cavalos e carroças e foi muito bom, estava ligado ao livro *Beleza negra*. O outro só vi em parte e era mesmo muito bom, sobre deuses nórdicos que se tornavam reais, foi ótimo". E começou a me contar o que havia lido sobre lendas nórdicas. Obviamente, ele havia colecionado grande quantidade de informações dos livros que lia antes de dormir.

## 12. "MILTON" AOS 8 ANOS

As coisas ainda estavam um pouco atravancadas e falei: "Você é uma pessoa feliz?", ao que ele respondeu: "Não na escola, lá me atormentam". E continuou descrevendo como os meninos são brutais com ele. No entanto, no dia específico em que ele estava falando comigo, os meninos o haviam elegido para ser um dos editores da revista da escola. Perguntei: "Eles chegam a machucar você?". "Ah não", respondeu vangloriando-se, "eles não *conseguem* me machucar, eu sei lutar judô, mas eles falam coisas desagradáveis e não acreditam no que eu falo. Dizem que sou mentiroso". Depois confessou: "Eu costumava me gabar um pouco".

Falamos um pouco sobre a escola, mas eu estava esperando uma oportunidade para voltar aos desenhos de seu sonho. Finalmente ele o fez por si mesmo. Milton disse: "Foi um choque quando os gêmeos nasceram. Sabe, eu não era muito crescido, tinha uns 2 anos. Isso trouxe uma mudança na minha vida". Então comentou: "Na verdade eu não me lembro, mas minha mãe acha que ainda sou afetado por isso" – mostrando que ele ainda não retornara de fato à situação de ter sua vida perturbada pelos gêmeos. Mas continuou: "Não gosto do mundo, não gosto de viver e é horrível na escola". E depois me fez um relato muito agitado sobre como a crença em Deus era necessária em sua escola e como ele mesmo não conseguia lidar com isso.

Perguntei: "Você acredita em alguma coisa? Acredita em você mesmo, por exemplo?".

"O que você quer dizer? Eu realmente não estou entendendo."

Neste ponto ele estava se esforçando muito para entender a ideia que eu estava sugerindo sobre acreditar em si mesmo como alguma coisa que se relacionava com acreditar em Deus. Tentei ajudá-lo ao dizer: "Bem, você sente que é importante para alguém?". Ao que ele respondeu: "Não". Então tentou sair da posição em que se encontrava, gabando-se: "Ah, eu sei me divertir; sei quais são os bons programas de TV para assistir". Então ficou muito sério e falou mais uma vez em Deus, discutindo o problema filosófico de que se Deus é o Pai, então quem é o pai de Deus? E quem é o pai do pai de Deus? Concluiu: "Você pode continuar fazendo essa mesma pergunta por milhões de anos até morrer". Então falei: "E o seu pai, é importante para você?". Ele respondeu: "Bem, naturalmente ele gosta de ter um filho, mas eu gosto de perturbar meu pai". E continuou a falar sobre a crença em Deus.

Descobri mais tarde que os pais, que concordavam na maioria das questões, discordavam permanentemente em termos de religião e da crença em Deus. Talvez caiba aqui a expressão "palavras cruzadas", que ele usou para descrever o jogo que inventara.

Contou-me que havia lido tudo sobre religião "na enciclopédia onde eles se esforçam para ser científicos". Neste estágio, entrou numa fase em que se pode dizer que estava identificado com Deus. Ficou um tempo falando coisas como: "Descobri por conta própria tudo sobre tudo: como os planetas funcionam, como tudo se formou" e assim por diante, o que me levou a fazer esta observação: "Então, de certa forma, você é Deus e Deus é você". Ele reagiu vigorosamente a isso. "Não, eu não quero ser Deus! Não sei quase nada! Não sei de um trilhão das coisas que o mundo inteiro sabe!" Após essa retirada extrema de uma identificação com Deus, deu-me uma descrição de Leonardo da Vinci, o homem mais inteligente, como ele disse, porque inventou coisas que estavam à frente de seu tempo. Fez uma descrição muito boa da posição de Da Vinci. Depois voltou para algo mais pessoal e disse: "Meu irmão nunca brinca comigo, eu sou solitário".

Era necessário que eu agora fizesse uma tentativa final de analisar o sonho. Sabia que devia conseguir que Milton alcançasse o lado sádico da organização sadomasoquista, porque, na posição em que estávamos naquele momento, a defesa principal era sua sujeição a ser atormentado, maltratado e negligenciado.

Em resposta a alguma coisa que eu disse, contou-me que costumava zombar o tempo todo de seu irmão, tanto que o fato de o

## 12. "MILTON" AOS 8 ANOS

irmão nunca brincar com ele podia ser atribuído à defesa do irmão por estar sempre sendo atormentado. Depois continuou, dizendo que costumava bater no irmão quando ele era menor. Milton estava agora de volta aos 3 anos, com um irmão pequeno de 1 ano, e (desta vez sem citar a mãe) disse: "*Sabe, eu queria ser o único*".

Agora estava pronto para revisitar o sonho, acionado pelo lado sádico. Parecia saber o que cada coisa significava, mas não conseguia transmitir tudo para mim. "O candelabro... bem, não era realmente um candelabro, era uma espécie de lustre pendurado. Não. Era um seio. Um peito como o de um homem." Ele via o que chamou de candelabro como o busto de um homem ou uma mulher, visto do ângulo de um bebê no colo. Agora ele conseguia e estava disposto a falar das "mulheres vermelhas". Disse que elas eram seios arrancados. Isso foi bem espontâneo. Acho que estava usando a ideia de seu irmão ao seio para expressar suas próprias fantasias sádicas muito primitivas em relação ao seio real da mãe – ideias que o dominavam como ideias quando ele tinha 3 anos. É claro que se originaram de sua própria infância inicial.

Então passou a demonstrar uma ansiedade muito intensa e conseguia me transmitir alguma coisa, mas não tudo, do conteúdo fantasístico do sonho. O tobogã e o escorregar para o mar tinham a ver com o nascimento. Então o sonho era agora uma mistura de nascimento com ataque sádico ao seio. Sua mente estava funcionando numa velocidade incrível: "Ah, sim, tinha uma outra coisa naquele sonho, era como um filme, tinha um intervalo. Na verdade eu detesto pudim, mas sabe, eu amava quando era bebê" (isto é, antes do nascimento dos gêmeos e da mudança de atitude em relação à mãe). "Veio esse garçom, tinha um piano lá. Engraçado, né! Tinha umas pessoas comendo. Eles chamaram: "Garçom!" e a mulher disse alguma coisa, *só que não tinha palavras no sonho,* e o garçom trouxe o pudim". (Ele estava num período pré-verbal de sua vida.) Interrompeu-se aqui para dizer: "Eu! Eca! Pudim!". E continuou: "E de repente eles vieram para o candelabro, tinha seios na barriga, de alguma forma. Um seio ou um peito".

Ele estava apontando para o desenho e dizendo que tivera a ideia de a barriga inchada da gravidez ser um peito central e que esse era o objeto de seu ataque no sonho, conduzindo ao sangue ou às superfícies em carne viva. (No ataque sádico aos peitos ele estava sobrepondo seu ataque à barriga grávida.) E acrescentou: "Tinha realmente umas seis ou oito mulheres, todas vermelhas".

Ele se achava em um relacionamento infantil direto com o corpo da mãe e continuou a falar sobre seios (peitos) e depois sobre um homem que, como disse, "juntava tudo no pênis, a coisa que contém a semente".

Agora ele tinha a sequência muito clara em sua mente: peitos; barriga grávida; homem sem seio, mas com um pênis. Tudo estava tinto de sangue por conta do ataque sádico.

Continuou: "É, tinha seios, agora me lembro", e senti que ele agora havia atingido a versão assustadora do sonho aos 3 anos, um sonho que, com a idade, gradualmente se tornara engraçado. Estava em contato suficiente com a fantasia e o impulso sádicos para que eu parasse de me preocupar com seu masoquismo. Tinha reexperimentado seus ataques furiosos e conseguira recuar deste para o sadismo oral que pertence à relação primitiva e à excitação com os seios; além disso, alcançara a relação de objeto pré-ambivalente com os peitos ao recapturar seu amor por pudim, que em sua infância se transformara em uma fobia de pudim.

Havíamos passado uma hora e quinze minutos juntos e estávamos ambos satisfeitos por terminar.

## SEQUÊNCIA

Um mês depois, os pais vieram falar comigo sobre o menino. Repassei com eles os detalhes da consulta e eles sentiram que as informações enriqueceram muito a visão que tinham do filho. Senti-me

## 12. "MILTON" AOS 8 ANOS

mais ou menos seguro de que eram maduros o bastante para não me decepcionarem reportando ao menino, ainda que indiretamente, o que eu lhes havia contado. É preciso lembrar que os pais não têm conhecimento do que está acontecendo na psicoterapia de uma criança, e é provável que sintam a coisa toda como um mistério. Quando ouvem uma avaliação factual do que aconteceu, podem tirar proveito das informações que lhes são dadas sobre aspectos do filho que não se tornam evidentes na vida familiar comum. A propósito, estes pais acrescentaram um ou outro detalhe significativo que enriqueceu meu entendimento do caso.

Os pais estavam bem impressionados com uma coisa: embora para eles sempre estivesse evidente que o nascimento dos gêmeos fora um desastre do ponto de vista de Milton, o próprio menino constatou isso pela primeira vez depois de voltar da consulta comigo. Além disso, ambos os pais notaram que as tensões se atenuaram um pouco, em especial entre Milton e o irmão. Na mesma noite da consulta eles encontraram Milton e o irmão brincando e lutando juntos no sofá à maneira dos meninos, e isso era um aspecto bastante novo. Os pais estavam muito satisfeitos com o resultado atual e estavam dispostos a aguardar os próximos desenvolvimentos.

Um mês mais tarde, encontrei os pais extremamente satisfeitos com o que havia acontecido. O pai disse que, de uma forma ou de outra, Milton "virou uma chave" na consulta comigo. A mãe disse que ficava esperando alguma coisa horrível acontecer, porque já estava muito acostumada a uma série contínua de desastres, mas, de uma forma ou de outra, toda a atmosfera se modificara. E tudo estava centrado na grande melhora no relacionamento entre Milton e o irmão.

Logo que chegou em casa, vindo da consulta, Milton disse para a mãe, surpreso e indignado: "O dr. Winnicott disse que eu amo apenas a mim mesmo!". A mãe do menino descreveu a mudança ocorrida em Milton com a seguinte frase: "É como se ele tivesse virado do avesso". Explicou que, enquanto antes ele sempre se gabava do que sabia fazer, agora falava sobre coisas que realmente estava planejando fazer, e a história toda havia se tornado realista. Pela primeira vez eles conseguiam fazer brincadeiras com Milton sem o receio de que tivesse um acesso de raiva. Estava indo bem na escola, como antes, mas agora havia uma sensação menor de pressão e ele parecia mais relaxado quanto a assuntos secundários, como as notas num teste e sua posição na turma. Os pais perceberam que haviam se passado apenas dois meses e que a condição anterior talvez ainda pudesse voltar. Mas não podiam deixar de notar que a mudança em Milton produzira outras mudanças favoráveis em todo o ambiente, tanto que de certo modo ele estava agora, pela primeira vez, aproveitando sua família e o que ela tinha a lhe oferecer. Sobretudo parecia mais livre para aproveitar sua mãe.

Em um ano, vi Milton quatro vezes "sob demanda" e também mantive contato estreito com sua mãe, sobretudo por telefone. Muita coisa foi vivida nesse ano, muita coisa que poderia ser descrita, mas não caberia fazê-lo aqui; além disso, quanto mais informações são dadas, maior a chance de o paciente ser reconhecido, a despeito dos disfarces legitimamente adotados.

Parece ser importante citar a observação da mãe, já que ela é perspicaz e também está familiarizada com a rotina analítica, através de sua própria experiência como analisanda. Disse ela: "Esse método que você adotou com Milton, que parece tão pouco ortodoxo, realmente parece ter funcionado neste caso".

Devo acrescentar: funcionou até agora. Nenhum caso infantil está encerrado. Pode chegar um dia, contudo, em que a criança cresça e se torne adulta, até mesmo um adulto socializado e uma pessoa independente. Só então poderá ser feita uma avaliação dos padrões de saúde e doença.

## COMENTÁRIO

Esta consulta terapêutica ilustra o tipo de trabalho que é apropriado à psiquiatria infantil. Ele é diferente da psicanálise e da psicoterapia prolongada e regular. Em psiquiatria infantil, o *slogan*

## 12. "MILTON" AOS 8 ANOS

deve ser "Quão pouco precisa ser feito na clínica?", e esse *slogan* pertence, claro, a um tipo de caso em que a família e a escola estão prontos, esperando para serem acionados, se a criança for capaz de superar algum bloqueio em seu desenvolvimento de modo a conseguir usufruir do ambiente. Neste caso em particular houve sinais desfavoráveis no começo da consulta, indicando claramente que a criança tinha grande medo de sentimentos profundos. Gradualmente, pela técnica aplicada, o menino conseguiu obter confiança no relacionamento e assim se tornou capaz de brincar. Desse modo, conseguiu não só lembrar de um sonho significativo e assustador mas também *reviver o tempo em que o sonhava*, na época em que estava muito perturbado pelo nascimento dos gêmeos, ou seja, quando tinha 2 ou 3 anos de idade. Por fim, ele laborou arduamente esse sonho e demonstrou perspicácia, conseguindo assim acomodar as grandes ansiedades associadas ao impulso primitivo de amor e sobretudo ao sadismo oral. Alcançou até a pré-ambivalência e o bom relacionamento inicial com a mãe (pudim) que perdera aos 3 anos. O resultado clínico imediato foi satisfatório e indicava uma mudança real na personalidade do menino. Por acaso, as mudanças nele produziram modificações favoráveis no ambiente e o resultado geral foi benéfico.

Neste trabalho, o terapeuta se fia na capacidade da criança para acreditar na confiabilidade humana. O terapeuta permanece um "objeto subjetivo" e o trabalho é diferente do que é feito na psicanálise, na medida em que não se fundamenta em amostras de neurose de transferência.

A interpretação é mínima. A interpretação não é em si terapêutica, mas facilita aquilo que é terapêutico, a saber: que a criança reviva experiências assustadoras. Com o apoio do ego do terapeuta, a criança se torna capaz, pela primeira vez, de assimilar essas experiências-chave na personalidade global.

# PARTE III

## INTRODUÇÃO

Nesta parte, continuo ilustrando o tema da comunicação com crianças.

Aqui estão reunidos casos que ilustram a psicogênese da tendência antissocial, que é representada nesses casos principalmente pelo *roubo*, embora estejam incluídos outros sintomas principais que têm *valor de incômodo* [*nuisance value*].

## A TEORIA DA TENDÊNCIA ANTISSOCIAL

Minha intenção aqui é ilustrar a teoria que propus para explicar a tendência antissocial. Essa teoria é obscurecida quando o caso foi conduzido de forma inadequada ou quando se tornou complexo por outros motivos, talvez com ganhos secundários tendo se estabelecido como um traço do caso. A pesquisa da tendência antissocial se aplica melhor a casos mais simples ou tratados nos estágios iniciais, em especial aqueles em que há uma provisão ambiental passível de se adaptar a eventuais melhoras no caráter e na personalidade da criança como resultado de uma consulta. Em todos os casos desta série (13-21), portanto, aparece como característica o roubo ou alguma outra forma de atividade antissocial. Esse é o tipo de material clínico em que baseei a teoria que defendi e que desejo reafirmar. É também o tipo de prova que venho usando. Quando uma criança tem o hábito de roubar e após a consulta terapêutica abandona esse hábito, há razões sólidas para supor que o trabalho feito na consulta foi efetivo e por isso baseado em uma teoria que não está de todo incorreta. O fato de existir um vasto número de casos antissociais muito sérios que eu não esperaria poder mudar da forma como descrevo nesta série não me desanima. A primeira coisa é estabelecer a possibilidade de entender com a tendência antissocial e lidar com ela quando aparece em crianças provenientes de um ambiente relativamente bom – e, como ocorre com frequência, em filhos de amigos e colegas.

A teoria não é complexa e tenho feito grande esforço para explicá-la em vários ensaios, desde a época em que ela se tornou evidente para mim, no início dos anos 1940. Até certo ponto de minha carreira, eu evitava pacientes antissociais tanto em minha clínica como em meu consultório particular, sabendo que não tinha nada a oferecer e que me faltava a pista necessária. Recebia crianças antissociais que precisavam passar por uma rotina de avaliação em processos judiciários. Depois de um tempo, entretanto, percebi que era capaz de oferecer algum serviço àqueles pacientes que chegavam até mim e que apresentavam como sintoma principal a tendência antissocial. Desde então, tenho-me dado a liberdade de me envolver em vários desses casos que podem dar muita dor de cabeça, mesmo quando todos em volta estão tentando ser prestativos e tolerantes.

A teoria é a seguinte: quando a tendência antissocial – seja nos casos em que rouba, seja naqueles em que se mostra um incômodo para os outros – é o distúrbio de caráter pelo qual a criança é trazida à consulta, espera-se encontrar no histórico do caso um período inicial em que o ambiente permitiu que a criança começasse seu desenvolvimento pessoal em bons termos. Em outras palavras, os processos de amadurecimento tiveram a oportunidade de se estabelecer em alguma medida, uma vez que havia um ambiente facilitador satisfatório. Nesses casos, portanto, será constatado que houve um lapso ambiental de alguma espécie, o qual ocasionou um bloqueio, talvez súbito, dos processos de amadurecimento. Esse bloqueio ou a reação da criança às novas ansiedades interceptam sua linha de vida. Pode-se seguir uma espécie de recuperação, mas agora há um fosso na continuidade da vida da criança, *do ponto de vista da criança*. Houve um estado confusional agudo na fase entre a falha ambiental e o que quer que tenha ocorrido no sentido de uma recuperação. Quando a criança não se recupera, a personalidade permanece relativamente desintegrada e a criança se torna clinicamente inquieta e dependente ou da direção de alguém ou de contenção por uma instituição. Se houver alguma recuperação, pode-se dizer que a criança(a) passará a maior parte do tempo num estado de depressão relativa, sem esperança e sem saber o porquê, até que mais tarde (b) começa a ter esperança. Talvez haja esperança porque tem algo de bom ocorrendo no ambiente. É nesse ponto, no ponto em que surge a esperança, que a criança ganha vida e transpõe o fosso que a separa do estado satisfatório anterior à falha ambiental. A criança que rouba está (nos estágios iniciais) fazendo exatamente isto: transpondo o fosso, esperançosa, ou não inteiramente sem esperança, de descobrir o objeto perdido ou a provisão materna perdida, ou então a estrutura familiar perdida.

Veremos que todo lar passa por pequenas ocorrências que levam a criança a se tornar um pouco uma criança deprivada, sendo em seguida curada pelos pais, que (muito naturalmente e sem instrução) sentiam que a criança necessitava de uma fase de mimos, como se costuma dizer. "Mimar" aqui significa dar uma oportunidade limitada e temporária para a criança regressar à dependência e a uma provisão materna pertencente a uma idade anterior à do momento em pauta. Os pais com frequência são bem-sucedidos em curar seus filhos dessas deprivações secundárias e isso fornece a chave da esperança que o clínico pode ter quanto a obter alguns resultados de cura para a tendência antissocial, quando a terapia pode ser iniciada antes que a criança tenha começado a organizar ganhos secundários. É preciso lembrar sempre que essas coisas estão todas transcorrendo no passado esquecido e à parte da vida consciente da criança; mas é uma surpresa para os que trabalham nesse campo verificar como nesse tipo particular de enfermidade o conflito pode estar próximo da consciência. Talvez a única coisa necessária seja comunicação.

*Grosso modo,* pode-se dizer que há dois tipos de tendência antissocial. *Em um,* a enfermidade se apresenta em forma de roubo ou chamando atenção pelo hábito de urinar na cama, pela falta de asseio e por outras delinquências menores que, de fato, dão à mãe trabalho e preocupações extras. *No outro,* há uma destrutividade que provoca manejo firme, ou melhor, um manejo firme sem a qualidade adicional de retaliação. Sem entrar em detalhes, o primeiro tipo de criança sofre deprivação no sentido de perda do cuidado materno ou de um "objeto bom", enquanto o segundo tipo sofre deprivação em termos do pai ou da qualidade na mãe que mostra que ela tem o apoio de um homem – incluindo o rigor materno, ou talvez a capacidade materna para sobreviver a ataques e reparar danos causados às roupas ou ao tapete, ou então às paredes da casa, ou às janelas.

Nem preciso dizer que uma anamnese realizada pelo psiquiatra ou assistente social através do contato com qualquer outra pessoa que não a própria criança não tem nenhum valor para a criança. Não há utilidade alguma em saber através da mãe ou de uma história social que aos 2 anos e meio o caráter da criança mudou depois de ela ter estado em um hospital para uma extração de amígdalas. O único valor, no sentido terapêutico, está na descoberta desses problemas na consulta terapêutica com a criança. Ela pode estar errada quanto a alguns detalhes que podem ser corrigidos posteriormente e que não são significativos, tais como a idade exata em que ocorreu a deprivação. Mas é a criança quem sabe os fatos essenciais e significativos. Além do mais, o que pode ter constituído deprivação do ponto de vista da criança pode não ter sido notado pelos pais.

Esses são conceitos bem conhecidos. Toda a literatura sobre terapia e assistência social infantil está pontilhada de exemplos. O que estou buscando apresentar aqui é a técnica para obter esses detalhes importantes na história passada da criança, *através do contato com ela* e, por isso, de modo a viabilizar sua utilização. Esses problemas podem ser observados em uma cuidadosa dissecação da vasta quantidade de material que surge em um tratamento psicanalítico. Entretanto, há uma tendência de os aspectos principais dos casos verdadeiramente analíticos se ocultarem na quantidade de material acessível. Sinto que o estudante pode aprender melhor o bêabá dessa parte importante da teoria que diz respeito à tendência antissocial examinando casos como os que apresento aqui, nos quais há uma quantidade limitada de material para descrição. Por essa razão, forneço sete casos para ilustrar minha tese e minha técnica.

## INTRODUÇÃO

Como nos primeiros doze casos deste livro, apresentarei estes casos antissociais na forma de descrições do que chamo consultas terapêuticas e exploração da primeira entrevista. Quando o caso é complexo, a primeira entrevista pode ser reduplicada, ou prolongada como uma "terapia sob demanda" ao longo de meses ou mesmo anos. Contudo, convém continuar com a ideia da exploração da primeira entrevista para melhor distinguir essa técnica daquela empregada em psicoterapia psicanálise. Embora não haja um limite claro entre essas formas de conduzir o caso, se as entrevistas tendem a assumir o padrão de uma série, então se está começando uma psicoterapia e o trabalho adquire uma qualidade diferente. Em psicoterapia o trabalho se organiza automaticamente em termos de transferência e análise de resistência, de modo que, passadas algumas entrevistas, o tratamento pode ser mais bem designado como psicanálise ou terapia analítica.

Em meu primeiro caso há um fato muito simples que talvez possa guiar o estudante pelo relato detalhado: ocorreu que a criança chegou até mim por roubar e por ser uma ladra compulsiva até a ocasião da consulta, mas quando partiu estava de tal maneira transformada que a mãe notou imediatamente essa mudança; e desde aquele momento ela nunca mais roubou. Ela havia redescoberto a mãe de sua primeira infância. Agora o seio materno estava a seu alcance e ela não precisava mais buscar transpor o fosso de maneira compulsiva e sem consciência do motivo. Esse resultado não poderia ser obtido por puro acaso.

Muitos dos casos não são tão claros assim, mas espera-se que esse caso interesse o estudante o bastante para que ele examine a tendência antissocial como uma expressão de esperança na criança, que na maior parte do tempo não tem esperança – e não tem esperança porque houve uma quebra na continuidade de sua linha de vida, sendo essa quebra resultado de uma reação massiva, automática e inevitável da criança diante de uma falha ambiental.

# 13

**"ADA" AOS 8 ANOS**
[1966]

Farei agora a descrição completa e detalhada de uma entrevista psicoterapêutica com uma garota de 8 anos, trazida até mim por *roubar*.[1] (Havia também enurese, mas isso não estava além da compreensão e tolerância dos pais.) É no fim desta longa descrição que o leitor vai encontrar a ilustração da recusa representando uma dissociação na estrutura da personalidade da criança. Esse é um traço importante no paciente antissocial e explica a compulsão para roubar, que tem motivação inconsciente e faz a criança se sentir louca, a ponto de levá-la, desde o início, a buscar ajuda.

## ENCAMINHAMENTO

A escola deixou claro que os roubos de Ada estavam causando problemas e que ela teria de deixar a escola se o sintoma persistisse. Para mim seria viável receber esta menina uma ou mesmo algumas vezes, mas ela morava longe demais para eu considerar a possibilidade de um tratamento de fato. Por isso tive de agir com base na ideia de que

---

1    Publicado sob o título "Dissociation Revealed in a Therapeutic Consultation: A Psychoanalytic View of the Antisocial Tendency", in R. Slovensko (org.), *Crime, Law and Corrections*. Springfield: Charles C. Thomas, 1966.

## 13. "ADA" AOS 8 ANOS

eu deveria fazer tudo o que fosse possível na primeira consulta psicoterapêutica. Tratava-se de um caso clínico em um hospital.

## DETALHE TÉCNICO

Encontrei com a menina antes de encontrar com a mãe, que a trouxera. A razão era que eu não estava interessado, neste estágio, em obter uma história apurada, mas que a paciente se abrisse para mim – lentamente, à medida que fosse adquirindo confiança em mim, e tão profundamente quanto lhe fosse possível assumir o risco.

## DESCRIÇÃO DA ENTREVISTA

> Ada e eu nos sentamos a uma mesinha onde havia pequenos pedaços de papel, um lápis e alguns gizes de cera em uma caixa.
> Estavam presentes duas assistentes sociais psiquiátricas e uma visitante, sentadas a poucos metros de nós.
> Primeiro Ada me contou (em resposta a minha pergunta) que tinha 8 anos. Tinha uma irmã mais velha, de 16 anos, e também um irmãozinho de 4 anos e meio. Depois disse que gostaria de desenhar: "É meu hobby favorito".

(O jogo do rabisco não era necessário nesta entrevista.)

> 1. Flores num vaso.
> 2. Um lustre, que pendia do teto diante dela.
> 3. Os balanços no parquinho, com sol e algumas nuvens.

Esses três desenhos eram pobres como desenhos e desprovidos de imaginação. Eram figurativos. Entretanto, as nuvens convencionais no terceiro desenho tinham um significado, como ficará evidente mais para o fim da série. Eu não tinha a menor ideia de seu significado a esta altura.

**4.** Ada então desenhou um lápis. "Oh, Deus! Você tem uma borracha? Que engraçado, tem algo de errado com ele." Eu não tinha borracha e disse que ela poderia alterá-lo se estivesse errado, o que ela fez, e disse: "Está gordo demais".

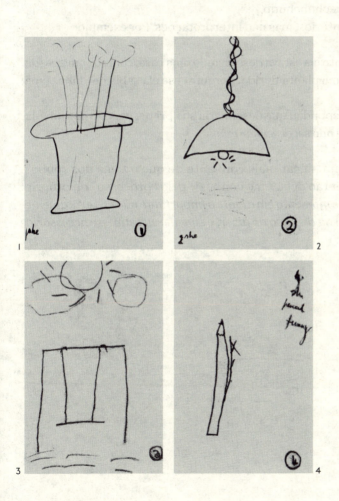

## COMENTÁRIO

Qualquer analista lendo isso teria prontamente pensado em várias espécies de simbolismo e nas várias interpretações que poderia ter feito. Neste trabalho as interpretações são esparsas e ficam reservadas para os momentos significativos, como será ilustrado. Naturalmente três ideias vieram à mente: (1) pênis ereto; (2) barriga grávida; (3) self rechonchudo.

Fiz comentários, mas não interpretações. Por exemplo:

> **5.** Enquanto ela estava desenhando uma casa, com sol, nuvens (de novo) e uma planta florida, perguntei se ela sabia desenhar uma pessoa.
> **6.** Ada respondeu que desenharia sua prima, mas, ao desenhá-la, disse: *"Eu não sei desenhar mãos"*.

Comecei assim a ficar mais confiante de que o tema dos roubos apareceria, então deixei-me conduzir pelo "processo" da própria criança. *Deste momento em diante o importante não era exatamente o que eu dizia ou deixava de dizer, e sim que eu estivesse necessaria-*

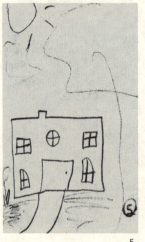
5

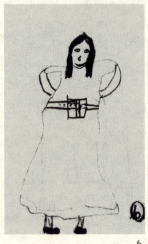
6

mente adaptado às necessidades da criança, em vez de exigir que ela se adaptasse às minhas próprias.

As mãos ocultas poderiam estar relacionadas tanto com o tema do roubo como com o da masturbação – e esses temas estão inter-relacionados, uma vez que os roubos constituiriam uma atuação compulsiva de fantasias reprimidas de masturbação ou impulsionadas pelos instintos.

(Havia uma indicação adicional de gravidez neste desenho da prima, mas o tema da gravidez não adquiriu significado nesta sessão. Teria sem dúvida nos levado à gravidez da mãe de Ada, quando a menina estava com 3 anos.)

**7.** Ada racionalizou. Ela disse: "Ela está escondendo um presente". Perguntei: "Você pode desenhar o presente?", e eis o desenho do presente – uma caixa de lenços. Ada disse: "A caixa está torta".

**8.** Perguntei: "Onde foi que ela comprou o presente?". E ela desenhou o balcão da John Lewis (uma conhecida loja londrina). (*Nota: A cortina pendente no centro do desenho, ver n. 21.*)

**9.** Então perguntei: "Que tal desenhar a moça comprando o presente?". Sem dúvida eu queria testar a habilidade de Ada para dese-

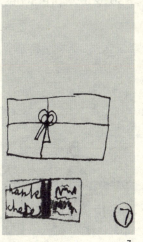
7

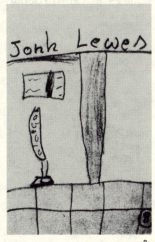
8

## 13. "ADA" AOS 8 ANOS

nhar mãos. Então ela fez este desenho, que novamente mostra uma mulher com as mãos ocultas, porque está sendo vista atrás do balcão.

Observe-se que as figuras estão desenhadas com linhas mais fortes, agora que a imaginação entrou na concepção delas.

O tema de comprar e dar presentes entrou na apresentação da própria criança, mas nem ela nem eu sabíamos que esses temas viriam a se tornar significativos. Eu sabia, contudo, que a ideia de comprar é usada regularmente para encobrir a compulsão de roubar, e que o ato de dar presentes é com frequência uma racionalização para encobrir a mesma compulsão.

**10.** Falei: "Eu gostaria muito de ver como esta moça seria vista de trás". Então Ada desenhou esta figura que a *surpreendeu*. Ela disse: "Oh! Ela tem braços compridos como os meus; ela está procurando alguma coisa. Está com um vestido preto de mangas compridas; este é o vestido que estou usando agora e que um dia já foi da mamãe".

Então a figura desenhada acabou sendo a própria Ada. Neste desenho as mãos foram desenhadas de maneira especial. Os dedos me lembraram o lápis que estava gordo demais. Não fiz interpretações.

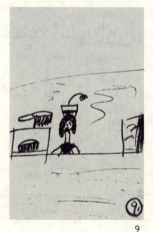
9

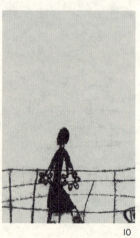
10

## LEVANTAMENTO

Não havia muita certeza de como as coisas se desenvolveriam; talvez isso fosse tudo o que eu conseguiria. Quando houve uma pausa, perguntei sobre técnicas para dormir, ou seja, para lidar com a passagem da vigília para o sono, um período que é difícil para crianças que estão tendo sentimentos conflitantes sobre masturbação. Ada disse:

> 11. "Tenho um urso muito grande". E enquanto o desenhava carinhosamente, me contou a história dele. Ela também tinha um gatinho de verdade que ficava com ela na cama pelas manhãs, quando acordava. Aqui Ada me falou de seu irmão que chupa o dedo e fez o seguinte desenho:
> 12. Neste desenho está retratada a mão do irmão, com um polegar extra para chupar.

Observem-se os dois objetos semelhantes a seios onde nos desenhos anteriores havia nuvens. Pode ser que este desenho inclua lembranças da visão do irmão, quando bebê, sobre o corpo da mãe e próximo aos seios. Não fiz interpretações.

Agora nosso trabalho a dois estava pegando fogo. Pode-se dizer que a criança estava (sem o saber) se perguntando se seria seguro (isto é, se valia a pena) ir mais fundo.

> 13. Enquanto se via assim tão engajada, desenhou "um alpinista orgulhoso".

Isso foi na ocasião da escalada do Everest por Edmund Hillary e Tenzing Norgay. Essa ideia deu-me a medida da capacidade de Ada para experimentar uma realização e, no campo sexual, para atingir o clímax. Pude usar isso como uma indicação de que Ada seria capaz de me trazer seu problema principal e me dar a chance de ajudá-la. Isso me deu confiança enquanto eu esperava – esperava pelo quê?

## 13. "ADA" AOS 8 ANOS

Não fiz interpretações. Estabeleci, contudo, um elo deliberado com os sonhos. Falei: "Quando você sonha, sonha com alpinismo e coisas assim?".

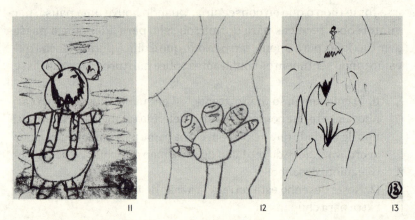

11  12  13

### SONHOS

Seguiu-se o relato verbal de um sonho muito confuso. O que ela disse, falando muito rápido, foi algo assim:

> Vou para os Estados Unidos. Estou com os índios e ganho três ursos. O menino que é meu vizinho está no sonho. Ele é rico. Eu estava perdida em Londres. Teve uma inundação. O mar chegou até a porta da frente. Nós todos fugimos de carro. Deixamos alguma coisa para trás. Eu acho – não sei o que era. Não acho que era o meu ursinho. Acho que foi o fogão.

Disse-me que esse era *um pesadelo muito ruim* que teve certa vez. Quando despertou, correu para o quarto dos pais e deitou na cama da mãe, onde passou o resto da noite. Estava, evidentemente, relatando um estado confusional agudo. Este talvez tenha sido o ponto central da entrevista, ou *o momento essencial de chegar ao fundo de sua experiência de doença mental*. Se isso for verdade, então o resto da sessão poderia ser encarado como uma imagem da recuperação do estado confusional.

**14.** Depois disso, Ada desenhou um pincel e caixa;
**15.** uma planta aspidistra que lhe ocorreu enquanto falava de aranhas e outros sonhos com escorpiões que picam "avançando em exércitos, e um deles, enorme, na minha cama";
**16.** uma imagem confusa que indica uma mistura de casa (residência fixa) com caravana (lar móvel, que a lembrava dos feriados com a família);
**17.** uma aranha venenosa.

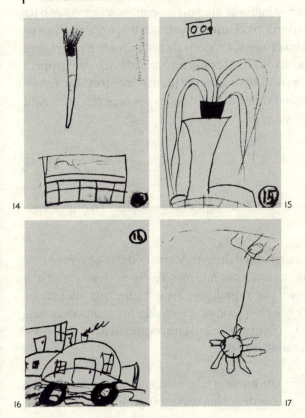

## 13. "ADA" AOS 8 ANOS

A aranha tinha características que a ligavam à mão; é muito provável que a aranha aqui simbolize tanto a mão que masturba como a genitália feminina e o orgasmo. Não fiz interpretações.

Perguntei-lhe como seria um sonho triste e Ada respondeu: "Alguém foi morto; mamãe e papai. Mas ficou tudo bem com eles".

Então disse: "Tenho uma caixa com 36 lápis de cor". (Referência ao pequeno número fornecido por mim e, suponho, a minha mesquinharia.)

Neste ponto chegamos ao fim de uma fase intermediária. É preciso lembrar que eu não sabia se algo mais aconteceria, mas não fiz interpretações e esperei pelo funcionamento do processo que se havia estabelecido na criança. Eu poderia ter tomado a referência a minha mesquinharia (os lápis) como um sinal de que seu próprio impulso de roubar seria oportuno neste ponto da entrevista. Entretanto, continuei a não fazer interpretações e a esperar, caso Ada desejasse ir mais além.

### A ÚLTIMA FASE

Após algum tempo, Ada disse espontaneamente: "Tive um sonho com um ladrão".

Havia começado o estágio final da entrevista. Pode-se observar que os desenhos de Ada se tornaram muito mais ousados a esta altura e teria ficado palpável para qualquer espectador que ela estava sendo acionada por seus impulsos e necessidades profundos. Era quase possível sentir o contato direto com os impulsos e as fontes de fantasia inconscientes de Ada.

18. Ada desenhou: "Um homem negro está matando uma mulher. Tem alguma coisa atrás dele, com dedos ou coisa assim".

**19.** A seguir, Ada desenhou o ladrão, de cabelos arrepiados, meio engraçado, como um palhaço. Ela disse: "As mãos da minha irmã são maiores que as minhas". *"O ladrão estava roubando joias de uma mulher rica porque queria dar um belo presente para a esposa dele. Ele não podia esperar até economizar."*

Aqui, em um nível mais profundo, aparece o tema representado anteriormente pela garota ou mulher comprando a caixa de lenços numa loja para dar de presente a alguém. Veremos que há formas como as nuvens dos desenhos anteriores, e que estas são agora como uma cortina na qual *há um laço*.

Não interpretei, mas fiquei interessado no laço, que, se desatado, poderia revelar alguma coisa. Isso pode ser a representação gráfica da consciência nascente, ou a liberação da repressão.

**20.** Essas cortinas e o laço reaparecem no desenho do presente. Ada acrescentou, olhando para o que havia desenhado: "O ladrão tem uma capa. O cabelo dele parece com cenouras, ou uma árvore, ou uma moita. Na verdade ele é muito gentil".

Nessa hora fiz uma intervenção. Perguntei sobre o laço. Ada disse que pertencia a um circo. (Ela nunca fora a um.)

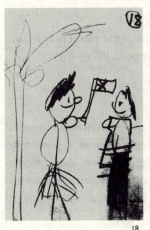
18

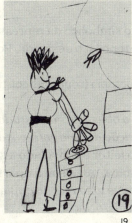
19

## 13. "ADA" AOS 8 ANOS

> **21.** Desenhou um malabarista. Isso pode ser entendido como uma tentativa de fazer do problema não solucionado um ofício. Aqui, novamente, estão as cortinas e o laço. A dissociação é representada pelo fato de que a figura agora está em duas metades, uma vez que a cortina está abaixada, mas também está levantada, e a ação do malabarista continua.

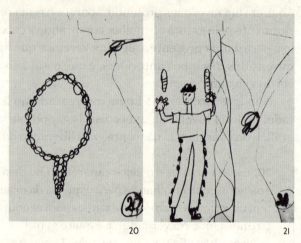

20                                                21

### INTERVENÇÃO ATIVA

Vi agora o laço como simbólico da repressão, e me parecia que Ada estava pronta para ter o laço desatado. Por isso, disse-lhe:

> "Você às vezes surrupia (rouba) as coisas?".

*Este é o ponto onde o objeto de meu estudo da tendência antissocial aparece nesta descrição de uma entrevista terapêutica. É por conta desse detalhe que o leitor é convidado a seguir o desenvolvimento do processo na criança, que usou a oportunidade para entrar em contato comigo. Houve uma reação dupla à minha pergunta e aqui está representada a dissociação.*

Ada disse (1) "Não!" e ao mesmo tempo pegou (2) outro pedaço de papel e desenhou
**22.** uma macieira com duas maçãs; e a este desenho acrescentou grama, um coelho e uma flor.

Isso mostrou o que estava por trás da cortina. Representava a descoberta dos seios da mãe, que haviam sido como que ocultados pelas roupas da mãe. Dessa maneira uma deprivação fora simbolizada. O simbolismo deve ser comparado e contrastado com a visão direta retratada no desenho n. 12, que contém a lembrança do irmão quando bebê em contato com o corpo da mãe. O desenho n. 12 não tinha significância terapêutica para ela.

Fiz um comentário neste ponto. Disse: "Ah, entendi. As cortinas eram a blusa da mamãe e você agora encontrou os seios dela".
Ada não respondeu, em vez disso desenhou com óbvio prazer.
**23.** "Este é o vestido da mamãe que eu mais gosto. Ela ainda tem ele."

O vestido data da época em que Ada era pequena e, na verdade, está desenhado de tal maneira que os olhos da criança estão mais ou menos na altura das coxas da mãe. O tema dos seios continua nas

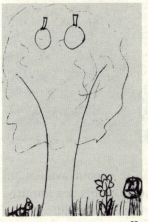
22

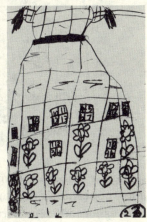
23

## 13. "ADA" AOS 8 ANOS

mangas bufantes. Os símbolos da fertilidade são os mesmos do desenho inicial da casa e também estão sendo substituídos por números.

O trabalho da entrevista está agora terminado e Ada gastou um pouco de tempo para "chegar à superfície", jogando o jogo que continuou o tema dos números como símbolos da fertilidade:

| **24 A 27**.

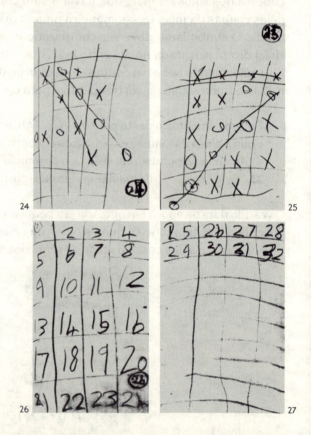

Ada estava pronta para ir embora e, como se encontrava em um estado de felicidade e contentamento, pude ter uns dez minutos com a mãe, que ficara esperando uma hora e quinze minutos.

## RESUMO DA HISTÓRIA PRÉVIA

Nesta breve entrevista consegui saber que Ada se desenvolvera satisfatoriamente até os 4 anos e 9 meses. Ela lidou com naturalidade com o nascimento do irmão quando tinha 3 anos e meio, embora demonstrasse um excesso de consideração por ele. Aos 4 anos e 9 meses, o irmão (então com 20 meses) ficou seriamente doente e continuou doente.

Ada havia sido muito maternada pela irmã mais velha, mas agora (que o irmão estava doente) essa irmã mais velha transferiu toda sua atenção para o irmão pequeno, o que deixou Ada seriamente deprivada. Levou algum tempo até os pais perceberem que Ada fora seriamente afetada pela perda da consideração da irmã. Fizeram tudo o que puderam para reparar o problema, mas uns dois anos se passaram até que Ada parecesse estar se recuperando do revés ocasionado pela perda dessa irmã-mãe.

Por volta dessa época, Ada (7 anos) começou a roubar; a princípio da mãe e, mais tarde, da escola. Nos últimos tempos, seus roubos haviam se tornado um problema sério, mas Ada nunca conseguia assumir responsabilidade por eles. Chegou até a levar dinheiro roubado para a professora e lhe pediu que o distribuísse aos poucos, o que mostrava que não havia lidado com todas as implicações de seus atos de roubo.

Paralelamente a esses roubos compulsivos, a vida escolar de Ada estava sendo afetada por uma falta de habilidade para se concentrar enquanto trabalhava. Ela assoava o nariz o tempo todo e havia ficado gorda e desengonçada (ver desenho n. 4 – "lápis gordo demais – algo de errado com ele").

*Em suma:* Ada sofrera uma deprivação relativa aos 4 anos e 9 meses, apesar de viver com a própria família num bom lar. Como resultado, ficou confusa, mas quando começou a redescobrir um senso de segurança, desenvolveu o roubo como uma compulsão dissociada. Não podia reconhecer seus roubos por causa da dissociação.

## 13. "ADA" AOS 8 ANOS

## RESULTADO DA ENTREVISTA PSICOTERAPÊUTICA

A entrevista produziu resultado. Embora Ada viesse roubando até a ocasião da entrevista, não o fez desde então, o que já faz seis anos. Seu desenvolvimento escolar também melhorou rapidamente. (A enurese noturna, entretanto, só desapareceu um ano após a entrevista.)

Sua mãe contou que Ada saiu da clínica com *um novo relacionamento com ela,* um relacionamento fácil e íntimo, como se um bloqueio houvesse sido removido. A restauração de uma antiga intimidade persistiu e parece ter mostrado que o trabalho feito na entrevista teve o efeito de um verdadeiro restabelecimento do contato mãe-bebê, que fora perdido na ocasião em que a irmã mais velha transferira subitamente sua maternagem de Ada para o irmão doente.

## A DISSOCIAÇÃO

Assim, aqui está um exemplo da dissociação a que me referi. Ada não conseguia admitir que roubava. Quando lhe foi perguntado, na entrevista, "Você rouba às vezes?", respondeu firmemente que "Não!", mas ao mesmo tempo mostrou que já não precisava mais roubar porque agora havia encontrado o que perdera – o contato com os seios de sua mãe em sua própria realidade psíquica interna, ou em termos de representações mentais, ou de objetos internos. A linguagem não importa; o que importa é que a dissociação tornou-se inoperante, já que havia se transformado numa defesa que não era mais necessária.

Os detalhes do caso ilustram bem a teoria necessária num trabalho de qualquer espécie, seja terapêutico ou de custódia, com crianças antissociais e delinquentes.

# 14

## "CECIL" AOS 21 MESES NA PRIMEIRA CONSULTA

[1963/70]

Estas observações se referem ao caso de um menino cujo desenvolvimento emocional era caracterizado por uma capacidade de regressar à dependência em seu ambiente familiar.[1] Os pais atenderam a essas regressões de maneira adequada e assim as transformaram em experiências terapêuticas positivas.

O caso apresenta interesse especial pelo fato de o processo aqui apresentado estar intimamente ligado com os episódios regressivos que caracterizam a vida de qualquer criança em um ambiente familiar confiável, isto é, livre do adoecimento psiquiátrico seja na criança seja na família.

O manejo deste caso foi baseado em seis consultas de uma hora cada, espaçadas da seguinte maneira:

| DATA | IDADE (*nasc. out.* 1953) |
|---|---|
| 12 jul. 1955 | 21 meses |
| 12 out. 1955 | 24 meses |
| 8 fev. 1956 | 28 meses |

---

[1] Publicado sob o título de "Regression as Therapy Illustrated by the Case of a Boy Whose Dependence was Adequately Met by the Parents". *British Journal of Medical Psychology*, v. 36, n. 1, 1963.

## 14. "CECIL" AOS 21 MESES NA PRIMEIRA CONSULTA

| | |
|---|---|
| 6 fev. 1957 | 3 anos e meio |
| *Intervalo* | |
| 17 out. 1961 | 8 anos |
| 1º fev. 1962 | 8 anos |

Cecil me foi indicado pela professora de sua escola maternal, em um distrito nos subúrbios de Londres.

### CONSULTA COM O PAI, 12 JUL. 1955

Primeiro entrevistei o pai, que estava verdadeiramente preocupado com seu filho e tinha captado bem a situação total. Em uma entrevista de uma hora ele me contou os detalhes da vida de Cecil.

**Família**

Havia duas crianças do casamento: Cecil, de 21 meses, e Kenneth, de um mês, que na ocasião estava sendo amamentado. O pai descreveu a mãe como "inteligente, mas nem sempre fácil". Cecil nasceu normal (uns 3 quilos) e foi amamentado durante oito meses. Ele era ávido e era alimentado em livre demanda. Na verdade, era um tanto voraz e costumava acordar depois de uma hora, de modo que dormia mal desde as seis semanas de idade. Por isso levaram-no a uma clínica médica, onde lhe deram hidrato de cloral. De um modo geral, foi um bebê feliz e começou cedo a brincar. Era fácil de lidar e o desmame, aos oito meses, não apresentou dificuldades.

O pai disse que a esposa fora mais competente com Kenneth, que desde o início se saíra muito bem, do que com Cecil, sugerindo que Cecil realmente apresentara dificuldades nas primeiras semanas. Aos dez meses, Cecil empilhava bloquinhos; aprendeu a sentar e andar no tempo certo. Aos 21 meses ainda não usava palavras.

**Início dos sintomas**

O pai, então, tentou descrever as dificuldades que o trouxeram a mim. Disse que Cecil mudou em *novembro de 1954*, com a idade de treze meses. Ele relacionava isso com o fato de a esposa ter ficado grávida no mês anterior, e *ela tinha propensão a ficar ansiosa quando iniciava uma nova gravidez*. Assim, aos treze meses Cecil começou a retroceder. Ele manifestou novamente o que o pai descreveu como "suas dificuldades de bebê": a falta de sono, em particular, e, no plano geral, uma falta de confiança na mãe, o que fazia com que o pai ou a mãe tivessem de fato de ficar com ele. Ao mesmo tempo, começou a perder o interesse em brinquedos. Toda noite acordava várias vezes e o pai ou a mãe tinham que ir até ele. Quando acordava, acordava gritando. Por outro lado, estava se alimentando bem e crescendo no ritmo adequado, e havia surgido certo interesse por música.

**Uso do penico**

Cecil já conseguia usar o penico quando queria, mas nesta fase (que começou quando estava com treze meses) desistiu completamente de o fazer. Não usava mais fraldas, mas urinava no chão sempre que sentia vontade. Os pais não eram severos a esse respeito.

    O segundo filho nasceu em casa, cinco semanas antes desta consulta com o pai. Cecil estava com vinte meses quando o bebê nasceu. Durante as três semanas que antecederam ao nascimento do bebê, a sintomatologia de Cecil piorou, especificamente em relação a sua dificuldade de dormir e quanto a acordar chorando, e ele começou a resistir a ir para a cama. Na noite anterior à consulta havia passado 45 minutos chorando, rejeitando tudo o que tentavam lhe dar, esperneando e se golpeando. Tinha ataques dessa espécie quase todos os dias e, às vezes, duas vezes por dia.

Antes de o bebê chegar, os pais haviam tentado contar a Cecil o que aconteceria, mas os pais tinham a impressão de que ele não entendera. Quando o bebê chegou, ele "não ficou interessado nele", ou então olhava para o irmão e lhe cutucava o nariz ou as orelhas e chamava a atenção dos pais para alguma outra coisa. Ao mesmo tempo, ele próprio queria entrar no carrinho de bebê ou no berço.

**Fenômenos transicionais**

O pai, quando fiz perguntas de rotina, me contou que Cecil, a princípio, chupava o punho e depois o polegar, mas apenas quando ia dormir. Nunca se apegou a nenhum objeto especial. Entretanto, durante o mês anterior, ou seja, desde o nascimento do bebê, chupava o dedo o dia todo, principalmente se o bebê estivesse sendo amamentado. Na verdade, Cecil não havia tentado mamar no peito, mas ficava muito contente quando se alimentava na mesma hora em que o bebê estava sendo amamentado. O pai disse que o brincar havia praticamente cessado a essa altura (21 meses). A água e a areia eram ignoradas e os brinquedos perderam a importância. Às vezes sentava-se cabisbaixo, chupando o dedo. Por outro lado, havia desenvolvido um interesse novo e muito positivo em música. Gostava das tarefas domésticas, fingindo lavar roupa e usar o aspirador de pó.

O clínico geral foi útil no manejo de Cecil, mas chegou uma hora em que os remédios deixaram de fazer efeito sobre seu estado.

Neste estágio da entrevista, percebi que já havia sido consultado sobre o manejo deste caso, por telefone, por um colega. O pai me disse que o médico aconselhara-os a contratar uma babá-enfermeira para Cecil. Achei engraçado quando percebi que, ao contradizer com veemência esse conselho, estava contradizendo a mim mesmo, e isso escancarou a diferença entre o conselho que pode ser dado à distância e o conselho dado quando se está diretamente em contato com o caso. Os pais tentaram apelar para uma enfermeira, mas Cecil logo se recusou a deixá-la suplantar os pais, embora parecesse gostar dela.

## COMENTÁRIO

Agora que, em vez de falar com um colega por telefone, eu estava em contato direto com o caso, longe de aconselhar uma babá, percebi que estava totalmente envolvido na ideia de capacitar esses pais a lidarem eles mesmos com a doença do filho. Levei em consideração o fato de que, apesar de todos esses problemas, Cecil era afetuoso, muito dócil e estava até se afeiçoando ao irmãozinho. Ele era capaz de fazer bom proveito de dormir na cama dos pais – menos quando tinha um desses acessos de choro, ocasião em que nenhum recurso adiantava.

Fui forçado a concordar com a sugestão do pai de que o padrão desde distúrbio infantil muito precoce que o acometera nas primeiras semanas parecia ter sido reativado em detalhes nesta nova fase que começou em novembro, coincidindo com o início da ansiedade da mãe em relação à gravidez.

Após esta consulta, escrevi a seguinte carta a meu colega:

> Esta é uma nota oficial sobre o assunto de Cecil. Vi-me numa posição difícil, entrevistando um homem e descobrindo, durante a entrevista, que ele já o havia consultado. Entretanto, pondo de lado toda a questão de ética, eu estava em uma posição absurda de revogar o conselho que eu mesmo tinha dado e que você passou a esses pais. Disse ao pai que eu e você às vezes discutíamos casos e que me lembrava de você haver falado sobre o conselho que propôs para esse caso e que, na época, me pareceu eminentemente sensato. Por uma razão ou outra, achei o quadro da situação familiar diferente do que o relato em segunda mão me levara a crer.
>
> A criança, que começou a mudar em outubro passado, no momento em que a mãe percebeu que estava grávida (ela sempre desenvolve uma ansiedade patológica – hipocondríaca – quando engravida), encontra-se em um estado de regressão severa, mas seu apetite e saúde em geral não estão muito afetados; e o pai, no momento, parece capaz de dar conta das necessidades da criança.

## 14. "CECIL" AOS 21 MESES NA PRIMEIRA CONSULTA

> Tenho certeza de que você concordará comigo em que passar a criança para os cuidados de uma babá só seria uma boa coisa se ambos os pais estivessem de fato falhando na tarefa de cuidar dela. Deve ser uma questão de opinião se pode ou não ser dito que há, agora, uma falha no atendimento das necessidades especiais da criança. Não acho que os pais estejam em falta com a criança no momento e creio que sejam capazes de cuidar de Cecil até que ele se recupere da presente enfermidade.
>
> Não há sombra de dúvida de que a criança, embora pareça não ligar para o nascimento do bebê e de fato goste dele, foi seriamente afetada pela mudança de atitude da mãe em outubro, quando ela ficou grávida e ansiosa.
>
> Esses pais considerariam psicoterapia para o menino, muito embora isso signifique uma perturbação considerável da rotina familiar. Sugeri que todo o problema seja adiado até depois das férias.

Em 14 de julho de 1955 recebi a seguinte carta do pai:

> Seu conselho sobre Cecil nos ajudou a ganhar confiança de que talvez sejamos capazes de ajudá-lo nós mesmos, como é nossa intenção. Escreveremos novamente por volta de 20 de agosto, como você nos sugeriu.

Essa carta confirmou a ideia que eu havia formado sobre ele e a mãe do menino desejarem lidar pessoalmente com Cecil, caso eu os ajudasse. Respondi com a seguinte carta, em 15 de julho:

> Agora tenho certeza de que, se vocês forem capazes de cuidar de Cecil, isso será muito mais satisfatório do que procurar ajuda externa. Por outro lado, não devemos ter medo de mudar de curso, se isso se fizer necessário. Desde que falei com você, senti-me inclinado a encorajá-lo a tentar resolver o problema por vocês mesmos.

Na carta que o pai me mandou em agosto, contou-me os progressos que ocorreram, dando-me exatamente o tipo de detalhe que eu desejava saber:

> Como você deve se lembrar, pediu-me que lhe escrevesse contando como nosso filho Cecil estava indo desde que o vi em julho. Durante as últimas três ou quatro semanas ele tem estado mais feliz a maior parte do tempo – mas alguns dias fica devastado. A alimentação, o brincar, o sono e a cooperação em geral – tudo isso melhora ou se deteriora em conjunto. Durmo com ele na cama. Agora ele só acorda uma ou duas vezes por noite e às vezes chorando e gritando, mas em períodos mais breves que antes. De manhã e depois do meio-dia, quando dorme com minha esposa, ele agora acorda quase sempre sem chorar. Apesar disso, não usa a cama dele normalmente, mas gosta de ficar saindo e voltando várias vezes, indo com frequência dormir no chão.
> Brinca mais do que antes; mantém a paixão por música e dança quando ouve música; adora livros ilustrados. Ainda não fala, mas faz uma quantidade maior de sons (22 meses).
> Às vezes é muito barulhento e risonho, outras, fica muito quieto, parece triste e então chupa o dedo. Tem, com frequência, uma aparência pálida e cansada.
> Eu ficaria muito contente se você pudesse receber Cecil e minha esposa. Estamos ansiosos para saber se ele deve receber tratamento – ou se você acha que ele pode crescer saudável sem isso. Gostaria muito que minha mulher o visse, porque sinto que ela perdeu a confiança sem necessidade, e acho que seria de grande ajuda se você pudesse lhe fornecer um quadro geral da situação.

Depois dessa carta, providenciei uma entrevista com a mãe de Cecil. Eu estava começando a achar que ela tinha propensão a humores depressivos e medos hipocondríacos.

## 14. "CECIL" AOS 21 MESES NA PRIMEIRA CONSULTA

## CONSULTA COM A MÃE, 12 OUT. 1955

A mãe trouxe Cecil. Cecil dormiu durante quase toda a entrevista no colo dela. Nessa ocasião, ele estava com 2 anos e seu irmão, com 4 meses.

A mãe foi me contando sua versão da história, que era muito similar à dada pelo marido. Disse que Cecil estava mais feliz agora e que dormia melhor do que quando seu marido o trouxera, aos 21 meses. Ocasionalmente ele gritava ou demonstrava algum outro tipo de perturbação, em especial na hora que o bebê era amamentado.

Então falou das mudanças que haviam observado em Cecil, razão pela qual me consultaram. Ele brincava normalmente até completar 1 ano, mas depois perdeu a capacidade de brincar.

> Neste ponto da consulta Cecil se mexeu, um tanto desperto, e colocou um dedo na boca da mãe, enquanto chupava seu próprio dedo.

A mãe repassou os detalhes do que aconteceu em novembro, dois meses depois da concepção de Kenneth, quando ela realmente não estava se sentindo bem e quando Cecil (mais ou menos aos treze meses) começou a se alterar. Cecil parou de usar o penico e começou a querer se comportar como um bebê, deitando-se no carrinho e insistindo para ser banhado como um bebê. Ao brincar, ele queria arrumar o berço da mesma forma como a mãe faria com um bebê, e agora (aos 2 anos) ele fazia isso com um boneco. Nos últimos tempos (segundo a mãe), vinha às vezes ficando aborrecido, batendo no bebê e na mãe. Ela reconheceu nisso uma espécie de avanço em relação à outra técnica que consistia em ele virar bebê. A mãe falou que ela estava muito ocupada ou preocupada com o novo bebê, o que a princípio deixou Cecil ressentido. Cecil conseguiu ter um contato mais afetuoso com o pai quando o relacionamento com ela estava tenso. Agora (aos 2 anos) Cecil se divertia, mas brincava sozinho, ou seja, *sem usar brinquedos* da maneira como fazia antes de ficar doente. Ele se tornara "quase obsessivamente" limpo e se sentia muito satisfeito em ajudar na arrumação da casa e na cozinha. Vestia-se sozinho, com um pouco de ajuda, e estava se alimentando normalmente.[2]

Em resposta a minhas perguntas, a mãe me disse que Cecil tinha um ursinho desde a mais tenra idade, mas que este brinquedo nunca significara muito para ele. Agora tinha um [boneco] *golliwog*[3] que havia se tornado importante para ele de um modo especial. "Ele conversa com o boneco", disse ela, "fazendo sons pelo boneco, colocando-o para dormir e alimentando-o pelo umbigo."

No momento, sua queixa principal sobre Cecil era de que ele não falava. Fazia-se entender, contudo, e entendia tudo. Não tinha outras crianças com quem brincar.

Cecil tinha bom tônus muscular e começara a gostar de tomar banho novamente, brincando com as torneiras e com a água na pia.

Quando havia pessoas estranhas na casa, sentia ansiedade; ele ficava do lado da mãe, chupando o dedo, sem fazer contato com os estranhos. A mãe disse que o pai nunca ficava bravo com Cecil; na verdade, ele era muito paciente. Durante a semana, quando o pai tinha de se ausentar de casa, Cecil passava o dia choramingando, e a mãe interpretava isso como saudade do pai, fato que às vezes a irritava. Ela talvez preferisse que o pai fosse mais firme, pois sentia que os problemas tendiam a aparecer quando o pai se ausentava; na presença do pai, Cecil queria ficar com ele, e não com ela. Quando Cecil acordava chorando, à noite, era mais comum que fosse correndo até o pai, e não até ela.[4]

Depois dessa consulta escrevi a meu colega, em 13 de outubro:

---

2   Pensando bem, pode-se dizer que a perda do uso de brinquedos indicava a perda do simbolismo, decorrente da perda do objeto simbolizado. Isso mais tarde serviu de base para o roubo.
3   Boneco de pano estereotipado e caricatural de uma criança negra. [N. E.]
4   Agora nos parece estar errado que Cecil, nesse estágio, necessitasse do pai como se ele fosse a mãe, para suplantá-la quando ela falhou.

## 14. "CECIL" AOS 21 MESES NA PRIMEIRA CONSULTA

Uma nota adicional sobre essa criança. Aos 24 meses, ele ainda não está falando. No entanto, há muitos sinais de avanço e acho que a mãe está lidando satisfatoriamente com o difícil problema de assistir a criança mais velha enquanto cuida do bebê. Cecil está gradualmente emergindo de sua necessidade de comportar-se como o bebê e tem sido até mesmo capaz de expressar sua raiva em relação ao irmão e à mãe, quando estes estão juntos. Em parte, está resolvendo seu problema mediante uma identificação com a mãe, ao preocupar-se com os afazeres domésticos, o que ele faz muito bem, e ao dispensar a seus bonecos o mesmo tratamento que o bebê recebe. Um bom sinal é que ele adotou agora, pela primeira vez, um objeto, um boneco *golliwog*, e também está começando a se interessar pelo ursinho que tem há muito tempo, mas que antes era quase ignorado. Ainda chupa o dedo, nos momentos apropriados.

Parece ser feliz e capaz de desfrutar a companhia de uma enfermeira temporária. Está obcecado por limpeza e brinca com água. Veste-se praticamente sozinho. Está se alimentando bem. Há uma ausência quase completa de brincadeiras com brinquedos, o que permanece como sintoma principal, e está bem claro que ele ainda brincava com brinquedos até novembro passado, quando adoeceu em reação às mudanças ocorridas na mãe.

Ele veio à consulta dormindo e dormiu a maior parte da consulta. Semidesperto, colocou o dedo na boca da mãe enquanto chupava o outro dedo. No fim, despertou e se comportou como uma criança inteligente. Ainda estava sonolento, mas brincou com um brinquedo que lhe dei e levou-o embora. Ainda não disse nenhuma palavra identificável, mas fala com seus bonecos em sua própria língua, além de entender tudo e se fazer entender.

Ele está até que bem estabelecido no próprio corpo e não acho que seu tônus muscular seja débil.

Acho que, a partir dessas observações, se verificará que o risco que assumi ao aconselhar a mãe a cuidar dessa criança tem se mostrado justificado. Ainda persiste certa perturbação no sono, mas ele em geral acorda apenas uma vez, o que não é tão mau. Ele vai dormir feliz e acorda feliz de manhã.

Um fator mais importante, que corresponde ao nervosismo da mãe, é a natureza gentil do pai. É difícil para o pai dar ordens ou ficar zangado. A mãe diz que sempre que alguém tem que se zangar, esse alguém precisa ser ela. Dessa forma, o fim de semana é o período mais difícil, com o pai em casa e a criança choramingando o tempo todo, agarrada ao pai e rejeitando a mãe. Durante a semana, com o pai fora, ele não é uma criança difícil e raramente chora, parecendo estar feliz.[5]

Ainda há um longo caminho a ser percorrido por essa criança, mas acho que ele pode se tornar uma criança normal, se usarmos a palavra "normal" de uma forma mais ampla.

## INTERVALO, OUT. 1955 A FEV. 1956

Depois vi a mãe em 8 de fevereiro de 1956 e ela trouxe Cecil novamente. O pai também veio.

Fui informado de que o bebê (oito meses) havia tido eczema, mas de resto estava bem e ainda mamava no seio. Cecil (agora com 2 anos e 4 meses), de um modo geral, estava feliz. Começara a usar palavras de uma sílaba.

Enquanto eu falava com os pais, Cecil estava chupando dedo, com a outra mão na bolsa da mãe.

Compare isso com o comportamento de Cecil durante a consulta de 12 de outubro. A bolsa tomava o lugar, agora, da boca da mãe.

---

[5] Isto parece contradizer uma afirmação anterior, mas estava em curso uma mudança pertinente à incerteza de Cecil quanto ao pai – se este era uma mãe substituta ou um pai. Estávamos em um estágio intermediário.

## 14. "CECIL" AOS 21 MESES NA PRIMEIRA CONSULTA

Contaram-me que Cecil estava brincando mais, mas certificava-se o tempo todo de que a mãe estava lá e pronta para lhe dar atenção. Mostrava um leve interesse no bebê, sendo até mesmo, vez ou outra, afetuoso com ele; outras vezes, porém, demonstrava que o bebê lhe era um incômodo. As refeições agora eram tranquilas. Não insistia mais para fazer as refeições com os pais. Voltara a ter um relacionamento afetuoso com a mãe, mas o relacionamento muito positivo com o pai (que às vezes aborrecia a mãe) permanecia. Porém agora conseguia estar feliz com o pai e a mãe juntos e conseguia deixar que o pai saísse da presença dele sem ficar aflito. Voltara a usar o penico para defecar.

Em relação à linguagem, Cecil já conseguia comunicar ideias complexas ou ordens. Por exemplo, mostrava o cadarço do sapato desamarrado; se a mãe não o amarrasse, ele dizia: "Tá solto!".

> Neste ponto da consulta Cecil estava descobrindo os brinquedos na sala, enquanto chupava o dedo. As chaves da sua mãe haviam caído no chão e ele colocou uma no fecho da bolsa dela. Uma nova versão do dedo na boca da mãe. A chave, agora, representava o dedo. Pode-se ver aqui a raiz do interesse dos ladrões compulsivos em chaves e fechaduras.

Cecil quisera trazer seu boneco *golliwog*, apesar de a mãe ter dito: "Ele não se interessa assim tanto por ele". Ultimamente, vinha chupando o dedo com muito menos frequência.

> Enquanto conversávamos, ele tirou todo dinheiro da bolsa da mãe.

Compare com o comportamento anterior:

a) Dedo na boca da mãe.
b) Dedo na bolsa dela.
c) Chave no fecho da bolsa.
d) E agora tirando o dinheiro da bolsa dela.

Tudo isso se relacionava com um progresso no relacionamento interpessoal. A consulta toda, seu interesse pelos brinquedos da minha sala estava em suspenso. Era óbvio que ele tinha um interesse potencial pelos brinquedos, mas não conseguia chegar ao ponto de apanhá-los. Ele tira um botão da bolsa da mãe e dá a ela. A mãe diz: "É do meu casaco", mas ela não o pega, e esse detalhe ilustra algo muito sutil na mãe, que constitui uma dificuldade em sua capacidade de se comunicar e deixar que se comuniquem com ela no nível mais primitivo. É exatamente nessa medida que ela falha em aceitar; mas deve-se lembrar que, na consulta, seu interesse estava voltado para o relacionamento comigo.

A mãe relatou que Cecil continuava a usar a cama dos pais. Havia, a sua espera, um berço no quarto dos pais. Os pais pareciam ainda ter alguma dificuldade em sair juntos, pois Cecil poderia acordar a partir das nove horas e, quando acordava, esperava vê-los em casa.

Escrevi novamente a meu colega em 9 de fevereiro de 1956:

Esta é para mantê-lo em contato com o progresso de Cecil. Agora parece uma criança normal. Usa muitas palavras e se comunica livremente, embora sem formar frases; brinca sozinho e não fica mais o tempo todo obcecado com colocar-se na posição de um bebê em relação à mãe. Ele passaria por normal, mas existem alguns sintomas residuais. O problema principal é à noite, embora as noites sejam muito melhores do que antes. Agora aceita que os pais fiquem juntos e já não tem problemas quanto ao pai sair para trabalhar. Contudo, precisa dormir na cama dos pais, com o pai virado para ele o tempo todo. Isso significa que os pais nunca podem ficar juntos, o que é terrivelmente frustrante para a mãe. Estão dispostos a aguentar isso por mais alguns meses, se lhes for assegurado que o sacrifício valerá a pena.

A técnica global, que na verdade pode ser chamada de "mimo", parece ter surtido efeito; além do mais, a mãe diz que ele está aos poucos aprendendo a fazer um contato mais direto de dar e receber, e isso aparece na relação dela com o filho mais novo, que, a propósito, teve eczema, mas de resto é normal.

Meu próximo contato com os pais foi por carta, desta vez da mãe (2 jul. 1956). Nessa carta, a mãe discute a complicação do comportamento agressivo de Cecil para com o irmão. Ela pôde ver que a agressividade tinha dois lados: deu evidência de um desenvolvimento saudável em Cecil e, ao mesmo tempo, constitui uma desvantagem do ponto de vista do irmão. Respondi à carta dos pais (4 jul. 1956):

> Sua ideia de manter o menino em casa parece ter sido justificada. Não acho que eu possa fazer muita coisa em relação aos sintomas restantes. Deve ser muito difícil reconhecer o fato de que Cecil tem motivos para odiar o irmão. Espero que Cecil também goste dele. Não gostaria se o irmão não estivesse lá para ser odiado. Vocês estão muito certos em não o fazer sentir-se culpado; o trabalho de vocês é simplesmente impedir que se cause qualquer mal ao bebê. Não há razão alguma, contudo, para ele não ser informado de que tal comportamento é um convite para que vocês tomem partido do irmão. Deve ser muito desagradável para vocês que Cecil ainda esteja dormindo na cama de vocês à noite. Tudo o que posso dizer é que, se puderem ter paciência, este deve ser o melhor meio de lidar com o problema, aguardando os desenvolvimentos futuros.

O contato seguinte foi uma visita da mãe (6 fev. 1957). Cecil estava agora com 3 anos e meio.

Quando a mãe falou comigo sozinha, durante meia hora, relatou uma enorme mudança. Além de ter crescido, Cecil andava muito mais feliz. Entretanto, ainda não ficava na própria cama. Ela e o marido não haviam passado uma única noite sem ele. Tinham que aproveitar o fato de Cecil dormir no berço até por volta das duas horas da madrugada para terem algum tipo de vida sexual. "Cecil se sente no direito de estar na cama de seus pais e fala sobre isso. Nós dizemos," contou a mãe, "que estamos de saco cheio e ele fala:

'Quando eu ficar maior'."[6] Ele dormia do lado do pai ou atravessando toda a parte de baixo da cama. A mãe disse que o amava muito, mas de vez em quando ficava irada. "Tudo é mais fácil com Kenneth." A família mudou de casa e havia mais crianças na nova vizinhança do que na antiga, incluindo uma menina de 4 anos. Entretanto, Cecil não fizera amigos. A mãe contou que a capacidade de brincar do menino era variável; acrescentou: "Ele fica ansioso pela visita das crianças, mas quando elas vêm, fica impossível". Da mesma forma, o relacionamento dele com o irmão é imprevisível. "Em resumo, Cecil tem dois lados em sua natureza", disse ela; "um lado é feliz e alegre; o outro é possessivo e ciumento. Neste último estado, ele tende a brincar sozinho, imaginando que é um trabalhador ou algo assim".

Nas roupas, ele escolhia se vestir mais como menina do que como menino e estava claro que invejava o papel da mulher. Ainda chupava o dedo e não tinha um objeto regular da espécie que chamo de "transicional", mas adotou muitos bichos de pelúcia e os mantinha em um carrinho. Eles eram crianças. Continuava muito afeiçoado ao pai. Desenvolveu uma fobia de médicos, mas isso era resultado de ter visto seu irmão chorando ao ser vacinado. Às vezes se coçava todo, como se lembrando do eczema de Kenneth, mas sem produzir nenhum arranhão. Se estava com os pais, caía no sono com facilidade, mas se estava sozinho ficava acordado, sentado, coçando-se todo animado até sangrar. Não se notara masturbação genital alguma. Falava bastante e gostava muito de histórias. A mãe passara a cuidar das crianças sozinha, sem ajuda de terceiros. Um novo traço era ele bater deliberadamente na mãe, quando estava bravo com ela, e a mãe sentia, aliviada, que agora podia se permitir também ficar brava às vezes. Cecil tinha remorsos depois que batia nela.

Depois de uma discussão, decidimos que os pais deveriam manter uma tolerância especial para com Cecil à noite, se pudessem suportar tal situação. O ônus para a mãe era muito grande e me esforcei para deixar claro que eu estava ciente disso.

---
[6]  Compare com a frase sofisticada (p. 246).

## 14. "CECIL" AOS 21 MESES NA PRIMEIRA CONSULTA

Após esta consulta, escrevi a seguinte carta a meu colega (7 fev. 1957):

> Recebi uma visita da mãe de Cecil. O menino parece ter alcançado uma recuperação muito boa, tendo quase emergido de seu estado de dependência. A mãe e o pai têm feito um belo trabalho ao atender às necessidades dessa regressão, permitindo-se "mimá-lo". O sintoma residual é sua necessidade de continuar a dormir na cama dos pais, o que pesa muito para a mãe, mas é um peso com o qual ela continua disposta a arcar, por um período limitado.
>
> Há ainda, naturalmente, uma boa quantidade de evidência de perturbação emocional, sobretudo se os pais tentam lidar com o sintoma principal de qualquer outra maneira que não seja permitindo que a situação continue. Cecil passa a maior parte do dia feliz e brincando.

Depois recebi uma carta da mãe (9 mar. 1957), na qual ela propunha a ideia de uma escola maternal:

> Quando o visitei algumas semanas atrás, a respeito de nosso filho Cecil (3 anos e meio), você concordou em que seria bom para ele frequentar uma escola maternal. Apenas quando comecei a providenciar para que fosse para uma das escolas locais, percebi que havia uma longa lista de espera em qualquer uma delas (uma delas aconselhava que a vaga da criança fosse "reservada" aos seis meses de idade). Tentei tanto escolas privadas como públicas. Na escola pública me disseram que eu deveria escrever às autoridades educacionais, contando-lhes sobre como Cecil tem sido uma criança difícil. E, com uma carta sua dizendo que ele se beneficiaria enormemente em frequentar uma escola maternal, é provável que conseguíssemos a matrícula. Gostaria de saber se você acha que valeria a pena fazer isso – ou se seria melhor reservar isso a casos mais urgentes.

Como resultado desta carta, escrevi para a Secretaria de Educação (13 mar. 1957):

> Entendo que a sra. X, agindo sob minha orientação, tentou uma vaga para Cecil em uma escola maternal. Eu gostaria de apoiar a candidatura dele, com base no fato de Cecil ter atravessado um longo período de dificuldades, e considero que, agora que o menino melhorou, tem grande necessidade do tipo de ajuda que uma escola maternal pode fornecer.
> Cecil teve sua primeira consulta comigo aos 21 meses. O menino ficou seriamente perturbado quando descobriu que a mãe estava grávida.[7] Um dos sintomas principais era dificuldade para dormir.
> Sei que há uma lista de espera para as crianças ingressarem na escola, e tudo o que desejo fazer é relatar as dificuldades de Cecil e dar minha opinião de que, tão logo ele possa usufruir dos serviços de uma escola maternal, isso será importante para ele.

Em resposta a esta carta, o comitê regional de educação deu permissão para a "admissão em caráter excepcional de Cecil na escola maternal local".

### INTERVALO, MAR. 1957 A OUT. 1961

O contato seguinte ocorreu em outubro de 1961, quando a escola primária me pediu para ver Cecil, agora com 8 anos, porque ele vinha roubando. A mãe veio com Cecil e eu falei com ela antes de ver o menino. Cecil havia acabado de completar 8 anos e seu irmão, de seis, frequentava a mesma escola.

A mãe informou-me que Cecil havia melhorado, mas que nunca fora uma criança fácil de lidar. Havia sempre fases de dificuldades.

---

7   Não teria sido prudente descrever nesta carta a maneira como o menino fora afetado pela reação patológica da mãe à ideia de ter concebido um bebê.

## 14. "CECIL" AOS 21 MESES NA PRIMEIRA CONSULTA

Quando passou da escola maternal para a escola primária, começou a roubar, ou seja, quando encontrou pela primeira vez dificuldades em seu ambiente e também fora de casa.[8] Persistia em Cecil o estado de conflito entre querer ser grande e querer ser pequeno. Houve alguns roubos em casa; havia tirado dinheiro da bolsa da mãe e além disso, recentemente, havia roubado de amigos. Ele também "achou" um relógio. Na escola estava se comportando bem, fora os roubos. Não parecia preocupar-se com a escola, até uma semana antes da consulta, quando essa preocupação começou a se manifestar como o sintoma de acordar com dor de barriga. "Há certo ressentimento", disse a mãe, "misturado com um ciúme do irmão".

Fiz uma observação de que a mãe estava em um estado de depressão. O pai continuava a ser muito paciente em seu trato da família, e a mãe, ansiosa de modo geral.

Depois de ver a mãe, fiz uma longa entrevista pessoal com Cecil (8 anos). Coloquei a mesinha infantil entre nós e estabeleci contato na base do jogo do rabisco.

Naturalmente, era muito interessante para mim estar em contato com este menino de 8 anos, quando eu ainda me lembrava claramente dos nossos primeiros contatos, quando ele estava com 21 meses e depois com 2 anos e 4 meses.

## ENTREVISTA PESSOAL COM CECIL
## AOS 8 ANOS, OUT. 1961

**Desenhos**

1. Transformou meu primeiro rabisco em um lago.
2. Dele, que usei para indicar um homem ou um menino.

---

[8] Princípio de realidade contrastado com "mimo" terapêutico, ou adaptação a necessidades especiais associadas com regressão à dependência.

**3.** Depois ele transformou meu rabisco em um carro. Cada um dos seus mostrava imaginação considerável.
**4.** Dele, que transformei em alguma espécie de animal.
**5.** Ele transformou o meu em uma pessoa.
**6.** Dele, que só consegui aproveitar fazendo o que chamamos de padronagem.

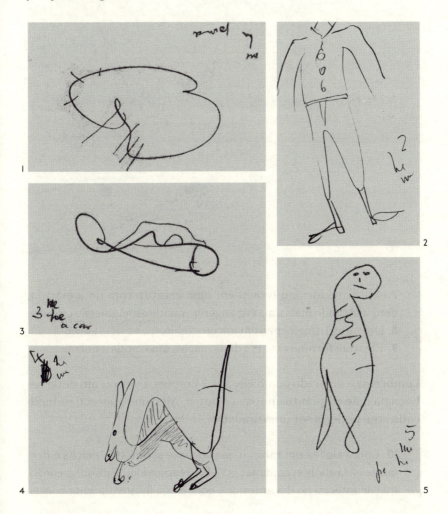

**14. "CECIL" AOS 21 MESES NA PRIMEIRA CONSULTA**

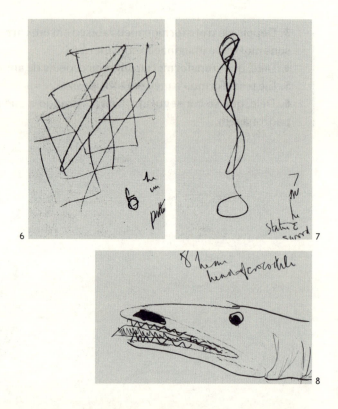

**7.** Ele transformou o meu em uma estátua com uma espada, demonstrando mais uma vez engenhosidade e imaginação criativa.
**8.** Dele, que transformei em um crocodilo.
**9.** Ele transformou este em duas maçãs, uma unida à outra.

Lembrei-me do modo como ele, aos 24 meses, colocou um dedo na boca da mãe enquanto chupava o outro. Algo que aparece reduplicado aqui poderia ser uma unidade.

**10.** Então ele fez um rabisco que eu disse serem três maçãs e perguntei: "Já sonhou com maçãs?". Ele respondeu: "Eu sonho com o que aconteceu no dia anterior e com o que fiz, geralmente coisas boas". Quando perguntei sobre sonhos tristes ou desagradáveis, ele disse que teve um sonho triste com um amigo que quebrou o braço.

**11.** Dele. No sonho ele ficou no hospital por um longo tempo. Ele realmente quebrou o braço, mas na verdade só ficou no hospital por duas horas. Caiu no caminho perto da escola.

**12.** Transformou o meu em pedras. Este tinha a ver com férias na França e representava penhascos.

**13.** Então transformou o próprio rabisco em uma letra G, que disse parecer com ligas [de prender as meias], porque ele estava justamente prestes a entrar para os Cubs [escoteiros mirins].

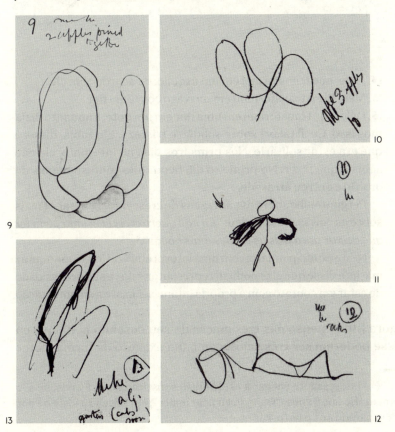

## 14. "CECIL" AOS 21 MESES NA PRIMEIRA CONSULTA

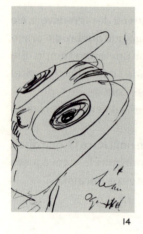 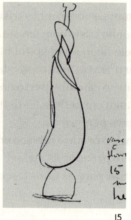 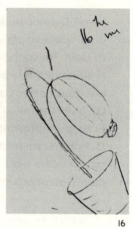

14     15     16

**14.** Dele, que transformei em um esquilo, de acordo com ele.
**15.** Meu. Ele o transformou em um vaso com uma flor.
**16.** Dele, que transformei em uma flor em um pote. Enquanto fazíamos isso, Cecil falava sobre solidão e tristeza. Ele sabia, disse, o que era estar solitário. Nos primeiros dias no internato, ele não sabia o que fazer. No primeiro dia ficou todo confuso depois da oração e entrou atrasado.

Perguntei-lhe sobre as vantagens de crescer e assim saber mais sobre as coisas. Respondeu: *"Eu não quero crescer, é uma pena ter que deixar para trás as idades mais novas"*.[9]

Neste ponto ponderei com uma interpretação. Referi-me aqui às maçãs e disse que elas podiam representar seios e sua necessidade de estar em contato com a própria infância inicial e a amamentação.

Agora [1970] penso nas três maçãs de seu desenho n. 10, que eu disse poderem ser três seios, como um exagero da forma mater-

---

9   Foi interessante chegar a esta versão sofisticada, aos 8 anos, de seu comentário aos 3 anos: "Quando eu ficar maior", em relação à ideia de dormir separado dos pais (p. 239).

nal, que aparece na mitologia como uma deusa com três seios. Os três seios de Artemis poderiam ser interpretados como a recusa da ameaça de fracasso na colheita.

É um ponto importante na minha apresentação que essa interpretação tenha parecido natural ao menino, que fora mantido em contato com relações de objeto da infância inicial através de uma operação da tendência regressiva que os pais atenderam de uma forma mais do que adequada com sua técnica de manejo.

> Perguntei, neste ponto, sobre o pai e a mãe e como ele os solicitava quando queria ser pego no colo e tratado como bebê. Ele disse que costumava solicitar à mãe porque "papai está sempre me mostrando como fazer as coisas, como aparar a grama e essas coisas". Em outras palavras, sentia que o pai o estava pressionando a crescer. Aqui estava uma recusa da importância do pai em sua mais tenra infância. Ele disse que era bom em cavar. "Sou péssimo em fazer na escola coisas que eu já sei, como somar. Fazer essas coisas pra nada, isso é muito chato. Coisas novas e excitantes eu consigo fazer."
> Fiz então uma pergunta direta sobre roubo e ele me contou um pequeno roubo e também um sonho em que um carro estava sendo roubado. O sonho
> 17. seguiu-se a um incidente real. No incidente real, o carro estava com malas que haviam sido organizadas para uma viagem ao exterior, de modo que a família teve que ir para um destino mais próximo de casa. Neste desenho e na associação que o menino fez a partir dele havia uma mistura de fatos reais com sonho. Também me contou como havia pegado emprestado a caneta de um amigo para usá-la, o que constituía um roubo. Então disse, como se tivesse se lembrado de algo importante: "Quando meu irmão tinha 2 anos, ele roubou um xelim meu".

Supus que era importante para ele expressar dessa forma concreta seu sentimento da usurpação, pelo irmão, de seus direitos.

**247**

## 14. "CECIL" AOS 21 MESES NA PRIMEIRA CONSULTA

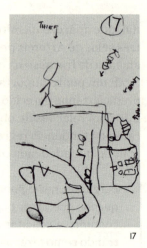

17

Aqui a consulta terminou e o menino foi embora em bons termos comigo e muito contente por ir.

Nesta entrevista consegui obter uma nova versão dos contatos anteriores, em que Cecil me encontrou com seus pais presentes. A sequência era: primeiro, ligava seu gesto de chupar o dedo com a reivindicação de um direito à boca de sua mãe; depois, usava a bolsa de sua mãe e seu conteúdo (incluindo dinheiro) em vez da boca da mãe. Agora me contou sobre roubar e sobre ser roubado.

O detalhe principal desta consulta, relativo ao tema presente, é que o desenho das maçãs e minha interpretação tinham significado para ele, porque a tendência regressiva deste menino havia mantido o acesso à ponte para o passado e o inconsciente. O manejo parental aceitara essas tendências e atendera à dependência, transformando-as, assim, em procedimentos terapêuticos.[10] Por trás de tudo isso estava uma "deprivação" relacionada à reação da mãe diante da própria gravidez.

Depois, escrevi a seguinte carta para o diretor da escola primária (20 out. 1961):

---

10  Cf. Donald W. Winnicott, "Retraimento e regressão" [1954], in *Da pediatria à psicanálise*, trad. Davy Bogomoletz. São Paulo: Ubu Editora, 2021.

Vi Cecil, como você deve saber, e já o vira em 1955. A mãe dele me contou a respeito de certas dificuldades que ele teve e que vêm dando trabalho na escola, e tive oportunidade de formar uma opinião sobre Cecil e de situar os sintomas que apresentou em relação ao panorama geral de seu desenvolvimento.

No caso de Cecil, os roubos recentes estão relacionados a certo grau de uma tendência, no menino, a recapturar uma dependência infantil muito precoce. Como você deve saber, uma tendência desse tipo corre em paralelo à tendência oposta de ser muito independente. Pude ver, na primeira vez em que Cecil veio para uma consulta comigo em 1955, que ficara impactado negativamente na época que a mãe ficou grávida do irmão e pela reação exagerada que a gravidez surtira nela. Isso aconteceu quando o menino tinha cerca de 1 ano e meio (out. 1954).

Entendo que o manejo de um menino na escola precisa guardar relação com o manejo de todos os outros meninos e não pode estar exatamente ligada com o desenvolvimento total do menino e de suas dificuldades, que podem datar da primeira infância e da mais tenra idade. Contudo, estou informando este detalhe porque talvez seja possível para a escola adotar o princípio de acompanhar Cecil nessa fase em que esses sintomas incômodos podem ser esperados. Às vezes, é de grande ajuda para os professores que estão lidando com crianças poder ver algum sentido em sintomas que não têm nenhum significado lógico no presente nem em relação à vida consciente da criança.

Recebi a seguinte resposta a essa carta:

Agradeço sua carta a respeito de Cecil, que foi muito tranquilizadora.
Parece que conseguimos superar a fase difícil dos roubos sem que os outros meninos percebessem que a desaparição de seus pertences tinha qualquer coisa a ver com Cecil. Isso se deve, em grande parte, à cooperação extremamente prestativa dos pais do menino.

## 14. "CECIL" AOS 21 MESES NA PRIMEIRA CONSULTA

Fico contente em poder dizer que ele parece estar se estabelecendo de modo muito satisfatório.

Em resposta a uma questão adicional, recebi uma carta do pai (4 dez. 1961):

> Cecil está sem dúvida muito mais afável do que quando minha mulher o levou para vê-lo da última vez. Ainda apresenta os mesmos sintomas gerais, mas muito menos. Tem dormido melhor e não se queixa com frequência de dor de estômago. Não está mais infeliz e aflito como antes.
>
> Ainda há ocasiões em que ele é muito infantil e ciumento em relação ao irmão, mas são intercaladas com fases mais fáceis e de maior contentamento. Parece muito interessado na escola e menos ansioso em relação a ela.
>
> Que eu saiba, não roubou mais desde a última consulta.
>
> Da última vez que falei com o diretor da escola, também me pareceu da opinião de que Cecil estava melhor. Espero que ele possa dizer o mesmo na carta que lhe escrever.

Os outros sintomas permaneceram, embora em grau menor, e incluíam acessos de infantilidade, mas pelo jeito não houve mais roubos.

Depois vi a mãe e o menino novamente, em 1º de fevereiro de 1962.

Primeiro falei com a mãe, que me informou que não houvera mais roubos. Cecil estava mais positivo em seu relacionamento com ela e com os outros, estava mais feliz e ficou satisfeito ao saber que me veria de novo. Ainda havia traços de infantilidade a que a mãe continuava respondendo à medida que deparava com eles. O irmão se tornara agora um pentelho e provocava Cecil. Cecil estava enfrentando uma nova complicação. O feriado de Natal correra bem. Na escola, Cecil havia se esforçado muito; conseguira uma boa colocação na turma e um bom boletim. Embora não estivesse roubando, apresentava certa tendência a inventar histórias na escola. Um exemplo: "Tenho nove irmãos e irmãs" etc. etc.

Um certo grau de pseudologia fantástica verifica-se regularmente com a tendência antissocial e com roubo, e muitas vezes permanece depois de o roubo real desaparecer. É uma manifestação de dissociação.

Sua mãe me pareceu menos cansada e não mais deprimida. Não se pode dizer ainda que Cecil tenha feito um amigo definitivo, e esse (do ponto de vista psiquiátrico) é seu principal sintoma residual. O segundo sintoma seria cansaço. A mãe sabe que deve compreender esse cansaço e deixá-lo ir para a cama às cinco horas, se necessário.

O cansaço e a ida precoce para a cama contêm depressão e um resíduo da tendência regressiva; também um senso de que ele porta a tendência depressiva da mãe.

No fim, a mãe me lembrou, ou me disse pela primeira vez: "Você entende, não é, doutor? Com Cecil nunca estive à vontade, nem mesmo no começo. Percebi isso através do meu relacionamento com o irmão dele, com quem tive facilidade desde o começo, e ele sempre foi afável comigo".

Parece-me que a mãe se tornara capaz de afirmar claramente a etiologia da doença de Cecil porque agora, em larga medida, ele se restabelecera, de modo que ela se sentia menos culpada. E também porque foram ela e o marido que produziram essa melhora, por terem atendido, de maneira consistente, às necessidades especiais de Cecil, durante um longo período.

Depois de falar com a mãe, fiz uma entrevista com Cecil. Ele foi positivo em seu relacionamento comigo e muito afável. Quis desenhar e fez uma sinagoga. Falamos sobre ele talvez se tornar arquiteto. Ele desenha casas com frequência.

> 1. Então me pediu que eu fizesse um rabisco[11] e o transformou em um bule.

---

[11] Achei que esses desenhos não precisavam ser mostrados, cito apenas os relevantes para a discussão.

## 14. "CECIL" AOS 21 MESES NA PRIMEIRA CONSULTA

**3.** A boca de um crocodilo, que ele fez a partir de seu próprio rabisco. (Havia um crocodilo na primeira série, introduzido por mim.)
 Perguntei se ele se lembrava do homem com a espada na primeira série e ele respondeu: "Sim", e ficou interessado na numeração dos desenhos.
**5.** Transformou meu rabisco em um martim-pescador.
**7.** Transformou o meu em uma sereia.
**8.** Transformei seu rabisco confuso incluindo um prato em volta com uma faca e um garfo. Sugeri que aqui havia alguma associação com comer, e fiz isso influenciado por seu desenho de um crocodilo que poderia me comer, ou que poderia representar um aspecto meu no relacionamento profissional.
**9.** Transformou o meu num foguete, num avião a jato.
**11.** Transformou o meu em uma bruxa com um cabo de vassoura. Este estava relacionado com uma história que ele conhecia e com o efeito dos feitiços. Sonhos assustadores, portanto, viraram assunto na nossa conversa.
**12.** Este ele disse ser como um sonho com bruxas. O desenho foi dele (e não foi feito com base num rabisco). A bruxa veio até a casa e ele acordou. Ele disse: "Enquanto a gente está dormindo, tudo bem, mas é quando a gente acorda que esquece onde está". Então perguntei: "Você tem sonhos bons?" e ele disse: "Sim", e fez o desenho seguinte.
**13.** Ele estava excitado, desenhando um trem com ele mesmo dirigindo.
**14.** Um sonho engraçado, que tinha um palhaço e um circo com crianças na plateia. "Eu poderia ser palhaço", falou.
 Perguntei se ele sonhava com a escola e ele disse: "Não".
 "Você tem amigos?"
 "Sim, muitos, mas não um amigo de verdade."
 "Tem algum de quem você gostaria de ser amigo de verdade?"
 "Não, na verdade não."
 Falamos então sobre vários detalhes avulsos: seu *golliwog*, que está agora no armário etc. Talvez virasse professor quando tivesse 20 anos, ou cavasse estradas, ou fosse um fazendeiro, ou dirigisse trens, o que ele gostaria muito de fazer.

Perguntei: "Vamos desenhar mais algum?", e ele disse: "Vamos, mais um".

**15.** Ele transformou meu rabisco em um buraco cheio de neve. "A neve de ontem já derreteu, mas nós brincamos com a neve no Natal e fizemos bolas de neve e um boneco de neve", e de algum modo começamos a discutir a diferença entre jovens e velhos e a idade avançada de seu avô de 87 anos.

Não houve nenhuma característica especial, neste contato, que pudesse chamar minha atenção para a persistência de doença, perturbação de caráter ou transtorno de personalidade. Senti que o menino exibia liberdade e senso de humor, ambos indicativos de saúde. Não havia no material da consulta nenhuma evidência de tendência regressiva ou de fuga de tal tendência.

## RESUMO

1 Um caso é descrito em detalhes. Relato tudo o que sei desse caso para ilustrar o aspecto econômico desse tipo de manejo de caso em psiquiatria infantil. O trabalho foi feito ao longo de seis entrevistas, distribuídas num período de seis anos, por meio de cartas.
2 O menino desenvolveu e manteve uma capacidade de regredir à dependência e os pais responderam a essa tendência. Desse modo, as regressões tiveram valor terapêutico e mantiveram aberto um caminho para sentimentos da mais tenra infância.
3 Por trás da necessidade dessa terapia estava uma deprivação relativa, relacionada com a reação patológica da mãe à segunda gravidez.
4 Essa tendência à regressão no menino, junto com a boa vontade e habilidade dos pais em responder à dependência dele, está intimamente ligada a períodos de "mimo" que se observam em quase todas as crianças criadas em ambientes confiáveis.

5 Os pais, neste caso, desejavam desempenhar seu papel e estavam ansiosos por conduzir eles mesmos o "tratamento" do menino. No entanto, necessitavam que alguém lhes explicasse o que estavam fazendo e os ajudasse de tempos em tempos, no caso eu, como o psiquiatra que assumiu a responsabilidade pelo caso.
6 O caso fez avanços consideráveis após uma entrevista psicoterapêutica em que o menino, então com 8 anos, usufruiu de seu contato comigo no tocante a sua tendência antissocial (roubo). Aos 8 anos, no jogo do desenho, recuamos até chegar ao contato com o seio em um nível profundo, e assim o roubo desapareceu do quadro clínico.
7 Há sintomas residuais, incluindo dificuldade em fazer e manter uma amizade firme. Contudo, o resultado do caso foi favorável para a saúde pessoal do menino em relação à família e ao ambiente social.

## NOTA ADICIONAL, ESCRITA CATORZE ANOS APÓS A PRIMEIRA CONSULTA

Durante todo esse período de intervenção, fiz entrevistas com a criança ou os pais no decorrer da maioria dos anos. Isso demonstrou que o fator preponderante era a tendência da mãe à depressão, e ela estava recebendo tratamento psicoterapêutico, o que estava ajudando consideravelmente. Ela se revelou uma mãe que se esforça muito para dar aos filhos o ambiente de que eles necessitam, o que não raro era dificultado por seu transtorno de humor. O pai tem sido um fator estabilizador absolutamente essencial em toda a situação.

Naturalmente, esses anos todos envolveram uma boa dose de manejo, que foi de vital importância, sobretudo a escolha da escola certa. Cecil fez bom uso de mim como um fator estável em sua vida desde a primeira entrevista e posso confiar que esses pais pedirão minha ajuda tão logo as coisas se tornem difíceis.

Pode-se dizer, neste caso, que continuei esta primeira entrevista em uma dúzia de entrevistas subsequentes, distribuídas ao longo dos anos. Quando olhei o prontuário, percebi que a pessoa doente neste caso sempre fora a mãe, e ela soube me acionar para ajudar com os efeitos de sua depressão sobre esse menino, enquanto em sua própria análise ela foi lidando de forma mais geral com essa tendência à depressão. É claro que o analista da mãe pode lidar com as ansiedades hipocondríacas dela em relação a seus objetos, mas quando um desses objetos é uma criança que está sendo prejudicada, então é necessário que haja alguém mais ajudando a criança. Contudo, é preciso conservar um senso nítido do caso como sendo dominado pela doença da mãe, e não por uma sintomatologia tal como ela se apresenta na personalidade, caráter e comportamento da criança.

O menino está agora no ensino secundário. Tem-se saído bem na escola e parece estar crescendo de maneira apropriada para os seus 17 anos. Há traços regressivos residuais, incluindo chupar o dedo e escassez de amigos próximos. Sua independência da mãe está se tornando cada vez mais evidente e ele tem atravessado um período natural em que parece manifestar antagonismo em relação ao pai. À medida que Cecil cresce e parece capaz de se tornar um jovem saudável, a sintomatologia depressiva da mãe talvez se mostre mais evidente como tal, já que não mais pode tomar a forma especial de preocupação com o filho.

# 15

## "MARK" AOS 12 ANOS
## [1965]

Neste caso que se segue, observou-se uma mudança clínica acentuada após a consulta terapêutica – mudança que parece mais resultado da comunicação entre mim e o menino do que decorrente de mudança de atitude na família em relação ao menino.[1] Note-se que este menino tinha uma preocupação com água e que mais tarde estabeleceu sua identidade ao ir para o mar.

Proponho apresentar, tanto quanto possível, tudo o que sei sobre este caso[2] para ilustrar como é possível trabalhar numa área limitada e assim fugir da infinidade de detalhes que sempre acaba por obstruir um tratamento psicoterapêutico. É essa delimitação da área de operação que permite ao psiquiatra infantil encarregado desse trabalho arcar com um grande número de casos simultaneamente, enquanto o psicoterapeuta, e em particular o psicanalista, trabalha com poucos pacientes de cada vez. É possível que o psiquiatra infantil que trabalha nesse ramo esteja envolvido em cem

---

1   Publicado sob o título de "Child Therapy: A Case of Anti-Social Behaviour", in J. G. Howells (org.), *Modern Perspectives in Child Psychiatry*. London/ Springfield: Oliver & Boyd, 1965.
2   Exceto quando for necessário distorcer ou omitir para manter o paciente incógnito.

ou mesmo duzentos casos em andamento, o que estabelece um vínculo entre seu trabalho e a pressão social.

Como afirmei repetidas vezes, em meu ponto de vista a formação necessária para realizar esse trabalho é sustentada por uma base sólida em psicoterapia individual de longo prazo, ou mesmo em psicanálise, envolvendo sessões diárias no curso de uma série de anos.

## HISTÓRICO FAMILIAR

Menina: 16 anos
*Mark*: 12 anos
Menino: 8 anos
Menino: 7 anos

Mark foi trazido a mim pelos pais, com a idade de 12 anos. O pai era um colega, funcionário da universidade. Neste caso, vi primeiro os pais juntos, já que desejavam que eu os ajudasse na orientação do problema. Muitos detalhes vieram à tona, como costuma ocorrer quando uma entrevista toma seu curso natural.

Era uma família intacta. Foram relatados os seguintes marcos significativos no desenvolvimento emocional de Mark:

> Mark foi amamentado no seio e *teve dificuldades para desmamar*.
> "Ele resistiu vigorosamente ao desmame."

Essa é uma questão de considerável interesse teórico. Em minha experiência, quando o bebê tem "dificuldades para desmamar", não é incomum encontrar um distúrbio na mãe – ou dificuldade na área de sentimentos ambivalentes, ou tendência depressiva. Esses dois estados estão relacionados, naturalmente, mas na depressão há uma repressão mais intensa do conflito.

Os pais continuaram com o que queriam dizer a respeito do menino:

## 15. "MARK" AOS 12 ANOS

- Mark *jamais fora sincero*. (Mais tarde, os pais disseram que isso era uma característica fixa desde os 2 anos.)
- Mark, aos 7 anos (ou antes), era um menino que "*se ele quer, então precisa ter*".
- Mark começou a *roubar aos 8 anos*. (Ver a seguir para uma pequena correção deste detalhe.) Isso acontecia quando ele estava fora, com amigos. Aos 10 anos já tirava dinheiro da bolsa da mãe e contava mentiras. Havia a história costumeira de recusar-se a confessar. Recentemente (12 anos) ocorrera um roubo sério. Estava associado com sua paixão por pescaria. O dinheiro foi roubado da carteira do pai e da bolsa da irmã mais velha, nas quantias de cinco e dez libras. Jurou que não havia roubado e incriminou o irmão, que ele adorava. Confessou apenas quando foi confrontado com a evidência das impressões digitais. Depois trouxe uma vara de pesca e um elaborado equipamento de pesca. Falou sobre um "meu vendedor" e insistiu que ganhara de aniversário uma vara de pesca especial desse vendedor. Na verdade, havia comprado duas varas e as escondera. Tomara precauções elaboradas para que a mentira não fosse detectada.

A atitude da família era razoável, o que era possível porque os relacionamentos na família eram, de modo geral, bons. Se Mark confessava, nunca era punido, mas os pais estavam sobretudo desconcertados com as mentiras compulsivas. Também ficavam abismados com o fato de esses problemas não produzirem nenhum traço de infelicidade no menino.

Por fim, após mais alguns incidentes, o pai, que já não sabia o que fazer, castigou Mark; ele deveria fazer as refeições na cozinha e acabaram-se as pescarias. Mark permaneceu livre de qualquer sentimento de culpa e continuou a fazer suas orações.

Os pais prosseguiram na entrevista, reconstruindo o histórico dos primeiros anos de Mark.

Ele era feliz. De fato, aos 2 anos, disse: *"Estou tão feliz de estar vivo"*, consciente de um amor à vida.

Deve haver aqui uma ligação com a filosofia de vida dos pais, que inclui "cultivar a alegria de viver".

Mark preferiu morar em casa, em vez de continuar no colégio preparatório interno. O relatório do colégio informou: "Mark poderia se sair melhor se tentasse". Era bom nos esportes e achavam que tinha habilidade média. Mais tarde, foi para a escola secundária como aluno semi-interno e fez uma tentativa de se "redimir, estudando com rigor". Mark gostava muito de ciências naturais e tinha um conhecimento incrível nesse campo, fazendo uso dos livros de maneira inteligente.

Quando perguntei sobre suas técnicas de dormir, os pais contaram: *"Mark adota posturas incríveis* quando dorme. Ele parece um tronco. Ao ir para a cama dorme imediatamente e nunca contou seus sonhos". Recentemente também contorcia o rosto e chegava até a piscar.

Mark tinha muitos amigos, disseram, mas nenhum amigo do peito; também cativava as pessoas mais velhas. O pai o havia informado de maneira sensata sobre sexo. Quando excitado, Mark suava e tensionava o rosto, e assim passou a ser considerado nervoso. Mark gostava de trabalhos manuais, mas não demonstrava nenhuma habilidade artística especial. Entretanto tinha bom gosto e era capaz de se comover com coisas belas. Uma característica de sua vida era a inteligência brilhante da irmã mais velha. Ele estava bem consciente disso, e associado a isso talvez viesse o medo que sentia do pai, originado em uma fase em que ele estava indo mal na escola.

Mark era corajoso do ponto de vista físico, sendo a natação seu esporte favorito. Na verdade, *os principais interesses de Mark estavam relacionados à água*. Entre 3 e 8 anos de idade, estava decidido a entrar para a Marinha, mas perdeu temporariamente esse

## 15. "MARK" AOS 12 ANOS

interesse (dos 9 aos 10 anos), quando lhe disseram que seria preciso se esforçar para conseguir ser aceito.

Os pais mencionaram que ele havia sido afetado pelo nascimento do irmãozinho, quando tinha 5 anos. Referia-se a ele como "nosso bebê" e sempre tivera afeição especial pelo irmão. Disseram então que foi *quando passou a dividir o quarto com o irmão (aos 6 ou 7 anos) que ele roubou pela primeira vez de sua mãe*. (Anteriormente a mãe havia dito que o primeiro roubo ocorrera aos 8 anos.)

No dia seguinte à consulta com os pais, tive a primeira de três entrevistas significativas, seguidas por uma entrevista subsidiária com Mark, não descrita aqui. Embora eu soubesse boa quantidade de coisas sobre ele, teria sido inútil trabalhar com base nesse conhecimento. Era necessário realizar outro tipo de anamnese, uma história que fosse sendo revelada pela comunicação do menino comigo. Muita coisa aconteceu durante esta primeira sessão, mas o que aqui pode ser relatado gira em torno do nosso jogo do rabisco.

### A PRIMEIRA ENTREVISTA

Em meu primeiro contato pessoal com Mark, adotei a técnica do jogo do rabisco. Ele ficou contente em participar deste jogo, um jogo sem regras.

**A1.** Meu rabisco, que ele transformou em um sapato.
**A2.** Dele, que transformei em um jarro.
**A3.** Meu rabisco, que ele transformou em um homem de bigode (um tanto fantástico).
**A4.** Dele, que transformei em algum tipo de animal.
**A5.** Meu, que ele transformou em um rosto.
**A6.** Rabisco dele, que transformei em duas minhocas próximas uma da outra. Conversamos muito sobre esse, incluindo uma dis-

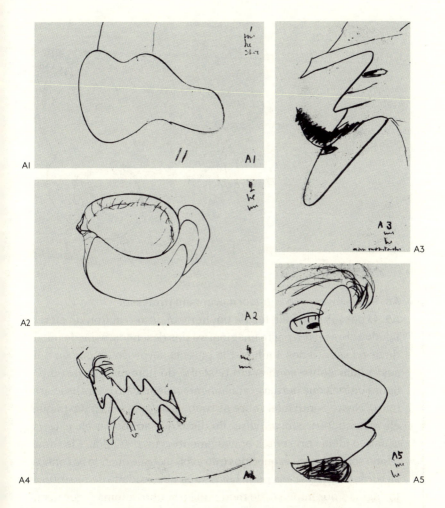

cussão, conduzida por ele, sobre a função do "clitelo". Ele indicou no desenho a maneira como as minhocas copulam.

**A7.** Meu rabisco, que ele transformou em um curioso rosto de homem.

Aqui eu já estava consciente da tendência do menino a desvalorizar a fantasia. Isso corresponde à afirmação dos pais de que "ele dorme como um tronco e não tem sonhos".

## 15. "MARK" AOS 12 ANOS

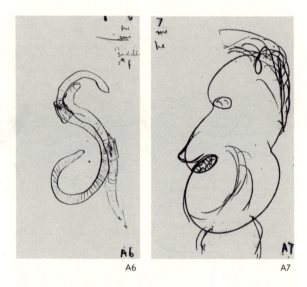

A6  A7

**A8.** Seu rabisco, que transformei em um professor.
**A9.** O desenho que ele fez de um homem. Isso resultou de eu ter falado sobre usar a parte imaginativa dos desenhos, a fim de introduzir o assunto dos sonhos. Ele parecia surpreso de que eu quisesse falar sobre sonhos e o desenho do homem indicava uma figura onírica que perdia gradualmente a definição da cintura para baixo. Neste ponto falei sobre os roubos, usando uma palavra que ele mesmo forneceu: *impulso*. Eu disse que ao roubar ele estaria atuando ideias presentes em sua mente, como sonhos. Ele tinha falado sobre sonhos esquecidos e eu expliquei que quando os sonhos se tornam inacessíveis pode haver uma necessidade de recapturá-los agindo por impulso, de modo que o sonho domina o que acontece e dessa forma reaparece na própria vida e conduta da pessoa.

Foi assim que entrei em contato com a habilidade de Mark de fazer uso de minha abordagem do inconsciente e do material onírico; essa abordagem era algo novo para ele, em parte por causa de sua organização defensiva, em parte por causa do padrão da família. Entretanto, conseguimos nos comunicar desse modo.

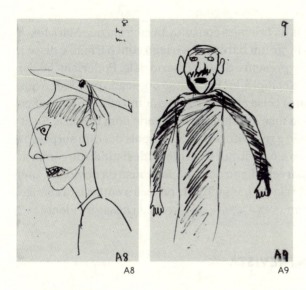

A8　　　　　　　　A9

Após essa primeira consulta, a mãe escreveu:

> Após deixar sua casa com Mark, na semana passada, meu marido fez apenas perguntas casuais, evitando perguntas diretas. O menino não mostrou reação alguma de perturbação nem prazer. Mais tarde, à noite, ele me falou por alto sobre a visita que lhe fez, de maneira bastante espontânea. Ficou particularmente impressionado com suas perguntas sobre os sonhos e o significado deles. Pareceu intrigado com a importância dos sonhos e pelo fato de você ter insistido nesse ponto. Espero que tudo isso tenha alguma utilidade. O comentário dele sobre os brinquedos foi que seria "um paraíso para o irmão mais novo".[3] [Havia brinquedos na sala que os pacientes mais novos costumam usar.]

Duas semanas após a primeira entrevista com o menino e um dia antes da segunda entrevista, o pai me telefonou para dar algumas

---

3　Dessa maneira oblíqua, Mark se referiu à própria necessidade de estabelecer uma ligação consigo mesmo em uma idade mais infantil.

263

## 15. "MARK" AOS 12 ANOS

informações. Depois da primeira consulta, proibiram que Mark fosse pescar. Ele queria levar um barco para o lago com o irmão e disse à mãe que isso seria o presente de aniversário dele. Poderiam lhe dar só uma libra para ele comprá-lo? Estava tão obcecado pelo barco que não pensava em outra coisa além de conseguir um modelo específico imediatamente. Sua mãe continuou recusando com firmeza. Ele já havia falado ao irmão a respeito do barco. Os pais ficaram surpresos com a maneira como ele aceitou a frustração, desistindo de comprar o barco. Isso lhes parecia digno de nota por causa da novidade, que atribuíam ao fato de ele ter passado pela primeira entrevista comigo. Note-se que mais uma vez a água está envolvida nesse incidente.

### A SEGUNDA ENTREVISTA

Na segunda vez que vi Mark, ele estava disposto a participar de novo do jogo do rabisco.

> **B1.** Meu rabisco, que ele habilmente transformou em uma cabeça humana.

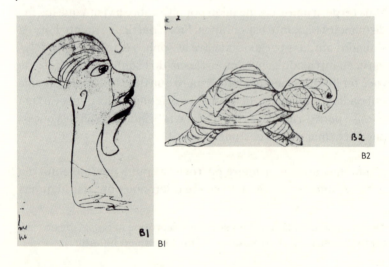

B1

B2

**B2.** Rabisco dele, que transformei em uma tartaruga.
**B3.** Ele transformou o próprio rabisco em uma xícara, convenientemente decorada.

Aqui apareceu seu desejo de assumir responsabilidade total por um desenho e pelas ideias que estavam latentes nele. Naturalmente, esse não era especialmente imaginativo.

**B4.** Meu rabisco, que ele transformou em um homem subindo de maneira muito precária a superfície de uma rocha, com uma mochila nas costas.
**B5.** Dele, que transformei no desenho de uma menina.

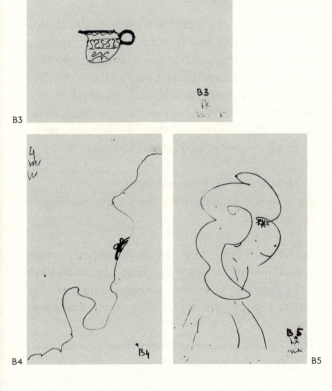

## 15. "MARK" AOS 12 ANOS

> **B6.** Meu rabisco, que ele transformou no desenho surpreendente de um lago, com juncos e vegetação, e uma ave aquática desfrutando a cena, prestes a mergulhar a cabeça para apanhar alimento.

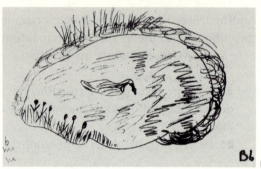
B6

Aqui estava uma paisagem. Isso me mostrou a capacidade integrativa de Mark e também sua capacidade de amar. O conjunto simbolizava a persistência do relacionamento amoroso (tanto instintual como dependente) com sua mãe, seu gosto pela água, sua consideração pela natureza em geral e pela fertilidade.[4] Isso também me proporcionou um vislumbre de seu conhecimento especial. Ao ficar evidente a força da organização do ego de Mark, eu sabia que poderia seguir adiante com a interpretação do material apresentado.

> **B7.** Seu rabisco, que transformei num pé e sapato de mulher.
> **B8.** Meu rabisco, que ele transformou num rosto realmente extraordinário e fantástico.

Aqui a fantasia aparecia mais uma vez na forma do fantástico, que não é material onírico livre. Paralelamente a tudo isso havia uma boa dose de conversa, mas não falávamos a respeito de nada em particular. Entretanto, Mark podia sentir, a partir do que havia

---

4   Pode-se supor aqui que ele era capaz, por meio da água, de fazer uso positivo da depressão materna (lágrimas tristes).

transcorrido, que eu estava igualmente interessado em fato e fantasia, pouco importando qual deles viesse à tona. O menino também conseguia entender minha apreciação por imagens.

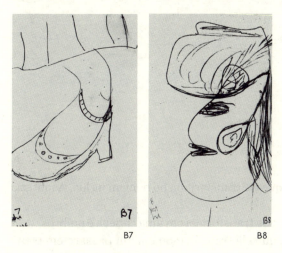

B7    B8

## A TERCEIRA ENTREVISTA

Na terceira entrevista, jogamos novamente o jogo do rabisco.

> **C1.** Meu rabisco, que ele transformou em um pássaro de pernas compridas.
> **C2.** Dele, que transformei em um pássaro com o bico grande, aquecendo-se ao fogo.

O jogo levara Mark a expressar fantasia sem que se sentisse bobo. A figura que ele tinha diante de si era inteiramente sua e toda a ideia lhe havia surgido de forma inesperada, de seu próprio inconsciente. Minha função aqui era não interpretar. O principal fator terapêutico era que o menino encontrara uma ponte para o mundo interior de maneira muito natural. Esse desenho era como um sonho que tem valor por ter sido sonhado e lembrado.

## 15. "MARK" AOS 12 ANOS

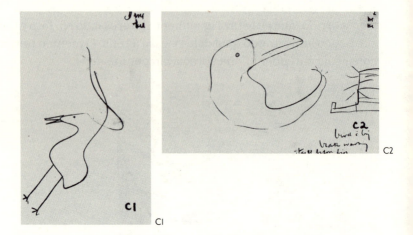

**C3.** Meu rabisco, que ele transformou no homem na lua. A fantasia continua.
**C4.** Rabisco dele, que transformei em uma cabeça e ombros.
**C5.** Meu rabisco, que ele transformou em um pássaro em pleno voo para o alto. Fez este com um mínimo de acréscimos e com uma boa dose de satisfação em retratar o movimento.
**C6.** Rabisco dele, que transformei em um rosto que Mark chamou de "Sr. Duas Caras" [Mr. Facing-Both-Ways].[5] Justificou-o desenhando rapidamente o que seriam sobrancelhas, de meu ponto de vista. Do ponto de vista dele, era uma boca; a boca que desenhei eram sobrancelhas do ponto de vista dele. Isso tudo foi feito num piscar de olhos.

---

5   Um personagem homônimo é citado na alegoria cristã escrita por John Bunyan no século XVII, *The Pilgrim's Progress* [O progresso do peregrino], que influenciou a produção literária e o imaginário cultural europeu, sobretudo anglófono, nos séculos subsequentes. Uma pessoa designada dessa forma sustentaria opiniões contraditórias em benefício próprio. Neste caso, as "duas caras", no entanto, têm significado literal: estando sentados um de frente para o outro, Winnicott e Mark desenham um de frente para o outro, criando juntos a figura de um rosto com duas caras, uma em cada sentido. [N. E.]

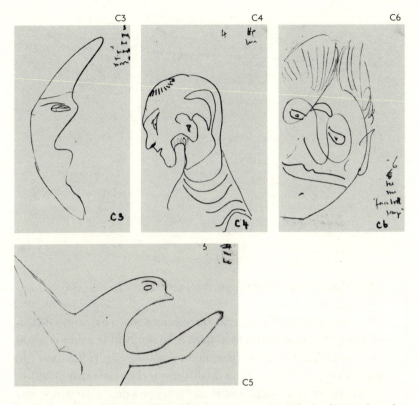

Aqui estava indicada a dissociação na personalidade de Mark, relativa ao ato de roubar. Neste ponto Mark atingiu um estágio em que estava quase consciente da cisão existente em si mesmo, a qual o tornava capaz de roubar sem sentir vergonha, culpa ou ansiedade. Não fiz interpretação a esse respeito.

> **C7.** Meu rabisco, que ele transformou em um ser realmente extraordinário, com braços e uma perna, uma espécie de indivíduo molenga, um tanto parecido com um pássaro. O desenho era deveras cômico.

Aqui chegamos, entre outras coisas, a um senso de humor, sempre um sinal de liberdade que deixa espaço de manobra, por assim dizer, e assim ajuda o terapeuta.

## 15. "MARK" AOS 12 ANOS

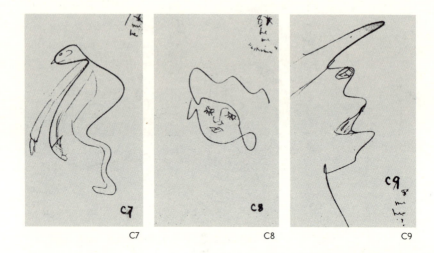

C7　　　　　　　　C8　　　　　　　　C9

**C8.** Rabisco dele, que transformei em um rosto que ele chamou de esquimó.
**C9.** Meu rabisco, que ele transformou no rosto estranho de um homem. Neste ponto foi fácil para mim perguntar sobre sonhos. Ele disse: "Eu esqueço. De qualquer modo, são ridículos". Ele estava, obviamente, com medo de que eu risse dele se lembrasse de algum dos sonhos. No entanto, começou a desenhar o próximo, que não se baseava num rabisco.
**C10.** Aqui estava ele, ajoelhado na estrada, rabiscando na poeira. Tratava-se de um sonho.

Este foi um momento significativo. O desenho conduziu ao assunto da depressão. Ele chama isso de "ficar entediado".

Falou: "Sinto isto só por alguns segundos, justo quando estou acordando. Sempre penso que isso é uma vida estranha. Talvez a vida *seja* um sonho".

Aqui ele estava muito sério. Em vez de se achar em estado de dissociação, aqui ele se tornara uma unidade – e uma pessoa deprimida.

Quando perguntei se alguma vez já havia se sentido realmente para baixo, referiu-se a uma ocasião em que ficou fora de casa porque sua irmã estava com sarampo. *Ele tinha 8 anos, talvez.* Disse que teve saudades de casa e ficou triste e solitário.

Aqui, como costuma ocorrer neste trabalho, o paciente leva o terapeuta à época do período de máxima tensão. Aos 8 anos, Mark teve sonhos intoleráveis e um pesadelo que indicava um humor fortemente depressivo. O humor indica organização do ego, maturidade e alguma capacidade de lidar com a ameaça de desintegração da personalidade.

Referi-me ao *amor por sua mãe,* que estava por trás de sua tristeza por ter se separado dela, lembrando a história da dificuldade para desmamar. Seu comentário sobre isso foi: *"Se mamãe está longe, as coisas são diferentes".*

Depois falamos sobre pescaria. O amor pela mãe era o que ele estava expressando claramente, de maneira profunda – emergiu de sua lembrança de ter se sentido deprimido. Daí a medida de seu desespero [*hopelessness*] ao ser separado dela.

CII. Por fim, fiz um rabisco que ele transformou em um tipo estranho de ser humano.

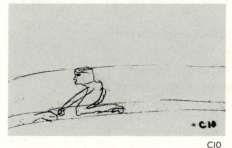

CIO

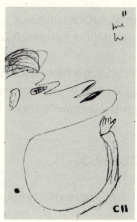

CII

## 15. "MARK" AOS 12 ANOS

Ele agora estava pronto para ir.

## COMENTÁRIO GERAL

Nesta série de três consultas psicoterapêuticas, verificou-se o desenvolvimento natural de uma ponte entre a consciência e o inconsciente de Mark, ou uma ponte entre as realidades interna e externa. Se eu lhe perguntasse sobre sonhos no começo, ele não teria se lembrado de nenhum ("Ele dorme como um tronco e não relata nenhum sonho".) No fim da terceira entrevista, Mark foi capaz de me contar a respeito de seu período de máxima tensão, que lhe veio à mente por causa de um sonho que o levou direto à depressão que surgiu em reação à separação da mãe. Foi nessa época que começou a roubar (embora já tivesse roubado uma vez antes disso, de sua mãe, quando teve que dividir o quarto com o irmão mais novo).

Naturalmente, há precursores para tudo isso. No caso de Mark, a tendência antissocial, que indica uma reação continuada à deprivação, remetia ao desmame do seio de fato. (Sem dúvida aqui precisamos levar em conta a psicologia da mãe, já que quase sempre se verifica que a mãe de um bebê de desmame difícil estava ela própria um tanto deprimida na época em questão, ou é em alguma medida deprimida por natureza.)

A tendência antissocial foi representada por:

a) Pseudologia fantástica (a partir dos 2 anos).
b) "Se eu quero, então preciso ter" (a partir dos 7 anos).
c) Roubar da mãe (8 anos).

## DISCUSSÃO

Este caso ilustra três temas principais:

1. A primeira entrevista com os pais deu uma perspectiva clara do caso, o que permitiu que os pais se reorientassem para o problema. Isso não foi de utilidade para mim na terapia.

2. As três entrevistas com Mark deram-me uma nova visão do mesmo problema e a oportunidade de fazer uma psicoterapia razoavelmente profunda. Todos os aspectos essenciais estavam no material, disponíveis para deliberação:
   - Fixação materna, evidenciada pela primeira vez no desmame.
   - Uma separação significativa aos 8 anos.
   - Roubo como transposição do fosso do "desmame", entre as estruturas de personalidade dissociadas, e da realidade externa à realidade psíquica interna e vice-versa.
   - Uma desvalorização da fantasia.
   - Cisão defensiva, pseudologia, que desapareceu como resultado da psicoterapia.
   - Redescoberta do fantástico e, então, da fantasia.
   - Unificação na personalidade, trazendo consigo um sonho depressivo e um sentido de consideração.
   - Fixação pelo mar, que se alternava com obsessão pela água, e que se mostrou uma sublimação satisfatória da fixação na mãe.

3. O caso ilustra a teoria da tendência antissocial como reação à deprivação (não privação), aparecendo clinicamente com a esperança quanto a relações de objeto. Neste caso, os roubos estavam ligados a uma defesa maníaca contra a depressão, sentida como tal aos 8 anos, e se ligava também a uma cisão na personalidade de Mark, o que fazia dele, clinicamente, duas pessoas. Uma que tinha compulsão por roubar e outra que tinha fortes princípios morais e o desejo de ser como os pais e de viver bem no mundo (no Sr. Duas Caras).

De acordo com a teoria em que todo este trabalho é baseado, o menino, ao roubar, estava inconscientemente procurando pela mãe, de quem tinha o direito de roubar; na verdade, de quem ele podia

## 15. "MARK" AOS 12 ANOS

tomar tudo porque ela era sua própria mãe, *a mãe que ele criou a partir de sua própria capacidade de amar.* Em outras palavras, estava procurando pela amamentação da qual fora desmamado, embora seguisse mamando. A dificuldade no desmame estava ressurgindo no presente, na forma de impaciência diante das frustrações e também na necessidade de roubar como meio de evitar a frustração, através da reivindicação de direitos.

### RESULTADO

Houve melhora clínica após a primeira entrevista, que mostrava uma nova aceitação da realidade. Após um mês o pai escreveu:

> Mark está em ótimas condições em todos os sentidos, ao que podemos ver. Em particular, está mais interessado do que nunca nas tarefas escolares e as leva muito mais a sério, com resultados melhores. Começou a aprender um instrumento de sopro, que foi sua própria ideia; e está de fato muito entusiasmado com isso. Antes estudava piano, mas era-lhe indiferente e tinha que ser pressionado para praticar, ao passo que agora está ansioso para praticar o instrumento de sopro.
>
> No feriado da Páscoa, nós o levamos para passar duas semanas na casa de um parente, na praia. Não pediu para pescar, o que ele sabe que ainda está proibido, mas apesar disso ficou extremamente feliz por estar no litoral. Transferiu seu interesse em pescaria por barcos à vela em miniatura. Monta-os com muita habilidade, mas às vezes dá sinais de que está ficando obcecado por eles e isso nos deixa um pouco ansiosos, dado que os problemas anteriores surgiram (ou foi essa nossa impressão) de uma obsessão por pescaria. Ele quer falar dos barcos o tempo todo e de suas expedições ao lago.

Após uns três meses, o pai escreveu:

Estamos bastante contentes com o progresso de Mark neste trimestre. Ele foi muito bem na escola e foi o aluno mais destacado da turma, seu boletim é excelente em todos os aspectos. Parece mais forte moralmente e parece tirar forças de um hábito que o fiz adotar: toda manhã ele me diz que colocará a honestidade e a sinceridade em primeiro lugar.

Vamos mandá-lo para umas longas férias de verão no acampamento de meninos, sob supervisão adequada. Mark está muito ansioso por isso. Depois dessas férias, passará uma semana com um velho amigo meu e eu lhe disse que – pela primeira vez – ele poderia voltar a pescar enquanto estiver lá, caso se sinta forte o suficiente para ser sensato em relação a isso. Ele diz que se sente. Vamos ver o que vai acontecer. Ele vem se mostrando bem feliz novamente.

Aqui o pai mostra que continuou sua técnica ativa para instilar força moral, que é parte do padrão da família e que não tentei alterar de forma alguma. Além do mais, o pai tem desempenhado papel mais vital na vida de Mark e, em conformidade com isso, a mãe do menino tem ficado um pouco mais em segundo plano desde a época da primeira consulta. Soube que os roubos cessaram completamente e a mentira já não fazia mais parte de seu modo de vida.

O pai escreveu novamente, 8 anos depois da primeira série de consultas terapêuticas. Mark estava agora com 20 anos.

Obrigado por sua carta. Fico muito feliz por lhe dar um relato do progresso de Mark durante os últimos quatro ou cinco anos.

Ele tem perseguido incansavelmente a vocação que escolheu como marinheiro e nesta semana completou seu período de aprendizagem de quatro anos como guarda-marinha na linha —. Vai sempre ao Extremo Oriente e geralmente fica fora durante vários meses, em viagem. Sente profunda satisfação na vida no mar, embora tenha visto por si mesmo que ela envolve grandes provas físicas e emocionais, sobretudo nos primeiros anos. Mark encarou tudo isso com muita bravura.

**275**

## 15. "MARK" AOS 12 ANOS

Naturalmente ele tem se desenvolvido em todos os aspectos e está bem mais maduro. Orgulha-se muito do distrito onde serve e tem também senso de dever e responsabilidade.

Nossa casa significa muito para Mark e ele passa todas as licenças conosco. Obviamente, sente que ela é o elemento estável em sua vida presente. Gosta de receber correspondência frequente da família mais que qualquer outra coisa e escreve para nós, para o irmão e a irmã, de cada porto. Esse é um fato notável, considerando que ele não é de forma alguma do tipo que gosta de escrever. É muito afetuoso nas cartas; embora aparente certa indiferença quando está em casa. Tem um único grande amigo, que conheceu na escola, e são inseparáveis quando ele está em casa.

Mark sente-se muito atraído por garotas e gosta de ir a bailes com elas quando está em terra. Ele fala livremente comigo e minha esposa sobre namoradas e as traz em casa. Fala abertamente que vai querer se casar quando for graduado oficial, embora eu não ache que tenha encontrado uma garota com quem queira se casar.

O caráter atemporal da vida no mar parece atraí-lo. Com frequência menciona em suas cartas como os dias estão passando num átimo e como o tempo está passando por ele sem nem sequer perceber. No mar, há uma rotina fixa, mas sem pressão do tempo, sem noção alguma do dia da semana ou de datas, coisas que ele acha importunas em terra.

Mark se tornou muito mais sensato com relação a dinheiro. Envia-me uma parte de seu pagamento todos os meses e eu a guardo para ele. Traz do Oriente presentes muito generosos, e fazer isso significa muito para ele.

Quando está em casa, precisa de uma vida sem planejamento, obrigações ou compromissos, exceto para encontros com garotas. Seu quarto está sempre uma grande desordem, em contraste com a estrita organização imposta aos guardas-marinhas em suas cabinas. Mas ele é muito cuidadoso com a aparência pessoal e sempre usa roupas elegantes, embora quando menino tenha sido sempre negligente com roupas e aparência.

Estamos esperando a volta de Mark no mês que vem após uma longa ausência de dez meses; ele ficará em casa, frequentando um colégio de navegação durante três meses. Será interessante ver como reage a uma espécie de vida bastante diferente da que tem levado.

Se houver qualquer coisa mais que queira saber, por favor não hesite em mencionar. Parece-nos que o rapaz está se virando de modo satisfatório. Se tiver qualquer conselho ou aviso para nos dar, naturalmente que apreciaremos muito.

Em uma carta final, em 1962, o pai relatou que Mark prosseguiu em sua vocação e continuou obtendo sucesso. Tinha então 26 anos.

Este é um resultado satisfatório em psiquiatria infantil; o tratamento não sobrecarregou os recursos dos pais tampouco implicou grande ônus para o psiquiatra. Os pais fizeram o grosso do trabalho e proveram a continuidade do manejo que era essencial.

Essenciais, entretanto, foram as três importantes entrevistas terapêuticas que descrevi aqui e que deram a Mark a oportunidade de se livrar da dissociação em sua personalidade, que o fazia mentir e o levava a ser antissocial, sem sentir culpa.

# 16

## "PETER" AOS 13 ANOS
[1971]

Com o caso seguinte, pretendo ilustrar que, com frequência, a parte principal do trabalho é feita pelos pais. Minha entrevista pessoal com o menino foi uma parte relativamente insignificante do procedimento total, entretanto, permitiu que eu obtivesse o tipo de anamnese de que precisava, que é a obtida através do paciente. Com base nisso, pude dar aos pais o apoio necessário para a imensa revolução que o manejo do caso exigia. Os pais acompanharam o filho nesse processo com muito sucesso e assim, após um episódio regressivo, ele começou a crescer de novo, agora apoiado em bases mais firmes.

As sequências de desenhos não foram necessárias neste caso.

Peter foi mandado a mim pelo colégio interno. Ele veio com uma carta do médico da escola:

> Peter ingressou nesta escola em janeiro deste ano, como estudante de um programa de internato no qual seu orientador é também o diretor. A opinião oficial tem sido a de que, embora intelectualmente embotado, ele é "um menino muito bonzinho". Por duas vezes ele foi paciente de um sanatório e outros membros da equipe concordam com meu ponto de vista de que ele foi extremamente desagradável durante essas duas fases de doença, sendo agressivo e insolente de maneira estranhamente impessoal. Sem dúvida a impressão que ele passou, na ocasião, era de que se con-

siderava superior em todos os aspectos, pelo menos no que diz respeito aos membros da equipe. Ele parecia ser aceito por seus colegas. Eu estava inclinado a descrever a agressividade como um excesso de "presunção", não raro encontrada nos calouros.

Ontem, o diretor me contou que Peter era responsável por uma série de delitos leves que estavam perturbando o internato desde o início de março. O primeiro exemplo de que se tem conhecimento foi quando um aluno veterano voltou da enfermaria e encontrou seu travesseiro e lençóis completamente em retalhos. Na noite seguinte, descobriu-se que as camas de todos os calouros haviam tido tratamento similar e que as paredes haviam sido gratuitamente manchadas de tinta. Desde então, houve uma série de roubos – de dinheiro, carteiras, canetas, sapatos e luvas. E os meninos também vêm encontrando várias vezes nos banheiros cartas de casa, abertas e desfiguradas. Elas devem ter sido apanhadas da mesa de correspondência antes que o dono tivesse chance de recolhê-las.

O diretor concordou gentilmente em datilografar o resumo dos eventos e eu o anexei a esta. Não há dúvida de que Peter é responsável por quase todos esses atos antissociais. O caso das canetas-tinteiro foi o único em que apenas ele foi chamado para confronto (o internato inteiro foi abordado no inquérito dos estragos às roupas de cama). Quando o peso de evidências incriminatórias o levou a admitir a culpa a esse respeito, ele voluntariamente confessou a verdade sobre os roubos e a abertura das cartas, tomando essa atitude antes de o diretor fazer qualquer menção ao assunto. Disse que queria que os donos das cartas as encontrassem para saberem que alguém havia mexido em suas propriedades, e por isso deixara evidências nos banheiros.

Tive uma pequena conversa com Peter ontem e o achei completamente tranquilo e à vontade. Ele disse que haviam descoberto que estava "pegando coisas", mas não demonstrou nenhuma preocupação quanto a possíveis reações das autoridades. Ele não tinha a menor ideia sobre seu futuro, mas observou: "Isso [roubo] seria uma coisa difícil de me livrar depois de sair da escola".

## 16. "PETER" AOS 13 ANOS

Perguntado sobre o motivo, ele parecia um pouco perdido e então disse: *"To get my own back"*.[1] Subsequentemente, admitiu que a maior parte dos que sofreram nas mãos dele não haviam tido nenhum contato prévio com ele. Não sabia dizer por que tinha pegado dinheiro, sapatos e luvas esportivas.

Quanto aos lençóis rasgados, Peter atacara a cama do aluno veterano porque o garoto havia sido antipático com ele. Parece que ele sentava próximo do menino na aula de música, tocando instrumento similar. Peter disse que o menino não tocava corretamente, lhe disse isso e quis ensiná-lo a tocar do jeito certo. Achou que a resposta do menino a sua proposta foi desagradável e, consequentemente, resolveu se vingar, mirando nos lençóis. A despeito da séria repreensão direcionada a todos no internato, ele rasgou todos os lençóis dos calouros na noite seguinte, incluindo seu próprio lençol (que foi o mais danificado de todos), para descarregar o rancor contra um desses (cinco) meninos. Suspeito que ele tenha provocado uma doença em si mesmo naquela mesma noite ingerindo certa quantidade de dentifrício com clorofila ou alguma outra substância contendo clorofila. Ele vomitou doze vezes durante a noite e foi mandado para o sanatório na manhã seguinte, onde produziu a última ocorrência daquela espécie de vômito, um vômito copioso que consistia em uma substância verde e brilhante. Infelizmente, estávamos, na época, no meio de uma forte epidemia invernal de vômitos e diarreia, e cinco casos de vômito haviam sido detectados no internato naquela manhã em particular. Embora confusos pela aparência incomum do caso de Peter, sinto dizer que não prossegui investigando o caso dele.

Ontem perguntei-lhe, muito rapidamente, se na verdade ele havia ingerido pasta de dentes e ele respondeu imediatamente: "Foi quando eu estava usando [a pasta de dentes] Kolynos".

---

1 Além de ter o sentido mais literal de "para tomar de volta o que é meu", "para recuperar meus próprios pertences", essa expressão também significa coloquialmente "para me vingar", "para fazer uma retaliação". [N. E.]

Pareceu-me que todas as indicações apontavam para a emergência de uma personalidade psicopata e aconselhei que ele fosse levado para casa e que procurassem a opinião de um especialista. Hoje encontrei o pai do menino e estou muito impressionado por sua coragem e controle no que para ele deve ser uma grave crise. Ele pareceu ser um homem de excelentes qualidades.

Anexo a esta carta, recebi um relatório detalhado do diretor, junto com uma declaração feita por Peter e registrada em detalhes pelo diretor. Esses relatórios apresentaram os fatos do trimestre anterior e os eventos que conduziram à descoberta dos roubos, bem como a maneira como Peter foi entrevistado pelo diretor. Havia inúmeros detalhes sobre canetas roubadas e Peter escreveu para casa pedindo: "Você me mandou uma caixa cheia de canetas etc.?". A letra à mão de sua carta mostrava sinais de perturbações e muito diferente da letra de outra carta que ele havia escrito alguns dias antes. O diretor recebera uma carta anônima, que ele tinha certeza de ter sido escrita por Peter, que dizia o seguinte:

> Peter não roubou aquelas canetas! Eu roubei! Como eu odeio o Peter, coloquei a culpa nele. Ele tem sido gentil comigo nos últimos tempos, por isso lhe peço que não o castigue. Castigue a mim, se conseguir me encontrar. Moro em outro internato. Eu peguei todas as canetas. Acho todo mundo nessa escola horrível, incluindo você. Num futuro muito próximo vou cometer suicídio, então fique de fora disso.

A partir desta carta e de suas declarações, ficou claro para o diretor e para o médico da escola que este menino estava muito doente, num sentido psiquiátrico, e, com base nas informações dadas, o diagnóstico seria: *"Personalidade psicopata"*. Eles decidiram que era preciso que Peter deixasse a escola.

# 16. "PETER" AOS 13 ANOS

## PRIMEIRA CONSULTA TERAPÊUTICA

**Histórico familiar**

>Menina: 17 anos
>*Peter*: 13 anos
>Menino: 11 anos

Peter veio me ver com seu pai. Primeiro vi Peter e dediquei-lhe quarenta minutos antes de ter uma breve conversa com o pai. Peter e eu travamos um contato muito superficial, usando o jogo do rabisco como distração oportuna para evitar um contato mais direto. Nesse caso, o paciente, Peter, já chegou com certas coisas que ele queria que eu soubesse. Depois de me falar sobre sua irmã de 17 anos e o irmão de 11, relatou uma lembrança precoce. Foi aos 3 anos de idade. Sua irmã tinha um aquário com um peixe. Ela tinha uns 9 anos. Ele o jogou no chão e o aquário quebrou. Houve outro incidente por volta da mesma época, quando ele subiu pelo alçapão com a irmã e atirou um saleiro, quebrando o vidro. Esse foi acidental, mas o outro foi deliberado. Achei significativo que em cada uma dessas duas lembranças tenham sido feitos estragos e que ele estava relatando medo da violência em si próprio.

Ele disse que gostava de seus pais e irmã e irmão, mas que fazia raros contatos fora da família.

Perguntei-lhe sobre os hábitos que ele tinha para ir dormir e ele me contou que seu irmão chupava o dedo e costumava se ajoelhar e se balançar e mover a cama pelo quarto. Ele próprio chupava o dedo. Não tinha memória de objetos. Em casa, costumava dormir rapidamente, mas na escola ficava deitado, acordado por uma hora, pensando nas coisas. Na escola tinha dificuldades para levantar. Parecia ter um brincar bastante normal em casa. Sua irmã estudava numa escola diurna. Seu irmão estava fora, numa escola especializada em coral. O próprio Peter era musical, tocava violoncelo e cantava. Música era sua melhor experiência. Não teria nunca conseguido entrar no colégio interno, não fosse por um homem que lhe deu aulas preparatórias. Não sabia o que queria ser. Já havia surrupiado algumas coisas no outro colégio interno e agora roubava um bocado no colégio interno. Eu sabia que não tinha conseguido quebrar totalmente o gelo com essa consulta, mas eu estava lá, pronto para receber a confiança dele.

## ENTREVISTA COM O PAI

A princípio o pai explorou a ideia de distúrbios físicos que poderiam ser tratados com remédios e hormônios; e como ele próprio já havia feito bom proveito de tais tratamentos, queria saber se o menino não estaria precisando de algo parecido. Aceitou minha rejeição a essa possibilidade. O garoto tivera acidose quando criança e também um bocado de problemas com o ouvido, envolvendo supuração e dor. No colégio interno anterior, tivera um episódio de febre brutal, que se pensou ser pólio, mas não houve paralisia. Teve outras doenças menos graves e na verdade nunca estava muito bem de saúde.

Descrevendo os outros filhos, o pai disse que sua filha mais velha era agitada e impaciente e que o mais novo era muito inteligente. Os irmãos gostavam uns dos outros, mas estavam sempre brigando. A mãe, ao que parece, era uma pessoa direta, que fazia bom uso de sua posição na família. O menino parecia gostar dos pais de uma forma equivalente. Sempre teve dificuldade em tolerar provocações.

Peter (disse o pai) sentia-se menos amado que os outros irmãos. Isso ficou claro desde os 5 anos, ou talvez aos 3, quando o mais novo estava com 6 meses. Foi como se tivesse perdido a posição quando o irmão começou a existir como rival – Peter agora não era nem o mais velho nem o mais novo.

Aqui estava uma correlação entre as duas histórias: a idade dos 3 anos fora importante para ambas!

## 16. "PETER" AOS 13 ANOS

Os sintomas, conforme descritos pelo pai, eram vagos, tal como a compulsão para chamar atenção quando havia visitas em casa, fazendo caretas e coisas do tipo. Havia outras evidências menos importantes de um pequeno grau de reação à deprivação, que se tornaram mais concretas na época em que houve dois ou três casos de roubo na escola secundária.

Peter fora feliz na escola primária, próxima à casa, antes do primeiro colégio interno, mas passava poucas horas nessa escola. Sempre gostou muito do campo. Certa vez, nesse estágio precoce, roubou uma libra do dinheiro que a mãe reservava para as despesas domésticas, comprou presentes para os amigos e deu tudo.

O diretor da escola estava disposto a mantê-lo; disse: "É para isso que estamos aqui". Mas o comportamento antissocial precisava mudar. A enfermeira-chefe parecia enquadrar-se muito bem na ideia de um dragão que o menino fazia dela – não pude averiguar com precisão como a pessoa era de fato.

O menino era afetuoso com toda a família, e mais ainda nas últimas férias, depois da doença psiquiátrica na escola. Ele tinha desejo de ser prestativo de uma forma positiva, no jardim e na casa, e de fato levava as tarefas a cabo. Nunca tivera problemas com fazer xixi na cama.

É importante notar a coexistência do desenvolvimento da personalidade e as fases de colapso levando a períodos de doença.

Dois dias após esta consulta inicial, recebi a seguinte carta do pai de Peter:

> Desde a manhã de terça-feira, Peter parece cansado e letárgico. Exceto por ter observado imediatamente: "Ele jogou o jogo do rabisco (que P. explicou) comigo e me fez perguntas o tempo todo", e, mais tarde, quando estávamos em casa: "Ele sabe como fazer uma interrogação"; não nos contou sobre a consulta que teve com você. De propósito, não fizemos perguntas a esse respeito.
>
> De vez em quando perguntamos sobre as coisas que fez na escola e ele parece contente por trazê-las à tona.

Outros pontos que nos ocorreram foram: sempre teve a língua um pouco presa ao falar. Desde os anos de bebê, seus olhos com frequência apresentavam um "olhar distante" e tenso. (Recentemente testado: "perfeito".) Ele caiu de uma árvore, no chão duro, quando tinha 7 anos, ou mais, sem nenhum dano aparente. Peter irá sozinho na sexta-feira. Minha esposa, naturalmente, gostaria muito de um dia lhe fazer uma visita.

## SEGUNDA CONSULTA (TRÊS DIAS DEPOIS)

Peter veio sozinho. Dava para ver que esta seria uma entrevista complicada. Mais uma vez a ideia de jogarmos juntos não surtiria efeito. Me peguei fazendo uma pergunta depois da outra e depois (quando me recompus) falei: "Pareço um inquiridor, mas como aqui ninguém mais fala, parece não ter outro jeito". Então passamos para o jogo da velha, do qual ele gostou e no qual saiu vitorioso. Tentei, de maneira esparsa, conversar com ele enquanto desenhava, mas em nenhum momento da entrevista ele se entregou de fato. Talvez o mais perto que conseguimos chegar um do outro tenha sido no momento em que Peter disse achar que, se voltasse para o colégio interno, os problemas não desapareceriam. O que em parte quis dizer foi que os meninos sempre se lembrariam dele como um ladrão e que ele não seria capaz de deixar para trás o que tinha feito. Mas significava também que ele não conseguiria evitar repetir o ato.

**Tema central**

Então veio à tona que ele tinha um desejo muito grande de morar em casa. Sempre tivera esse desejo e fizera planos para frequentar uma escola como aluno semi-interno, morando em casa, embora seu pai lhe houvesse dito que não havia escolas adequadas por perto.

## 16. "PETER" AOS 13 ANOS

Entretanto, existia uma escola diurna nas redondezas e Peter não perdera as esperanças de encontrar uma vaga em algum lugar.

Terminei a entrevista, que durou uma hora. É impossível descrever essa hora em detalhes porque aconteceu muito pouco nela. Fiquei pensando que a pista talvez fosse o menino ter uma inteligência limitada e por isso pedi um teste de QI. O resultado apurado por um colega psicólogo foi 130.

Providenciei uma visita da mãe. Agora eu tinha a informação de que Peter sentia falta de morar em casa.

### CONSULTA COM A MÃE

A mãe e eu discutimos a ideia de que Peter poderia morar em casa, redescobrir essa casa e desfrutá-la. Mais tarde, ele poderia passar a frequentar a escola local. Descrevi o que seria esperado e disse que não fazia a menor ideia até que ponto Peter usaria sua casa como um hospital para tratamento mental em que ele poderia regredir à dependência e ao comportamento infantil, mas sentia que essa fase duraria um ano. O principal era a necessidade de dizer a Peter: "*O dr. Winnicott disse que você está doente e que terá que deixar a escola e vir morar em casa. Mais tarde, se você ficar bom o bastante, podemos buscar uma escola diurna para você*".

Então enviei a seguinte carta para o médico da escola:

> Vi a mãe de Peter. Tenho uma opinião definida, que é a de que o menino não deve voltar à escola no momento a despeito de todas as vantagens, tais como a localização privilegiada da escola, a atitude compreensiva do diretor, o fato de a escola já estar familiarizada com os pais e também o ensino de alto nível. Você pode imaginar que tive reservas em fazer essa sugestão, mas, se o menino retornar, os problemas persistirão e ele um dia terá que sair, talvez humilhado e não como uma pessoa doente.

O menino tem uma doença que foi reconhecida por você mesmo como tal, embora seja um distúrbio no desenvolvimento emocional, sem base física. Nesse caso há um tratamento disponível que consiste em morar em casa. Acho que isso é aceitável para a mãe, muito embora não o seja para o pai.

Depois de falar com a mãe, senti que posso depositar nela o fardo de lidar com a convalescença do filho doente. Não vejo como um problema se ele passar um ano inteiro não fazendo outra coisa além de ajudar nos afazeres domésticos, cortar a grama e fazer todas as coisas de que gosta, todas elas de natureza construtiva, incluindo brincar com trenzinhos, como os meninos muito mais novos que um jovem de 13 anos. Ainda não tenho como prever o quanto esse menino precisará regredir à dependência em seu ambiente familiar antes de se tornar capaz de seguir adiante no desenvolvimento pertinente à puberdade. No momento, contudo, ele ainda não está pronto para a puberdade.

Ficaria agradecido se levasse ao conhecimento do diretor que aconselhei os pais a agirem desse modo, e também gostaria que lhe agradecesse as observações tão úteis que forneceu. Não é absolutamente impossível que esse menino se recupere dessa doença e seja um dia capaz de retornar, mas isso não precisa ser discutido agora. O problema de sua readmissão não surgirá pelo menos por um ou dois anos. Acho mais provável que esse menino acabe indo para uma escola diurna local.

Talvez possa ser de seu interesse saber que pedi um teste de inteligência, ministrado por um psicólogo educacional, e que o QI do menino é de 130 ou "bem acima da média". É claro que acho que essas dificuldades emocionais de Peter estão interferindo seriamente em seu desempenho escolar.

Também escrevi para a mãe:

Você estará diante de uma grande tarefa com Peter e gostaria de pedir-lhe que me envie observações, mesmo breves, talvez uma vez por semana, apenas para me manter em contato com pequenos detalhes. Se for muito incômodo, podemos combinar de nos falar por telefone.

Há outro ponto. Depois de vê-la, entendi que havíamos traçado um plano de ação. Entretanto, tenho plena consciência de que não discuti o problema com seu marido, mas estou assumindo que todos estão de acordo com o plano de ação que recomendei. Por favor, diga-me se estou certo ao pensar dessa forma.

Neste caso, fui quase que incisivo ao aconselhar os pais, porque senti que eles precisavam que eu assumisse total responsabilidade pela interrupção da vida escolar do menino da forma que parecia se mostrar necessária.

## RESUMO NESTE ESTÁGIO

Este menino, de boa inteligência, vivendo em uma boa família, apresentou sintomas sérios da espécie que chamo de tendência antissocial. Quando questionado diretamente, ele não sabia por que era compelido a agir da maneira que sentia que precisava agir. Havia, por isso, certo grau de dissociação. O grau de dissociação não justificaria o uso do termo "cisão".

A anamnese inerente à consulta psicoterapêutica chegou à ideia de que a idade de 3 anos era significativa. Nessa época o menino sofreu uma deprivação relativa. A história do pai confirmava isso. Com o nascimento do irmão mais novo, Peter perdeu seu senso de ocupar um lugar na família.

Agora o menino tinha o desejo consciente de morar em casa, e era necessário que eu ampliasse meu diagnóstico social e avaliasse a capacidade dos pais de assumirem o tratamento do próprio filho. Por isso, pedi para ver a mãe sozinha e dispus de uma hora inteira com ela. Não seria aconselhável tomar nota do que se manifestou durante esse tempo em que a mãe estava livre para falar de si mesma, se assim desejasse. No entanto, tomei nota de detalhes dos anos iniciais de Peter.

> A família era feliz. A irmã mais velha e o irmão mais novo estavam fora, na escola; e a mãe, que tinha uma vida muito atarefada, desejava o tempo todo que pudesse ter os filhos em casa.
> 
> O pai estava inteiramente ocupado durante a guerra, de modo que raramente via Peter em seus três primeiros anos; mas quando Peter estava com 3 anos e seu irmão mais novo com seis meses, o pai pôde dedicar ao último sua plena atenção. Era tarde demais para ele fazer por Peter aquilo de que o menino necessitara. Eis aqui o cenário para a crise de Peter aos 3 anos de idade. Nesse sentido, ele fora deprivado do pai aos 3 anos.

## HISTÓRIA PRÉVIA

- Nascimento: rápido – bebê grande e bem de saúde.
- Amamentação: 3-4 meses.
- Teve uma babá, que chegou quando Peter estava com 2 meses e ficou até a época em que ele tinha 5 anos e o mais novo, 2. Ela era cabeça-dura e possessiva, mas naquele estágio pós-guerra não havia outra escolha. A mãe estava sempre por lá; ela cozinhava e educava Peter em casa. Quando a babá foi embora, ele ficou contente, mas continuou a visitá-la.
- Alimentação: ele comia devagar e era desajeitado; não tolerava ser apressado nem pressionado a comer.
- Defecação: normal.
- Urinou na cama até os 3 anos. Não fazia xixi nas calças, desde cedo.
- Peter frequentou a escola diurna aos 5 anos e passou para um regime de internato aos 9 anos e meio, "quando era amável, jovem e inocente".
- Sono: nos últimos tempos começou a acordar no meio da noite. A mãe me deu a versão dela das técnicas que os filhos usavam

## 16. "PETER" AOS 13 ANOS

para dormir: a mais velha chupava dedo, e recorria também a um pedaço de uma camisa de manga comprida; Peter chupou dedo até os 5 anos e o irmão tinha o hábito de se balançar.

A mãe disse que assumia a maternidade com naturalidade e que sempre desfrutou dos filhos, quando bebês e crianças. O pai trabalhava muito duro: "Ele fica cansado, o que em seu caso significa deprimido, e se beneficiou de tomar hormônios para a tireoide". (O que explica sua crença em remédios físicos para Peter.)

Um detalhe adicional era que aos 6 anos Peter fugiu durante um dia. Ele disse: "Eu estava perto do lago". Pensando agora, é possível ver isso como um sintoma de infelicidade. Ele nunca teve ideia do que gostaria de ser quando crescesse.

Tanto a irmã como o irmão estavam fora, no colégio interno, nessa época.

A mãe me escreveu estas duas cartas:

Obrigada pela carta. Penso que o plano de ação que adotamos era que eu deveria observar Peter durante algum tempo e mantê-lo informado das reações dele à vida doméstica e contar-lhe que ele não voltaria para a escola, e que deveríamos nos encontrar novamente. Meu marido e eu gostaríamos muito de vê-lo juntos para uma consulta. Há algumas coisas que gostaríamos de perguntar e expor algumas sugestões adicionais referentes à educação de Peter.

Um dia depois de nossa consulta – e de eu ter dito a Peter que ele não voltaria para a escola, pelo menos por algum tempo –, ele passou a manhã soturno e foi muito rude quando o pai lhe deu um conselho sobre como realizar uma pequena tarefa de carpintaria. Isso passou e desde então não houve mais nenhum traço de melancolia. Ele se ocupa satisfeito dos afazeres domésticos e do jardim. Brinca um pouco, mas não faz coisas de criança. Vem fazer compras e passear comigo e está dormindo melhor e se alimentando bem. Nadou e tomou banho de sol com sua irmã hoje e na quarta-feira vai a Londres com o pai para escolher uma vara de pescar de presente de aniversário.

Disse-lhe que ele não voltaria para a escola neste trimestre, talvez nem neste ano. Falamos bastante sobre escolas diurnas. Expliquei-lhe e a outras pessoas que ele teve uma *doença* mental e que, por isso, ficaria em casa até melhorar.

E duas semanas mais tarde:

> Esta é apenas outra carta para contar de Peter. Ele continua muito feliz e interessado em tudo em casa. Vez ou outra, por um curto período, ele fica um pouco entediado e se pergunta o que fazer, mas logo encontra alguma coisa, como jardinagem, leitura, preparar um doce etc. e ontem começou a construir um aviãozinho e tem prosseguido com energia. Fez amizade com um jovem professor e sua esposa, que moram aqui perto. Eles são muito solidários, compreensivos e gostam de verdade de Peter. Acho que esta amizade está exercendo uma grande influência sobre Peter.
>
> Algumas vezes se queixa de não conseguir dormir bem, mas não acho que demore tanto para cair no sono. Alimenta-se bem e parece muito mais bem-disposto. É muito afetuoso e o demonstra, abraçando-me com frequência.
>
> Ele nada com muita frequência e sempre que quer. Não parece envergonhar-se quando encontra lá outros meninos conhecidos. Vez ou outra ficou bravo com objetos inanimados; foi para o jardim, jogou as coisas para o alto e depois esmagou tudo. Mas isso não aconteceu nesta última semana.
>
> Seria possível lhe fazermos uma visita?

## TERCEIRA CONSULTA TERAPÊUTICA

Então recebi Peter seis semanas depois da primeira entrevista, numa consulta sem compromisso, com desenhos. Mais tarde, recebi seus pais, que contaram em detalhes a maneira como Peter utilizava sua casa como hospital psiquiátrico, e eles mencionaram a tole-

## 16. "PETER" AOS 13 ANOS

rância da irmã e do irmão, que, naturalmente, estavam um pouco enciumados por terem que deixar a casa para ir à escola. Peter mantinha-se completamente ocupado em casa e *não houve nenhum comportamento antissocial*. Tornara-se construtivo em seu brincar e os pais estavam procurando uma escola diurna para ele, já que Peter parecia estar quase pronto para a escola, conforme julgavam.

Depois telefonei, semanas mais tarde, e soube que Peter continuava melhorando. Já estava quase decidido que deveria frequentar a escola diurna local. Escrevi a seguinte carta para sua mãe:

> Estou escrevendo esta carta a fim de que você possa ter alguma coisa por escrito para apresentar à escola onde Peter será admitido. Naturalmente terei muito prazer em dar detalhes adicionais, se for necessário.
>
> Em resumo, eu diria que Peter é um menino inteligente, com bom potencial, mas que está atravessando uma enfermidade que é, na verdade, uma perturbação no desenvolvimento emocional. É provável que essa doença se resolva com o tempo, mas, enquanto estava no auge, produziu certo comportamento compulsivo que causou dificuldades no colégio interno. Ele não é um delinquente e é importante que eu diga isso, já que roubo era um dos sintomas de tensão.

Para esse menino é muito importante que more em casa, especialmente durante o próximo ano e, se for possível, gostaria que ele fosse admitido em uma escola diurna comum.

> No momento, peço-lhe para colocar a recuperação de Peter, no sentido psicológico, acima da educação escolar, e acredito que, dessa forma, estará fazendo o melhor possível do ponto de vista educacional. Tenho certeza, pelo que já me contaram, de que vocês já produziram uma melhora acentuada na saúde deste menino, por tê-lo deixado morar em casa, e não imagino que apresente dificuldades graves se frequentar a escola diurna local.

Espero que esta informação ajude no estágio inicial da busca por uma escola adequada.

Recebi a seguinte carta do pai, um mês mais tarde:

> Conseguimos colocar Peter em uma escola alternativa perto de casa; é um colégio interno (apenas para alunos internos), mas conseguimos matriculá-lo imediatamente como "aluno semi-interno".
>
> Houve, a princípio, interesse apenas por parte do diretor, e depois um interesse igualmente forte do orientador do internato que, após ouvir toda a história e ler suas cartas, declarou que ele e a esposa estavam dispostos a se empenhar para proporcionar a Peter um início novo e adequado, e ajuda constante e adequada, contanto que (1) eu e minha esposa, que temos uma perspectiva única da situação, estivéssemos plenamente convencidos de que este era o caminho certo e (2) que você não nos considere negligentes em face do conselho irrefutável que nos deu para encontrar uma escola diurna.
>
> Quanto a (1), minha esposa e eu pensamos que aqui há uma oportunidade excepcional com um orientador competente e sua esposa (eles já lidaram maravilhosamente bem com alguns meninos "difíceis" e, segundo alguns, meninos de talento peculiar que, em mãos menos capazes, teriam facilmente se transformado em infelizes "desajustados") – uma oportunidade excepcional para permitir que Peter, em muitos sentidos, *continue* em um lugar que ele já conhece bem. Ele vive na piscina do colégio, conhece bem seus campos esportivos, prédios, concertos, serviços religiosos; na verdade, ele foi instruído pelo talentoso marceneiro da oficina escolar e também conhece muitos dos professores, incluindo o que administra a fazenda, e é amigo dos filhos de alguns deles. A única alternativa acessível seria uma escola diurna, mas aqui, exceto por esse orientador, que é uma pessoa esplêndida, não conhecemos nenhum outro professor, e acontece que ainda não conhecemos nenhum dos pais ou dos meninos; assim, na esfera de contatos humanos, Peter teria que começar tudo lá do zero.

## 16. "PETER" AOS 13 ANOS

> Com relação a (2), o que minha esposa, eu e o orientador gostaríamos de perguntar é: você deu sua clara opinião de que a solução seria na verdade uma escola diurna de fato. Levando-se em conta todas as circunstâncias apresentadas (minha esposa e eu naturalmente as consideramos como totalmente favoráveis, um pouco para nossa surpresa), você acharia aconselhável que aproveitássemos essa oportunidade de Peter se tornar aluno semi-interno desse colégio interno na vizinhança, o que faria dele um dos três ou quatro alunos semi-internos de um colégio interno?
>
> Caso isso lhe dê uma ideia suficientemente clara da situação, ficaríamos muito gratos se nos dissesse se devemos seguir adiante.

Em resposta, aconselhei os pais *a consultarem Peter* e seguirem adiante se ele desse uma resposta favorável.

O pai escreveu novamente (três meses depois da primeira consulta; Peter estava agora com 14 anos):

> Muito obrigado por ter escrito. Estamos muito contentes por você achar que o risco não é de todo injustificável.
>
> Peter tem estado "por dentro" de todo o esquema quase desde o começo. Ele foi conosco à casa do orientador e se deu muito bem tanto com ele como com a esposa. Agora consegue falar sobre o assunto e achamos que tem um interesse real e gosta da ideia. Sairemos todos para duas semanas de férias. Acho que quando voltarmos estaremos prontos para seguir adiante.

Dois meses mais tarde, telefonei para a mãe de Peter, que me contou que ele estava bem e feliz e que era agora um dos melhores alunos da escola local como aluno semi-interno e que estava gostando muito de jogar rúgbi.

Voltei a telefonar três meses depois e a mãe me disse: "Peter está ótimo, não perde um dia de aula por causa de ataques de calafrio ou febre e brinca muito melhor com o irmão e a irmã durante os feriados. Tirou boas notas na escola". Ela disse que o segundo trimestre seria a prova.

Um mês mais tarde, a mãe me escreveu a seguinte carta:

> Muito obrigada por sua carta. Claro que não é incômodo, ficamos agradecidos por seu interesse continuado.
>
> Peter está muito bem; ganhou peso e cresceu um pouco e conseguiu *escapar* de um resfriado que estava batendo à porta. Começou a estudar, eu acho, e tirou boas notas em francês e numa redação de inglês e subiu para a primeira divisão da turma em matemática. Acho que ele ainda não fez uma amizade real, mas parece se dar bem com todo mundo. Fica sempre feliz em voltar para casa e agora arranjamos um cachorro para ele amar e cuidar.
>
> Acho que ele tem disposições profundamente contrastantes entre se sentir feliz ou não e está aprendendo a entender como se sente e a falar sobre isso.

A carta seguinte (dois meses mais tarde) veio da mãe, como se segue:

> O semestre foi bom para Peter. Ele faltou à aula uma vez por causa de um resfriado. Estava muito cansado no fim – acho que teve uma exaustão nervosa – e passou dois dias na cama com uma suposta dor de garganta. E na primeira semana de férias teve uma pequena contração nervosa na face. Nosso filho mais novo está em casa agora; eles estão brincando juntos, mais animados que nunca – e a contração nervosa passou, bem como todos os sinais de cansaço. Ele é o segundo da turma, teve um bom boletim e vai passar para uma turma mais avançada no próximo trimestre. Ficou com o rosto radiante quando soube disso. Matemática parece ser sua melhor matéria. Também vai muito à oficina e está construindo uma canoa – o material foi um presente de aniversário adiantado. Não parece ter feito nenhum amigo especial, mas parece se dar bem com todo mundo.

## 16. "PETER" AOS 13 ANOS

> O irmão de Peter deixa o colégio interno no próximo verão e gostaríamos muito que ele ficasse em casa daqui por diante. É uma alegria ter Peter em casa e gostaríamos de dividir essa alegria com nosso filho mais novo. Pelo jeito ele entraria na escola de Peter, mas em outro programa, também como aluno semi-interno – o que não deve ser um problema, dado seu ótimo desempenho acadêmico. Acha que seria ruim para Peter o irmão se juntar a ele? Ele é muito mais rápido que Peter, mas são ótimos amigos agora. Se estiverem em programas diferentes, você acha que existe a chance de alguma rivalidade pessoal ser dissolvida em uma "rivalidade de programa" comum, à qual todos estão suscetíveis?

A esta carta respondi com a seguinte:

> Fico feliz por saber que Peter teve um bom semestre. O problema que você mencionou diz respeito ao irmão de Peter, e acho que Peter deveria ser capaz de lidar com a presença do irmão em casa, embora, como você sugeriu, seja um pouco diferente de conviver com ele na mesma casa apenas nas férias. Talvez você deva *falar sobre isso com Peter* antes que a coisa toda esteja decidida. Acho bom que eles não estejam no mesmo programa.
> Me ajuda muito que vocês me mantenham informado.

A mãe escreveu novamente, três meses depois, catorze meses após a primeira consulta:

> Apenas outro relatório sobre Peter. Não trago notícias tão boas desta vez, já que ele teve faltar às aulas por cinco semanas devido a uma inflamação de garganta. Teve febre baixa durante duas semanas, até o médico descobrir a causa. Começou a se perguntar se a causa não seria algum problema nervoso. Foi então que dois dos amigos de Peter da escola ficaram com dor de garganta e febre alta – facilmente diagnosticadas –, então examinaram a garganta de Peter e detectaram o problema. O médico acha que ele pode ter sido contagiado.

Ficou o tempo todo em casa – nem sempre na cama – fazendo aviõezinhos. Ele nunca fica desocupado e adora usar as mãos. Agora está bem de novo e em período de provas, depois de apenas meio trimestre de estudo. Não sinto que isso seja uma grande preocupação para ele, mas acho que gostaria de ir bem. Ele terminou sua canoa – pintada lindamente de azul e branco – e nós a lançamos com sucesso num rio próximo a Henley. Essa é uma fonte de grande alegria para ele e todos admiram muito essa realização. Não tem nenhum amigo da idade dele e tem passado bastante tempo em casa, mas está bem feliz e bem-humorado. Está agora com 15 anos e sua voz não mudou. Vai viajar para longe para ficar com o tio e a família por duas semanas – essa vai ser a primeira vez que viajará sozinho desde que deixou o colégio interno. Quando voltar, iremos todos juntos passar as férias em família com amigos. Espero que tudo isso o ajude a restabelecer a saúde.

Voltou a escrever, um mês mais tarde:

Agradeço muito por sua sábia carta. Estou escrevendo para perguntar se poderia me aconselhar mais uma vez. Peter não foi bem nas provas. Não conseguiu e ficou muito sentido. Gostaria de saber se eu poderia sugerir que ele tivesse umas aulas extras para recuperar o conteúdo que perdeu. Falamos antes sobre isso e eu já estava começando a pensar que seria melhor não preocupá-lo. Agora chegou o relatório escolar. Faria a gentileza de dar uma olhada nele? Esse relatório foi feito por um professor jovem e inexperiente e não acho que Peter estará em sua turma novamente no próximo trimestre. Mas fiquei muito chateada por ele ter sugerido que Peter é preguiçoso. Ele não tinha como estar com energia quando voltou, estando atrasado no trimestre e, sobretudo, entupido de penicilina. Eu gostaria de falar com esse professor antes de as aulas começarem para explicar mais a respeito de Peter, mas não sei que abordagem devo adotar. E também não sei qual a melhor maneira de ajudar Peter. Por mais que eu fale que esses

## 16. "PETER" AOS 13 ANOS

> relatórios não são importantes, eu sei que *ele* acha que são. Ele perdeu o contato com os colegas da mesma idade, naturalmente, nas cinco semanas que passou com a garganta inflamada, mas acho que há uma ou duas possíveis amizades. Também não pôde ir aos jogos esportivos, dos quais realmente gostaria de ter participado.
> Meu marido está fora por seis meses,[2] por isso não podemos discutir tudo isso juntos. Eu ficaria muito agradecida por seu conselho. Por favor, não tenha pressa. Peter está fora e ainda não viu o relatório. Acha que seria útil fazer aulas extras em uma matéria antes do início do próximo trimestre? Não penso que esteja ansiosa pelo estudo dele *como estudo,* mas porque sinto que ele seria muito mais feliz se estivesse confiante a esse respeito.

Respondi a esta carta por telefone e devolvi o relatório escolar de Peter.

A carta seguinte, da mãe de Peter, chegou 25 meses depois do primeiro contato.

> Gostaria de lhe falar mais uma vez sobre Peter. As notícias são muito boas. Ele está incomparavelmente melhor e mais feliz. Dificilmente o reconheceria, pois cresceu bastante e está mais alto que meu marido. Ainda tem o mesmo rosto de menino. Seus relatórios escolares têm sido bons e ele perdeu apenas uns poucos dias de aula desde setembro. Ainda não fez um amigo íntimo na escola e parece levar uma vida solitária, mas satisfatória. Está cheio de afazeres em casa: jardinagem, culinária e coisas do tipo. Passa muito tempo na oficina da escola, onde pode praticar marcenaria com auxílio do marceneiro.
> Há algo que eu gostaria de lhe perguntar. Setembro passado ele teve uma série de enxaquecas em intervalos curtos. Já teve isso antes, mas não com tanta frequência. Não eram tão fortes a ponto

---

2 Talvez tenha passado despercebido para a mãe o significado especial da ausência do pai neste caso.

de ele precisar ir para a cama, mas eram fortes o bastante para fazê-lo sofrer. Eu mesma sempre tive enxaqueca de tempos em tempos, mas descobri que, se tomo ferro, não tenho mais. Receitaram comprimidos de ferro e eu tomo de vez em quando, desde que minha filha nasceu. Tive a impressão de que seriam bons para Peter. Ele tem tomado um comprimido todo dia pela manhã, exceto durante as férias, quando tomou um comprimido dia sim, dia não. Tenho certeza de que estão suprindo alguma coisa de que ele necessita. Mas será que estou fazendo a coisa certa? Será que eles poderiam estar lhe fazendo algum mal sem eu saber?

Minha filha (de 19 anos) viajou para o exterior, então Peter está desfrutando do fato de ser *o único em casa*. Tem estado muito feliz com seu irmão mais novo durante as férias. A enfermeira-chefe responsável por Peter parece gostar muito dele e ele parece estar encontrando o próprio lugar no internato.

Fiquei chateada no trimestre passado quando pegaram ele colando na aula, porque havia esquecido o livro e não conseguiu confessá-lo. Ficamos sabendo disso porque o professor contou para o meu marido e o orientador também ficou sabendo. Ele não nos contou e não sabia que tínhamos conhecimento disso. Pareceu bem capaz de lidar sozinho com essa situação de maneira racional e felizmente o professor em questão foi muito sensato.

Obrigada, mais uma vez, pela ajuda.

Voltei a escrever à mãe:

Foi bom receber sua carta exatamente quando estava para lhe escrever perguntando de Peter. As notícias parecem boas.

Gostaria que soubesse que não vejo razão alguma para Peter não tomar os comprimidos de ferro. Não deve ficar tão desapontada se algumas vezes ele tiver enxaquecas, não obstante a medicação. No entanto, se ficar constipado, acho que deveria interromper o uso dos comprimidos, pelo menos por um tempo.

**299**

## 16. "PETER" AOS 13 ANOS

Seis ou sete anos depois do primeiro contato, escrevi à mãe pedindo-lhe que me desse notícias de Peter, e ela respondeu (ele estava agora com 22 anos):

> Pensei várias vezes em lhe escrever, mas acabava sempre decidindo esperar um pouco mais para me certificar de que tudo estava bem. Tenho apenas coisas boas para contar. Peter ficou nessa escola por cinco anos – os primeiros quatro como aluno semi-interno, o que significava café da manhã e jantar em casa e todo o resto do dia na escola. No último ano foi aluno interno e, no último trimestre, foi também monitor do programa dele. Passou bem e foi feliz todos esses anos lá, mas não fez nenhum bom amigo. Estava no time de tiro ao alvo e de futebol. Tem quase 1,95 m de altura! Nos exames de admissão para a universidade, fez as provas avançadas de física, matemática e química, mas passou apenas em química, que é sua matéria preferida. Está determinado a ir para a universidade, apesar de os professores não o encorajarem. Refez as provas de física e matemática, estudando com a ajuda de um professor particular em Londres e morando em casa. Passou em ambas e foi admitido em uma universidade distante, para estudar bioquímica. Suas cartas demonstram sempre contentamento. Depois de passar nas provas, conseguiu nas férias um emprego temporário no departamento de pesquisas de uma empresa em Londres. Foi também para um acampamento na região montanhosa da Escócia e explorou a região por conta própria, fazendo trilha de mochilão.
>
> Resta apenas esperar para ver se ele consegue dar conta do trabalho acadêmico que precisa realizar para se formar.
>
> Agradeço novamente por toda sua ajuda quando tanto precisamos dela. Embora não tenha sido preciso voltar ao seu consultório, foi um grande alento para nós saber que você estava lá.
>
> Muito obrigada por suas perguntas atenciosas. Tenho certeza de que ficará satisfeito com as coisas que lhe contei. Nunca falamos com Peter sobre as visitas que ele lhe fez ou sobre os problemas que teve naquela época. Acha que devemos falar disso um dia?

Eu respondi:

> Estou muito agradecido por sua longa e interessante carta. Naturalmente fiquei muito feliz pelo que soube de Peter. Não vejo por que fazer qualquer esforço especial para discutir as visitas com ele, mas talvez um dia o assunto venha à tona de forma espontânea.

## CONCLUSÃO

Assim, eis o caso de um menino cuja sintomatologia antissocial era grave. Ele foi tratado como doente, e não como uma criança malcomportada, e lhe foi permitido usar a própria casa como hospital psiquiátrico. Em mais ou menos um ano ele se recuperou daquele estado psiquiátrico anormal, graças ao trabalho feito pela mãe e por toda a família e graças também a uma escola local de regime interno que pôde se adaptar às necessidades específicas de Peter.

Minha função principal foi dizer de modo definitivo: este menino está doente e deve-se dizer isso a ele, dando-lhe tempo para uma recuperação natural da doença psiquiátrica.

Ocorreu que o principal fator etiológico era uma deprivação relativa ocorrida aos 3 anos, na forma de uma deprivação do pai durante os três primeiros anos de vida, decorrente da guerra.

# 17

## "RUTH" AOS 8 ANOS
## [1966]

O caso de Ruth chegou a meu conhecimento da seguinte maneira.[1] Um homem veio me consultar a respeito de si mesmo; era o pai de Ruth. No curso de mais ou menos uma hora, em que ele disse que queria falar sobre si próprio, contou-me vários fatos. Entre eles estavam duas coisas significativas para a descrição do problema de Ruth. O primeiro era que sua filha, a do meio de três filhas, começara a roubar na escola; paralelamente a isso, estava mudando de personalidade e tornando-se fechada e evasiva. Seus trabalhos escolares haviam piorado e a escola pediu que ela fosse afastada. O outro fato era que esse homem, que estava tentando manter sua família estruturada enquanto exercia a própria profissão, sentia-se confuso diante das doenças da mulher. Sua mulher tinha três doenças e isso o envolveu em três situações de hospital e, de alguma forma, houve uma falha de comunicação entre as agências de assistência social dos três hospitais. Ele se sentia partido em três pedaços e passava grande parte de seu tempo tentando cumprir com as exigências dos hospitais e levando a esposa de um hospital para

---

[1] Publicado em versão resumida sob o título "Becoming Deprived as a Fact: A Psychotherapeutic Consultation". *Journal of Child Psychotherapy*, v. 1, n. 4, 1966. Também proferido na conferência "Principles of Direct Therapy in Child Psychiatry", a convite do Judge Baker Guidance Center, abr. 1967.

outro, e sentia que a verdadeira falha de comunicação havia sido dele consigo mesmo. No fim da entrevista, ele disse que, agora que uma pessoa havia escutado suas várias e variadas queixas, ele podia enfim, pela primeira vez, enxergá-las como uma coisa só, e afirmou sentir que conseguiria lidar com elas sem uma ajuda adicional.

No entanto, ele sentia que precisava de ajuda com Ruth e por isso marquei uma consulta com a filha. Seria necessário que eu, na entrevista com a menina, revertesse a tendência dela para o comportamento antissocial. Se eu fosse bem-sucedido, então sentiria confiança de que este homem poderia lidar com toda a situação familiar, incluindo as três doenças de sua mulher, auxiliado, naturalmente, pelas muitas qualidades positivas que ela também apresentava, a despeito das doenças.

É necessário enunciar as três doenças, uma vez que elas afetavam o problema com que Ruth estava tentado lidar. A mãe de Ruth gostava de ter filhos, e apreciava em especial a fase em que eram bebês e muito dependentes. Ela cuidou bem da filha mais velha e desfrutara de Ruth quando esta era bebê, até o momento em que engravidou da terceira filha, que também era menina. Esse foi, na verdade, um período de preocupação generalizada na situação familiar e a mãe de Ruth sabia que, se engravidasse novamente, teria de assumir uma quantidade de responsabilidades muito maior do que conseguiria dar conta. Talvez por algum tempo tenha perdido a confiança no marido. O fato de a mãe de Ruth ter muitas coisas com que precisava lidar levou-a a adoecer durante a terceira gravidez e Ruth foi uma fatalidade dessa situação, embora isso não tenha sido reconhecido por nenhum dos pais no momento em que ocorreu. A mãe de Ruth desenvolvera artrite reumática e ficou aleijada. No fim da gravidez também desenvolveu melancolia aguda. Teve de ser hospitalizada por ambas as condições, e a hospitalização mais grave ocorreu após o nascimento da terceira filha, quando teve de passar algumas semanas internada em um hospital psiquiátrico. Recusou tratamento físico e voltou gradualmente a assumir a vida familiar e o cuidado satisfatório das filhas. Quando

## 17. "RUTH" AOS 8 ANOS

a bebê estava com poucos meses, ela e o marido perceberam que Ruth havia sido negligenciada, embora não do ponto de vista físico, e esse período de negligência revelou sua significância na consulta terapêutica, como se vê na descrição seguinte.

Para um quadro completo é necessário mencionar a terceira doença da mãe de Ruth, que lhe fez adquirir grande confiança em médicos, o que parece tê-la ajudado a atravessar as épocas de desespero. Quando criança, ela tivera uma bronquiectasia e foi uma das primeiras pacientes a ter uma metade inteira dos pulmões removida cirurgicamente. O departamento do hospital responsável por isso teve grande interesse nela e colocou a sua disposição uma excelente casa de recuperação, que ela ainda poderia utilizar mesmo casada e com uma família. Se não estivesse se sentindo bem, poderia ir lá passar duas semanas.

Quando Ruth veio a mim, eu tinha, dessa forma, conhecimento a respeito desses e de muitos outros fatos relativos ao contexto familiar. Mas o que eu não sabia dizer era se Ruth conseguiria travar contato comigo de tal maneira que eu pudesse ver sua infância por seus próprios olhos. Espero que o leitor consiga ter uma noção – a partir de um estudo da sequência dos eventos na consulta terapêutica – da maneira como uma criança pode usar essa situação especializada que conseguimos proporcionar. Neste caso em particular, não posso negar que recorri não apenas a minha compreensão teórica do relacionamento entre roubo e deprivação mas também à validação da teoria, proporcionada pelo que soube através do pai de Ruth, quando ele descreveu o cenário familiar e os próprios problemas pessoais.

O caso tem esse sentido, que Ruth mudou no fim da consulta, conforme será descrito.

### RUTH

Quero fornecer o mínimo possível do histórico. Ruth tinha 8 anos quando a recebi. Tinha uma irmã de 13 anos e outra de 5. Sua família era intacta. Os pais tinham uma interdependência bastante acentuada, e isso dá à família um sentimento de permanência que as crianças podem explorar.

Em minha entrevista com o pai, percebi que o tumor maligno que estava destruindo a família e sua tendência inata para a autocura era o caráter alterado de Ruth. Ela fora especialmente amada e até um pouco mimada, depois mudou e agora estava roubando. Os pais se sentiam muito culpados por isso, pois (como disseram) viram a si próprios causando essa transformação. Não puderam evitar, mas viram as modificações em Ruth sucederem-se diante de seus olhos, coincidindo com o início da terceira gravidez da mãe.

Decidi que a primeira coisa a ser feita para ajudar essa família a se reabilitar era receber Ruth para uma consulta e, se possível, curá-la dessa compulsão para o roubo. Para que isso fosse possível, eu teria que conseguir a versão dela a respeito da experiência de privação. Daí partiu a consulta terapêutica.

Não há nada de excepcional com relação a esta consulta, exceto que ela marcou o fim dos roubos de Ruth, tendo também marcado o início de um novo período de crescimento emocional, com algum progresso educacional. Houve uma resposta favorável da família à perda da compulsão antissocial na criança e os pais fizeram bom uso de sua nova liberdade de prosseguir com o próprio reestabelecimento deles como pais de uma família que continua em plena operação.

## A CONSULTA TERAPÊUTICA

Ruth ficou logo à vontade. Falou-me a respeito da irmã mais velha e da mais nova, que estava na escola. Disse que não se importava muito por ter perdido a aula para vir me ver. Se fosse à escola, estaria tendo aula de inglês. Aceitou minha sugestão do jogo.

1. Fiz um rabisco, que Ruth rapidamente transformou em um carrinho de bebê, seu próprio carrinho, que já tinha havia um ano.

## 17. "RUTH" AOS 8 ANOS

A partir disso, descobri que ela tinha três bonecas. "Isso é tudo o que quero", ela disse.
**2.** Rabisco de Ruth, que transformei em uma planta. Ela disse que era um gerânio.
**3.** Seu desenho, que mostrava as três bonecas e que eu a convidei a desenhar. Ela disse: "Vou tentar...". "Não está certo...".

Falei: "Bem, aqui não é a escola, você está apenas me mostrando o que gostaria de me mostrar".

Ela disse: "Rose Mary é a maior. Judith tem cabelos cacheados. Poppy tem franja, rabo de cavalo e um laço".

Eu disse: "Você prefere ser pai ou mãe?". E ela rapidamente optou por ser mãe. Disse: "Quero ter tantos filhos quanto eu puder".

Aqui estava o retrato de sua própria família em forma de bonecas. Ela mesma seria representada por Judith. Pode-se ver neste desenho que a identificação com a mãe lhe dá uma deformidade num dos membros

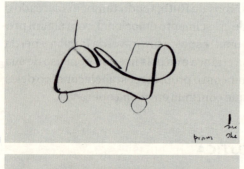

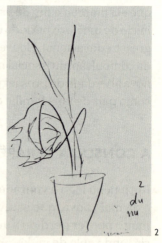

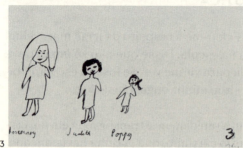

inferiores. Também faltam as mãos, o que pode ser um comentário sobre o desespero da mãe, quando ficou gravemente doente.

   **4.** Meu rabisco, que ela transformou em "uma pessoa".
   **5.** Rabisco dela, que a fez dizer: "Ah! Eu sei!". E transformou o próprio rabisco em um arco e flecha.
   **6.** Meu rabisco, que ela transformou em uma borboleta. Ela falou aqui da maneira como seu jardim fora estragado por um homem que estava construindo um banheiro. "A questão é: será que ele algum dia vai se recuperar?".
   Eu sugeri: "Homens são seres desajeitados".

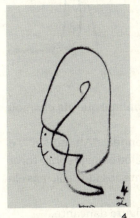 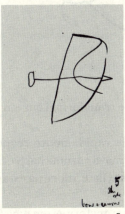 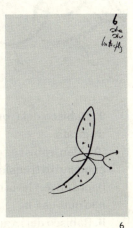

      4                5                6

Observe-se que eu não estava fazendo interpretações. Estava simplesmente conversando enquanto brincava com ela.

   **7.** Rabisco de Ruth, que eu apanhei antes que ela pudesse usar novamente. (Dessa maneira, suponho, eu lhe transmiti a ideia de meu envolvimento no jogo.) Fiz um avião, mas ela disse que era uma mosca.
   **8.** Meu rabisco, que ela transformou em um cavalo. Ficou muito contente com ele.

## 17. "RUTH" AOS 8 ANOS

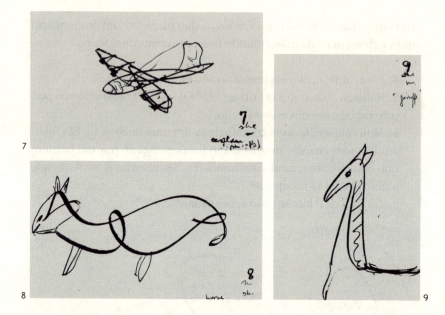

**9.** Rabisco dela, que transformei em um animal que ela chamou de girafa.
**10.** Meu rabisco: ela rapidamente respondeu: "Ah, eu sei!", e enquanto o transformava em uma harpa, falou comigo sobre tocar flauta doce. Havia uma flauta doce na estante ao lado dela, mas ela não quis usá-la.
**11.** Rabisco dela, que transformei em uma figura dançante.
**12.** Meu rabisco, que ela transformou na cabeça de uma mulher. A língua da mulher estava para fora, mas Ruth fez da língua um cigarro, por ser este mais respeitável, suponho.
**13.** Rabisco dela, que transformei em uma planta. Enquanto eu o fazia, ela me ofereceu uma Polo (doce), que aceitei. Eu disse: "Está cansada deste jogo?", e ela respondeu: "Não, estou gostando".

Isso marcava a fase intermediária, que indica o estabelecimento da confiança, e podia ser acompanhado por uma disposição a ir mais fundo.

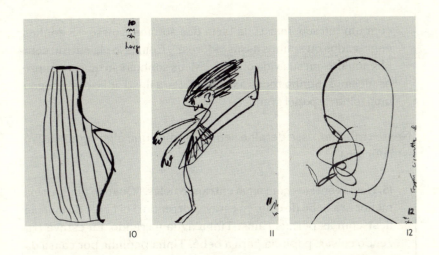

10 11 12

**14.** Consequentemente me senti mais corajoso e fiz um rabisco deliberadamente confuso. Ela desenhou uma banheira em volta, para que o rabisco fosse a água contida na banheira. Aqui estava uma fantasia pessoal e eu poderia agora abordar o mundo onírico de Ruth. Perguntei se, quando sonhava, ela sonhava com coisas desse tipo. Ela disse que viu algo na TV, um peixe numa banheira

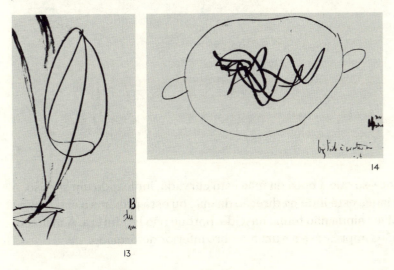

13 14

**309**

## 17. "RUTH" AOS 8 ANOS

com um buraco. Insisti na ideia dos sonhos e disse: "E sonhos engraçados ou sonhos assustadores?". Com isso ela entrou completamente em sua vida onírica. "Meus sonhos são quase sempre os mesmos. Sonho todas as noites". Para ilustrar isso, ela pegou uma folha de papel grande.

(Neste trabalho, esse detalhe sempre indica que algo significativo está por vir.)

**15.** Navios antigos com água entrando neles. "Quando minha irmã menor era bebê de colo, eu estava correndo. Foi antes de mamãe ficar com as pernas ruins. Tinha água jorrando. Eu estava trazendo coisas, papinha para a bebê. Tinha papinha por causa da bebê. O sonho acabou bem. Papai chegou em casa com o carro e entrou pelos fundos, na garagem. Ele bateu no navio e destruiu ele todinho e toda a água foi embora. Então o sonho acabou bem."

Havia uma boa dose de ansiedade no meio dessa descrição do sonho, antes de o pai chegar e salvar a situação.

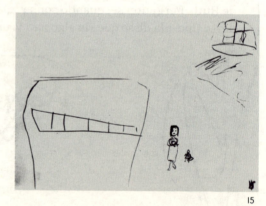

15

Note-se que a boca da mãe está curvada, indicando um sorriso. A criança está indo na direção da mãe ou está próxima a ela. A bebê talvez ainda não tenha nascido, porque não há cintura. A mãe tem mãos imprestáveis e um membro inferior deformado.

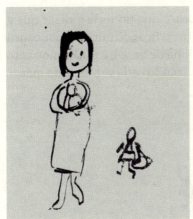
detalhe da imagem 15

Fiz um comentário aqui, referindo-me ao fato de que ela correu para a mãe cheia de esperança. Ela sentiu que poderia ser como a mãe ao ajudá-la a alimentar a nova bebê. Na verdade, foi perto do fim da gravidez da mãe que Ruth se tornou uma criança doente. A primeira coisa que ela roubou foram potes de papinha de bebê, e depois roubou dinheiro para comprar papinha de bebê, na qual ficara viciada. Neste caso, eu por acaso já sabia desses detalhes.

Esse sonho era otimista e no fim tudo acabava bem; então em algum lugar havia uma versão pessimista do mesmo sonho. Eu precisava desta, então pedi a Ruth que desenhasse a pior parte.

> **16.** Outro desenho de Ruth. Este mostra a mãe com a bebê, e *Ruth ficou surpresa com o próprio desenho.* "Ora! É apenas um anãozinho miúdo!" Ela disse que no mar atrás dela tinha um veneno que fizera a bebê encolher e que mamãe também encolheria. "Veja, estou cada vez mais longe da mamãe!"

Essa imagem dá uma visão direta da área mais severa da separação de Ruth e também dá mostra da chegada de um senso de desespero [*hopelessness*]. Nesta figura, desenhada com muita rapidez e com uma emoção que denotava raízes profundas, ela deu à mãe uma

## 17. "RUTH" AOS 8 ANOS

boca reta (melancolia) e uma cintura, o que poderia indicar que a bebê já havia nascido. Mas a bebê estava ficando mirrada por causa da água venenosa (o oposto da papinha de bebê), e Ruth, enquanto desenhava, sentia que estava se afastando cada vez mais da mãe.

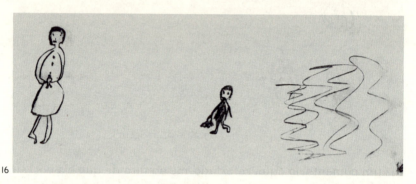

16

O desenho de si mesma foi feito direto a partir do ombro, de modo que as linhas da boca desciam para os braços e viravam parte da bolsa que não tinha papinha de bebê.

> Ela disse: "Então eu tive que comer muito. Quando o veneno perdeu o efeito, fiquei gorda de novo".

Havia outros detalhes, mas é preciso que sejam omitidos aqui, exceto os seguintes:

> Perguntei deliberadamente a Ruth: "Já surrupiou alguma coisa na vida?".
> Ela me respondeu: "Fiz isso quando pequena, costumava roubar papinha de bebê. Eu só comia essas papinhas. Gostava especialmente dos pêssegos enlatados para bebês".
> Era importante saber disso através da própria Ruth.

Juntando todos esses detalhes, parece-me legítimo afirmar que esta é a verdadeira ilustração, pela criança, da deprivação que sofreu, no momento em que perdeu a esperança de conseguir lidar com a gravidez da mãe e com o nascimento da irmã bebê através da identificação com a figura maternal e nutriz da mãe. Já havia uma identificação ilustrada pela deformidade da boneca e da própria Ruth nos desenhos do sonho. Mas era uma identificação pela via da doença, e não pela via de uma função materna positiva.

Antes que Ruth fosse embora, fizemos mais dois desenhos do jogo do rabisco, para trazê-la à superfície e deixar a despedida mais leve:

17. Meu, que ela transformou em um peixe.
18. Dela, que transformei em um prato com comida, pão etc.

Nesse contexto, minha intenção é simplesmente apresentar o desenho desta criança, no qual ela recapturou a sensação de ter se tornado deprivada e sem esperança. Tendo reencontrado essa experiência em plena consciência, no ambiente acolhedor de uma consulta terapêutica, Ruth imediatamente perdeu a compulsão para roubar – e, com ela, o hábito de mentir. Houve também modificações favoráveis em toda sua personalidade, como é comum em tais casos, e a escola rapidamente esqueceu que havia sido perturbada por Ruth a ponto de um dia chegar a pedir que ela saísse.

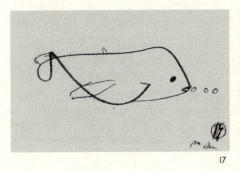

17

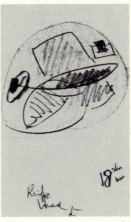

18

## 17. "RUTH" AOS 8 ANOS

**RESUMO**

Na consulta terapêutica, Ruth, aos 8 anos, conseguiu relembrar e reviver a tensão de uma época em que se tornara uma criança deprivada, e foi capaz de ilustrar isso em um desenho. A experiência foi terapêutica para Ruth e as mudanças daí decorrentes beneficiaram toda a família.

**ACOMPANHAMENTO**

Cinco anos. Desenvolvimento satisfatório, sem roubos. A família se restabeleceu.

# 18

**"SRA. X" AOS 30 ANOS,
MÃE DE ANNA, 6 ANOS**

[1971]

Agora desejo incluir a ilustração de uma entrevista com um dos pais. Não há diferença essencial entre uma entrevista com o pai ou a mãe e uma entrevista com uma criança, exceto que com adultos, bem como com adolescentes mais velhos, é improvável que um intercâmbio de desenhos seja apropriado.

Esta paciente foi escolhida de minha clínica hospitalar. A filha estava sob nossos cuidados, transferida por um colega pediatra. Na entrevista inicial com a criança, detectamos sinais de que a presença da mãe nas consultas médicas da filha indicavam uma necessidade na própria mãe. A mãe era, contudo, incapaz de pensar dessa maneira sobre o que estava fazendo, e trazia constantemente a filha para um médico ou outro examiná-la e tratar de indisposições que não eram tão graves quanto a ansiedade da mãe parecia indicar. Era necessário, nesse caso, que os psiquiatras da criança se mantivessem em contato com a mãe e a filha, sustentando o caso enquanto aguardavam seu desenrolar. Gradualmente, após meses, a mãe perdeu a desconfiança e se revelou como uma pessoa que precisava muito de ajuda pessoal.

Soube pela equipe de assistentes sociais que havia chegado o momento de eu entrevistar a mãe. Forneço aqui uma descrição dessa entrevista. O resultado foi favorável do ponto de vista dos

## 18. "SRA. X" AOS 30 ANOS, MÃE DE ANNA, 6 ANOS

esforços clínicos em prover ajuda apropriada à criança, já que a mãe, tendo comunicado a própria situação, estava agora apta a fazer uma coisa nova, que era transferir os cuidados da filha para a organização de assistência social. Assim, como resultado da entrevista, conseguimos matricular a menina numa escola adequada, que de fato a ajudou nos anos seguintes. O contato entre a criança e a mãe pôde ser mantido devido à atitude especial que a escola adotou em relação ao problema.

Uma descrição dessa entrevista é dada não tanto como evidência de cura da mãe, que na verdade exigiria uma quantidade imensa de trabalho da parte de alguém, mas para ilustrar a maneira como, ao esperar, chega-se ao momento para uma comunicação de natureza muito pessoal. Aliás, a maneira como a mãe contou sua história fornece o quadro de uma criança deprivada, como se tivesse sido contada por essa criança, agora uma mulher adulta com uma filha ilegítima. Além disso, pode-se dizer que essa mãe adquiriu maior capacidade de conduzir os próprios problemas após a entrevista e sua sequência, a saber: o cuidado adequado da filha.

> Vi a sra. X. sozinha.
> Falei: "Olá! Puxa, como você está magra".
> Ela disse: "Na verdade, estou gorda e não consigo entrar nas minhas roupas".
> Parecia séria e preocupada.
> Eu disse: "Vamos falar sobre Anna, vai ajudar a quebrar o gelo". (Anna tinha 6 anos.)
> A sra. X. discorreu: "Ela está realmente bem, sabe? Ela não tem uma vida muito boa. Nunca falo com ela, por exemplo, simplesmente porque ninguém jamais falava comigo quando eu era criança. Se estou deprimida, então é aí que Anna fica pior, ou até mesmo muito malcriada".

Continuou falando dos obstáculos que ela mesma havia experimentado, como não ter tido uma educação adequada na escola, de modo que não pôde ser enfermeira ou outras coisas que queria ter sido. Aos 20 anos, consultou uma médica numa clínica e o relatório obtido dizia que ela era "amoral, não tinha estrutura alguma e era uma adolescente permanente"; mas, como disse, "Não adianta nada receber tratamento para descobrir como a gente é, quando isso já é sabido". Insistiu na própria maldade e persistiu nisso até o fim da consulta.

"O problema", disse ela, "é que se gosto de alguém, homem ou mulher, para mim isso é sexo. Aos 19 anos eu dei meu primeiro beijo e meu primeiro abraço, e essa foi também a primeira vez que alguém foi afetuoso comigo, então as duas coisas aconteceram ao mesmo tempo."

Falei: "Nem posso imaginar como você lidou com isso".

Ela disse: "Bem, eu me masturbava bastante".

Era apenas na região clitoriana. Ela não tinha conhecimento do orgasmo profundo até pouco tempo antes.

Ela disse: "O problema é que eu estrago tudo por ficar possessiva. Eu não queria ser assim, mas fico o tempo todo perguntando "O que você estava fazendo? Onde estava?", como se o homem ou a mulher tivesse feito de tudo para me ferir. Uma dessas pessoas disse: "Não posso nem ir ao banheiro sem você sentir ciúmes".

Falei: "As crianças muitas vezes são assim, Anna também já deve ter agido assim?".

Ela disse: "Já, mas não é horrível que eu ainda seja criança?!".

Foi então que começou a chorar.

Ela disse: "Pra mim não faz nenhuma diferença se é homem ou mulher, se alguém é afetuoso comigo, então pra mim tem uma experiência sexual. Tive dois casos com mulheres, que talvez tenham sido o que mais me trouxe satisfação na vida".

Eram ambas mulheres grandes e cheias – muitas brincadeiras sexuais e manipulações dos seios etc.

Eu disse: "Bem, tudo isso é terrível. Algo de bom aconteceu para você em algum ponto, mas depois isso se perdeu. Tenho certeza disso, pois você pode reconhecer coisas boas em Anna".

**317**

## 18. "SRA. X" AOS 30 ANOS, MÃE DE ANNA, 6 ANOS

Então ela repassou alguns dos detalhes de sua história novamente. Fora custodiada pela — Corporation, porque sua mãe era muito cruel com ela. Viveu com a mãe até os três ou quatro anos, e eu disse: "Talvez sua mãe tenha sido razoável no começo, do seu ponto de vista?".

Respondeu: "Impossível, se ela era tão cruel que tive que ser afastada dela".

Falamos aqui sobre sua solidão desesperada, um estado que ela descreveu de duas maneiras: "Fico sozinha por ser impopular, mas sinto ciúmes terríveis de qualquer pessoa popular, principalmente da minha namorada".

Fiz um comentário sobre esse ponto: "Estar sozinha é seguro".

Falou então: "Foi isso o que eu disse para a minha amiga, Daisie, uma ou duas semanas atrás", e repetiu o que eu disse com suas próprias palavras.

Começou a falar de Daisie, que é extremamente bonita, viva, alegre e teatral, e tem 22 anos. Ela já fez de tudo, consegue o que quiser de qualquer pessoa, tem duas contas bancárias e é cheia de dinheiro.

Aqui e em outros momentos ficou evidente que ela mantinha seu próprio self operante na personalidade de suas amigas, de quem (em consequência disso, talvez) sentia ciúmes extremos.

Falei-lhe, diante da descrição que fez de Daisie: "Você tem irmãos ou irmãs?".

Ela disse: "Me lembro de uma festa de Natal no orfanato em que alguém disse: 'E esta é sua irmã'. Ela era muito bonita. Nunca mais a vi".

Isso a levou a me dizer que no orfanato era chamada de Polly, mas quando viu sua certidão de nascimento, soube que seu pai era "Y" e sua mãe, "Z". Não havia menção alguma do nome pelo qual era chamada. Descobriu que nascera em —! Ela sempre quis saber se houve algum crime na família, talvez o orfanato tivesse mudado seu nome para salvá-la de alguma vergonha. Ela estava na — Corporation Society Orphanage, a princípio um lugar grande, com 150 crianças pequenas, e depois ficou em lares menores até por fim ir para —. Em um desses lares havia uma srta. —, uma mulher estrangeira que era a superintendente.

Perguntei-lhe se ela se importaria se eu fizesse perguntas sobre a infância e ela disse que muito pelo contrário, mas que sempre evitou saber de sua infância com receio de descobrir que as coisas eram muito piores do que pensava. Os raros detalhes que me deu acabaram se mostrando corretos. Tudo isso aconteceu nos anos 1930.

Ela então passou a uma descrição de surtos de depressão. Sempre lidou com isso indo para a cama cedo e *devaneando*. Nessas ocasiões, sempre finge que é realmente especial e que é muito boa em alguma coisa. Na realidade, nunca foi nenhuma dessas duas coisas. Era uma criança magra e sem graça, disse, e por isso fora parar no hospital. Isso a trouxe alguma lembrança que a fez chorar novamente.[1] Houvera uma pessoa gentil em sua vida. Quando tinha 8 ou 9 anos, ficou no hospital, com febre, em um quarto pequeno, e não recebeu nenhuma visita durante todo o tempo que ficou lá. Certo dia uma mulher parou em seu cubículo, abriu a bolsa e disse: "Escolha alguma coisa". Ela escolheu o espelho. A mulher, então, foi embora e deu o espelho à enfermeira, que mais tarde o deu a ela. Disse que "esta foi a única coisa gentil que me aconteceu em toda minha infância". Não recebeu nem uma única visita durante os seis meses que passou no hospital. Devem ter sido seis meses porque ela passou lá seu aniversário (verão) e o Natal. Lembrou-se de ter sido levada de cadeira de rodas à enfermaria, vestindo meias pretas, e então ter sido persuadida a andar. Ela não sabe qual era a doença. Lembrou-se então de ter sido levada do orfanato por um homem de azul, em uma ambulância.

---

[1] Minha esperança é que o leitor já tenha percebido que, apesar da liberdade que tomo na maneira de me colocar, a estrutura da entrevista vem, na verdade, da própria paciente.

## 18. "SRA. X" AOS 30 ANOS, MÃE DE ANNA, 6 ANOS

Falei da coisa horrível que era ser levada de um orfanato, o que era diferente de ser levada da própria casa, por causa da incerteza da volta. Ela ficou numa ala isolada e se lembra do Papai Noel, que no fim das contas era um médico. Aqui fiz uma observação sobre o hospital ter lidado com o corpo dela, negligenciando o resto. Tendo em vista seus padrões, ela imediatamente se sentiu muito culpada, porque disse: "Sinto que as pessoas me devem as coisas, mas é claro que sou *eu* quem está errada. Mas por eu sentir que me devem algo, não posso deixar que nada corra bem. Se está tudo indo bem, destruo a coisa no meio do caminho e, assim, machuco a mim mesma".

> Eu disse: "Deve ser muito difícil para você saber com o que ficar brava, e ainda assim deve existir uma raiva violenta em algum lugar em você".
> Ela falou: "É, mas toma uma forma estranha. Sinto um tremor me atravessando. É como se por *uma fração de segundo* (ela achava muito difícil descrever isso) *eu pudesse ficar louca,* mas lembro onde estou e aí passa".
> Eu disse: "Você quer dizer que *de fato* fica louca, só que isso acontece tão rápido que logo passa. Sente medo de descobrir que fez algo terrível enquanto estava enlouquecida".

Então me contou uma coisa que disse "jamais ter contado a ninguém", e estava muito tensa. Quando tinha 14 ou 15 anos, não pôde ir trabalhar em uma fábrica porque disseram que ela não seria boa para esse serviço, então ficou trabalhando na creche do lado orfanato, onde as crianças vinham de casa passar o dia. Tinha que ajudar a tomar conta das crianças ou dos bebês e substituir uma professora que porventura faltasse etc. Uma criança estava chorando a plenos pulmões e isso a irritou profundamente, fazendo com que ela quase a estrangulasse. (Isso ilustra perfeitamente o que eu havia dito.) Ela segurou a criança pelo pescoço e a sacudiu, mas depois parou. Em outras ocasiões, abraçava forte as crianças para obter excitação sexual. "Isso é horrível e sujo. Será que alguma outra mulher faria uma coisa dessas? Algumas vezes Anna vem para minha cama e me abraça, e eu sinto algo sexual. Será que existe *alguma* mãe que *alguma vez* já tenha sentido isso? Claro que na creche eles me davam todos os trabalhos sujos, incluindo limpar os bebês, mas nunca me permitiram fazer qualquer coisa que fosse importante para os bebês."

Aqueles bebês na creche seriam todos apanhados pelos pais em algum momento do dia e então sugeri que isso poderia ser uma razão para ela quase ter assassinado essa criança, já que ela mesma jamais tivera uma casa para onde pudesse voltar.

E prosseguiu. Aos 18 anos trabalhou como empregada na casa de alguém e teve que buscar sua certidão de nascimento. Voltou a dizer que isso era muito deprimente, pois em seus sonhos sempre houve coisas maravilhosas que ela um dia *poderia* vir a descobrir sobre seus pais, mas quando viu que seu nome não era o mesmo pelo qual era conhecida e que o pai era um vendedor sem residência fixa, rompeu em lágrimas.

Nessa casa onde ela se empregou, com um salário de 15 xelins por semana, a jovem patroa tinha roupas lindas e uma bela sala de estar, onde nunca lhe permitiam entrar, e a jovem patroa sempre carregava muito dinheiro na bolsa. A sra. X. roubou uma libra para comprar alguma coisa bonita para si, mas, apesar de ter muito dinheiro, a patroa sentiu falta dessa libra e demitiu a sra. X.

Começamos a falar dessa raiva que ela devia ter em si e que não sabia onde depositar.

Eu disse: "Deus, por exemplo".

Ela disse: "No orfanato, ensinaram-nos coisas terríveis sobre Deus, e até os 13 anos sempre dormi com os braços cruzados, para no caso de morrer eu não ir para o inferno. Tão logo deixei o orfanato, parei de me confessar e não acreditei em mais nada desde então. Já quis ser freira, mas era só para parecer pura. Desde os doze anos sentia um desejo intenso de ter um bebê. Aqui estou, fiz da minha vida uma enorme bagunça. Como poderia me recuperar?

**321**

## 18. "SRA. X" AOS 30 ANOS, MÃE DE ANNA, 6 ANOS

> Cyril (pai de Anna) e a mãe dele não gostavam de mim e tenho certeza de que é por causa do orfanato. Sempre ponho toda a culpa no orfanato e o tempo todo me envergonho dele. Mas algumas pessoas, como Marilyn Monroe, fazem filmes e *deixam claro* para todo mundo que estiveram em um orfanato, pois têm força de caráter, o que não tenho. Levamos muita surra. A Tia (como era chamada) batia com a palmatória de madeira nas nossas mãos. Eu roubava um bocado de comida à noite: biscoitos, açúcar e chocolate. Nunca tínhamos coisas doces, exceto aos domingos, quando ganhávamos um biscoito ou um pedaço de bolo".
>
> Ela observou que seu vício em coisas doces permaneceu.

Perguntei-lhe novamente sobre sua mãe, e sobre a questão de pesquisar seu passado, e ela disse que não fez isso por temer ter um choque pior do que era capaz de suportar.

> Ela disse: "Sabe, ela nunca chegou perto de mim em todos esses anos, dos 3 aos 16. Uma amiga me disse: "Você está sempre procurando por alguma coisa".

Aqui fiz uma interpretação sobre a ligação entre o roubo compulsivo e a procura por alguma coisa, talvez por uma parte perdida de um bom relacionamento com a mãe. Ela disse que não roubava mais, mas ainda sentia uma ânsia enorme por coisas doces. A qualquer hora podia sentir uma vontade desesperada e tinha que sair correndo e comprar bolo – mesmo que estivesse, por exemplo, dando banho em Anna.

> Então lhe perguntei a respeito de sonhos e ela respondeu: "Devaneios?".
>
> Falei: "Não, sonhos mesmo". Seus sonhos de fato eram todos assustadores; envolviam um rato ou uma ratazana.
>
> Ela disse: "Na televisão, vi um rato e não pude dormir a noite inteira. É uma coisa terrível o medo que tenho de ratos e ratazanas. Tem rato em todos os meus pesadelos. Até mesmo um anún-

cio sobre veneno de ratos me dá arrepios. Este foi um sonho que tive três vezes: *Estava em um quarto com alguém e uma laranja. Um rato estava comendo a laranja e não tinha mais comida, então eu precisava escolher entre passar fome ou comer a laranja que tinha sido mordida pelo rato.* Sempre acordava num estado horrível quando tinha esses sonhos e, de qualquer forma, sempre deixo uma luz acesa. Tentei me curar indo ao zoológico com a Anna, mas os ratos e ratazanas ali eram bonitos, então não adiantou nada. Sempre foi assim, pelo menos desde os meus 18 anos".

"A coisa mais estranha foi no (seriado de TV) *Emergency Ward 10*: uma garota teve uma doença transmitida por ratos e eles foram ao quarto dela e havia imagens de todos os tipos de rato na cama dela. O choque foi tão grande que quase passei mal e não consegui dormir a noite inteira."

Perguntei qual o motivo do medo e ela disse: "Ah, eu acho que eles vão me comer".

Abstive-me de usar este sonho.

Ela disse: "Há sonhos quando estou quase caindo no sono e então acordo de repente: uma ferrovia com um trem vindo, e eu só acordo – ou estou subindo numa árvore e nunca chego ao topo; outro: estou correndo, correndo, e milhares e milhares de pessoinhas estão correndo atrás de mim. Elas têm corpo pequeno e cabeça enorme. Quando criança, eu costumava cair no sono em qualquer lugar – na mesa do chá, na escola etc. – e sempre tive a cabeça suja. Os piolhos na minha cabeça andavam pelo travesseiro e eu sentia vontade de coçar a cabeça, embora isso fosse terrível. Sempre quis ter alguém que me amasse ou que me aninhasse, mas só fui ser beijada aos 19 anos. A Tia nunca dava beijo de boa-noite em nenhuma de nós. O tempo todo tenho vergonha do orfanato".

Aqui ela inseriu uma ilustração que demonstrou seu senso de humor. Disse:

"Uma vez, um motorista de ônibus disse à Tia (que era freira): 'São todos seus filhos?'. Ela ficou nervosa e respondeu: 'Sim, mas todos de pais diferentes!'".

## 18. "SRA. X" AOS 30 ANOS, MÃE DE ANNA, 6 ANOS

Isso foi como um oásis no deserto. Ela voltou logo para o deserto com:

> "Isso foi terrível para mim".
> Falei: "É como se com todos esses insetos você estivesse falando da sua própria fertilidade. Quis ter um bebê desde os 12 anos, o que não teria problema, mas até então a fertilidade estava totalmente misturada com fezes e sujeira e infestação e assim por diante".
> Ela disse: "Pensei que ter bebês fosse uma coisa terrível; minha mãe nunca faria isso! Mas depois (deve ter sido na época da Coroação, eu tinha 10 anos) li sobre as princesas, e vi a rainha, e foi assim que consegui superar o horror que vinha de nunca terem me falado nada sobre os bebês. Minha menarca veio no meio da noite. Fiquei assustada e chamei a Tia —. Ela ficou furiosa. 'Tudo o que você faz é diferente', foi tudo o que ela disse. Mas vi sangue e pensei que fosse morrer".

Ninguém explicou nada, mas a Tia lhe deu algumas toalhas e disse: "É você quem deve lavá-las", e isso a deixou mais envergonhada do que nunca.

Perguntei-lhe sobre turmas mistas no orfanato. Ela disse que havia meninos, mas eles tomavam banho em noites diferentes das delas. E acrescentou, como se lembrasse de algo que já esquecera:

> "Quando eu tinha 9 anos, vi um menino se mostrando" (ela estava confusa a respeito dos detalhes). "Ele estava pedindo a uma menina para beijá-lo. Lembro das palavras: 'Dê um beijo *nele*', e as crianças riam. A Tia chegou e bateu em todo mundo com a palmatória".
> Ela disse que a Tia era uma mulher que realmente não tinha vocação para aquela profissão. Mais tarde ela foi despedida.
> "Por exemplo, tinha um menino que fazia xixi na cama e até hoje fico perturbada pensando nele indo dormir no berço 'todo encolhido', como castigo. Ela era injusta, é claro. Ela folgava duas vezes por semana. Algumas das pessoas que a substituíam nesses dias eram horríveis. Uma era boa, então, naturalmente, todos nos

aproveitávamos dela; voltávamos para casa mais tarde; comíamos muita manteiga e geleia e fazíamos todo o trabalho do jeito errado. Sabe, ela era tão boa que todos nós ficávamos enlouquecidos. Às vezes, ela mandava as mais velhas buscarem biscoitos e nós comíamos todos juntos! Mas tudo o que lembro dessa época é trabalho, trabalho, trabalho."

E ela fez uma descrição vívida da vida de trabalho.

"Tínhamos que fazer tudo. Encerar o chão da escola, correr uns três quilômetros de distância de casa, aprontar o almoço, correr de volta para a escola depois de lavar tudo, correr para casa para preparar o chá da tarde, lavar a louça do chá e depois cerzir as meias. Víamos as crianças brincando, mas não tínhamos tempo para mais nada."

Então se lembrou de vários detalhes sobre prataria a ser limpa, escadas a serem esfregadas. A Tia nunca falava com as crianças, e ela não se lembrava de ter tido qualquer brinquedo. Perguntei de bichinhos de pelúcia, para abraçar. Disse que Anna não teve brinquedos e nem ela. Quando criança, puxava o travesseiro para baixo dos lençóis e cobria a cabeça com o cobertor para bloquear toda a claridade, mas sempre acordava às cinco da manhã para ter duas horas em que pudesse sonhar acordada. Esses devaneios envolviam colocar as mãos entre as pernas, e também demonstrou algo que se encaixava perfeitamente no padrão de sua infância: balançava-se para a frente e para trás com os polegares nas axilas. Ela apanhara muito por esse hábito.

Fiz uma *interpretação* sobre esse ponto. Parecia-me que já estávamos ficando cansados, os dois, e que eu precisava me pôr em ação. Deveria agir agora, senão perderia a oportunidade.

Eu disse: "Sabe, pode ser que esses ratos e ratazanas estejam *entre você e o seio* materno, de uma mãe que foi boa. Quando volta à infância inicial e pensa no seio da mãe, o máximo que lhe vêm são ratos e ratazanas".

## 18. "SRA. X" AOS 30 ANOS, MÃE DE ANNA, 6 ANOS

> Ela parecia chocada e estremeceu: "Como é possível?!".

Eu disse, de maneira dogmática, que os ratos representavam sua própria mordida e que o seio aparecia como um objeto de morder indistinguível da própria mordida dela. Relacionei isso ao fato de que sua própria mãe a decepcionara durante a época em que ela estava lidando em seu desenvolvimento pessoal com o novo problema da ânsia de morder. Ela aceitou isso e imediatamente começou a procurar, no relacionamento com a mãe, por alguma coisa que pudesse levar consigo. Disse que nunca havia tido um sonho bom. Falou que talvez já tenha tido um sonho triste e que sempre sentiu que teria uma morte não natural (mas não de suicídio) e que ela não duraria muito. Então ocorreu algo significativo. Ela disse que se lembrava de alguma coisa – sendo carregada – e que isso estava ligado a uma época antes do orfanato. Havia duas coisas. Uma tinha a ver com *"pobs"*, um tipo de alimento de sua terra à base de cereal e, portanto, estava relacionada com um período anterior ao orfanato; "mas a outra coisa é uma lembrança importante, porque me recordo de ir para o orfanato (isto é, quando tinha 4 anos) sempre tentando pensar num episódio bem assustador, *porque era a única coisa que eu conseguia levar comigo da época antes do orfanato*":

> Ela fez um grande esforço para capturar a lembrança.
> "Há uma voz – tem pés correndo – sei que tem portas se abrindo – tinha um homem lá – tem gente gritando e alguém tem uma bolsa, ou maleta." Esse foi o momento em que foi levada de casa para o orfanato.

Consistia em uma lembrança que lhe era extremamente preciosa e que ela estava triste por estar perdendo, embora não a trouxesse de volta aos primeiros anos de vida com a mesma força que a palavra *pobs*.

A sra. X acabava de encontrar a passagem por cima do fosso, e em alguma medida havia recuperado a lembrança da própria mamãe "boa".

Terminei dizendo que era quase possível que o relacionamento entre ela e a mãe tivesse sido bom no começo, embora do ponto de vista das outras pessoas a mãe estivesse sendo cruel com ela. Tínhamos que deixar as coisas nesse estado. Ela disse, entretanto, que, se eu realmente quisesse, ela poderia me mostrar sua certidão de nascimento, que nunca mostrava para ninguém e que mantinha trancada. Certa vez ela teve a chance de se casar com alguém muito bom, mas no último minuto pediram que apresentasse a certidão de nascimento e ela fugiu da coisa toda.

Embora esta tenha sido uma entrevista com a mãe, houve aqui a mesma evolução lúdica de ideias e sentimentos que nas entrevistas com crianças. Esta mãe apresenta de um modo muito natural e simples a relação entre, de um lado, o roubo e, de outro, tanto a deprivação como a esperança.

## RESULTADO

Conforme descrito no preâmbulo à apresentação do caso, esta entrevista conduziu a uma nova oportunidade para a criança ser tratada por uma equipe clínica da maneira como ela realmente precisava e da maneira como há tanto tempo esperamos. Foi preciso dar à mãe algum tempo até ela ganhar confiança em nós, e era necessário que isso ocorresse para que a mãe pudesse se beneficiar de uma entrevista como esta, em que ela era a pessoa doente da dupla. Após a entrevista, parou de usar a filha como uma pessoa doente e carente de cuidados médicos. A criança recebeu cuidados substitutos e o bom relacionamento entre ela e a mãe foi mantido e enriquecido. Hoje Anna já é quase adulta.

# 19
## "LILY" AOS 5 ANOS
[1971]

O breve relatório abaixo sobre uma menina foi inserido para ilustrar não tanto a técnica da entrevista, mas a maneira como o tema do roubo veio à tona, de forma muito natural, em associação com fenômenos transicionais, mostrando que o estudo de um envolve o estudo do outro.

Lily foi trazida a minha clínica no Paddington Green Children's Hospital em 1956.

## HISTÓRICO FAMILIAR

> Menino: 7 anos
> *Lily*: 5 anos
> Menino: 1 ano e meio

Era uma família intacta, embora sofresse com os desentendimentos entre os pais, e as duas crianças mais velhas não estavam indo bem na escola. A avó materna era uma figura poderosa no ambiente familiar, dominando a filha (mãe de Lily) e agora mimando o menino mais novo.

Meu primeiro contato foi com o irmão, mas é a entrevista com a menina que desejo descrever. A entrevista transcorreu na presença de dois assistentes sociais psiquiátricos e dois visitantes.

Lily quis desenhar e desenhou a personagem principal de seus pesadelos: um monstro. Era uma figura humana com muito cabelo. Perguntei-lhe se tinha algum brinquedo real parecido com aquilo e ela desenhou seus dois ursinhos de pelúcia. Depois, desenhou um terceiro, que não tinha pelos, segundo ela. Disse que sua mãe estava sempre tentando fazê-la brincar com bonecas, mas ela não queria bonecas; queria seus ursinhos. Gostava de chamá-los de mãe ursa e pai urso, deixando claro, ao mesmo tempo, que não eram bonecas. Havia uma história sobre o urso sem pelos ter sido queimado pela mãe dela, que tentou lhe dar uma boneca como substituição.

Procurei obter a verdade objetiva desse fato numa conversa posterior com a mãe e percebi que a mãe estava surpresa pelo fato de a filha se lembrar de um incidente de que ela própria se envergonhava. A mãe disse que dera um carrinho de bebê à filha, mas Lily deliberadamente entortou e estragou o carrinho, o que deixou a mãe furiosa. Ela lera nos jornais que quando uma criança é destrutiva deve-se destruir alguma coisa que pertence à criança, então pegou esse ursinho (aquele que Lily desenhou e que não tinha pelos) e atirou-o no fogo. Depois percebeu que isso fora algo terrível, porque Lily era apegada a esse ursinho em particular, o que de fato estava evidente desde a mais tenra infância. Lily tinha 4 anos quando esse incidente ocorreu. Certa vez, quando olhava fotografias das crianças, Lily apontou para o urso e disse: "Este era meu!".

A partir disso, a mãe começou a falar de maneira bastante espontânea sobre o modo como Lily vinha roubando nos últimos tempos; roubando livros, doces e um relógio de brinquedo, por exemplo. Era como se soubesse que os roubos estavam relacionados à procura de Lily pelo objeto transicional que a mãe destruíra num acesso de raiva. Ao destruir esse objeto transicional, a mãe danificava o mecanismo pelo qual a pequena se relacionava com ela; com sua pessoa, seu corpo, seus seios.

O médico tem oportunidade de ouvir estas histórias e acreditar nelas, reconhecendo a importância das ideias dadas em sequência

## 19. "LILY" AOS 5 ANOS

pela mãe ou pelas crianças, quando estão à vontade e confiantes, sem sentirem que precisam ficar na defensiva.

O tratamento desta paciente tinha a ver com fazer a família reconhecer que estava num estado de tensão e que alguém estava precisando tirar férias. Se, para lidar com o caso, eu tivesse providenciado um tratamento para a garota, isso teria aumentado a tendência da família para se desfazer. O fato de lidar com a família e reconhecer, por exemplo, a dificuldade dos pais em terem a avó dominante morando com eles levou a uma melhora no ambiente, e a menina conseguiu tirar proveito dessa mudança favorável.

Quando olho para trás – uma época em que, como psicanalista entusiasmado, satisfeito por ter aprendido a técnica de tratamento de um indivíduo –, vejo que infelizmente eu teria encaminhado esta menina para tratamento analítico, e penso que com isso poderia ter perdido de vista a coisa mais importante: a reabilitação da família.

Não houve acompanhamento neste caso e os fatos relatados devem ser simplesmente encarados como ilustrativos de um ponto de vista.

# 20

## "JASON" AOS 8 ANOS E 9 MESES
[1971]

O caso seguinte começou com uma carta do pai do menino. Ele dizia que seu filho estava mostrando sinais de tensão emocional já fazia alguns anos, e que, no momento, a tensão se manifestava sobretudo como dificuldade em aritmética e no trabalho escolar em geral. O pai perguntou: será que ele sofre de algum bloqueio emocional ou alguma espécie de tensão emocional que lhe dificulta a concentração? Ou, como alternativa adicional, é uma questão de inteligência básica? Ele pedia orientação e conselhos em relação ao seguinte detalhe: seria melhor para ele viver distante da competição direta com o irmão mais novo? Eram três filhos, todos meninos, com a idade de 8 anos e 9 meses, 7 anos, e 3 anos e 9 meses. O pai acrescentou uma lista muito útil com oito fatores "que podem ter influenciado no desenvolvimento do menino":

- Jason nasceu depois do período normal e aparentemente faminto.
- Como foi o primeiro filho, os pais eram inexperientes e ansiosos, de modo que seus primeiros quatro meses de vida foram caracterizados por cólicas e choro.
- A mãe engravidou novamente quando ele tinha 4 meses de idade, e assim Jason ganhou um irmão quando estava com 13 meses. Quando esse bebê nasceu, a mãe teve que passar cinco semanas

## 20. "JASON" AOS 8 ANOS E 9 MESES

fora por causa de uma infecção. Verificou-se grande tensão em casa nessa época. O pai estava muito ocupado.
- Jason sofreu uma operação de hérnia aos 2 anos, teve uma outra operação (apendicite aguda) aos 4 anos e sofreu um ferimento no crânio pouco tempo depois. Descobriu-se, quando tinha 6 anos, que cada um dos olhos tinha um plano de visão.
- Jason sofreu vários ataques de bronquite, com um tanto de asma, e teve de faltar muito à escola. Esse aspecto já estava praticamente resolvido.
- Ele é canhoto e também não tem boa coordenação física.
- Em todos os quesitos tem dificuldade para competir com o irmão próximo em idade. Briga regularmente com ambos os pais.
- Além disso, o pai afirmava ser imperfeito como pai por causa de dificuldades pessoais pelas quais estava recebendo tratamento psicanalítico. Tanto a doença do pai como seu tratamento colocaram uma grave pressão sobre a mãe do menino, que também estava fazendo psicoterapia.

A essa útil enumeração de fatores que afetam o desenvolvimento da vida do menino, o pai acrescentou a observação de que Jason *começara a roubar dinheiro* da mãe dele e que, paralelamente a isso, pegava comida sem pedir, mentia e piscava como sinal de tensão. A mania de piscar parecia estar ligada à dificuldade em aritmética.

Este menino havia consultado uma psiquiatra infantil uma meia dúzia de vezes, com algum efeito. Havia um médico da família que era ativo e interessado. Veremos que o roubo, neste caso, é apenas um dos diversos problemas e, olhando em termos de diagnóstico psiquiátrico, poderíamos dizer que esse era um sinal favorável, porque evidenciava vários mecanismos de defesa que eram, em alguma medida, intercambiáveis. O caso seria mais fácil do que outro similar que não apresentasse nenhum sintoma além dos roubos.

Expliquei aos pais que desejava ver o menino sozinho antes de entrevistá-los. Jason foi trazido pelo pai. Primeiro, entrevistei os dois juntos por cinco minutos. Jason estava indolentemente recostado na cadeira do lado da mesa – a cadeira que costuma ser destinada à mãe ou ao pai. O pai estava encabulado, sentado na outra cadeira, e se levantou quando entrei. Havia, portanto, um contraste marcante entre o comportamento dos dois. Os olhos de Jason estavam piscando o tempo todo e isso continuou ao longo de toda a entrevista. Essas piscadas constantes davam a impressão, ao que tudo indica correta, de que o tempo todo ele estava enxergando com dificuldade por causa dos dois planos de visão.

Jason forneceu prontamente as informações de praxe.

- Ele tem 8 anos (quase 9 anos).
- Tem dois irmãos, um de 7 e outro de 3 anos.
- O menor é barulhento e às vezes inconveniente, porque interrompe o que ele está fazendo.
- Sua mãe fica em casa; ela faz as tarefas domésticas e cozinha, "e é uma cozinheira muito boa", acrescentou.

Falou então, voluntariamente: "Tem uma coisa que deu errado no sábado passado", na vida da família. Acho que tinha a ver com o comparecimento do pai a uma conferência, o que o fez chegar tarde em casa, o que deve ter irritado a esposa. Esse mistério não foi esclarecido.

Perguntei-lhe o que seria quando crescesse e ele respondeu: "Bem, estou pensando em virar nadador ou chef de um navio transatlântico. Já gosto de nadar, sabe?".

Então interrompeu com esta observação: "Adivinha quanto dinheiro eu tenho no banco".

Pensei muito e depois respondi: "Treze libras, onze libras, dez libras".

Então ele respondeu com a intenção de me impressionar: "Tenho cem libras. Ganhei do meu avô", e continuou a falar dos presentes que sempre ganhava dos avós e de como os guardava direto no banco. Ele estava economizando e talvez um dia comprasse, bem, provavelmente uma casa.

## 20. "JASON" AOS 8 ANOS E 9 MESES

A esta altura, ele e eu estávamos nos comunicando e pedi ao pai que aguardasse na sala de espera. Puxei a mesinha e sugeri que brincássemos de alguma coisa, explicando como funcionava o jogo do rabisco.

| Ele disse: "Não conhece um jogo de pontos?".

Ele deu a impressão de que não seria capaz de tolerar nada que não envolvesse ganhar e perder, e não tive muitas esperanças quanto ao nosso jogo do rabisco ser produtivo.[1] Entretanto, insisti.

| 1. Meu, que ele transformou num caracol.

Ele deu a impressão de sentir que esse jogo do rabisco era uma forma muito sem graça de passar o tempo e ficou me pedindo para jogar um jogo de pontos.

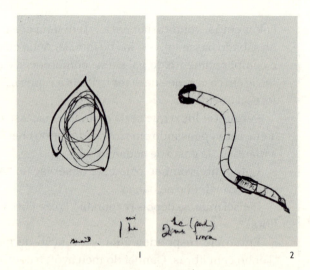

1                                                           2

1   Há uma interessante diferença entre jogos e brincadeiras. As brincadeiras estão muito mais próximas (do que os jogos) da criatividade e do imprevisível, e têm capacidade maior de proporcionar uma satisfação profunda.

**2.** Dele, que transformei em uma minhoca. Durante este desenho, perguntei a respeito da casa dele, que tem um jardim.
**3.** Meu, que ele transformou em uma enguia ou um tubarão. Ele se esforçou muito para fazer este, sobretudo os *dentes,* mas continuou a dizer que queria um jogo onde se pudesse ganhar ou perder. Ao fazer os dentes, quebrou a ponta do lápis e se desculpou. Mas alguma violência transparecera no desenho dos dentes.
**4.** Dele, que transformei em um girino. Não foi muito útil para ele, pois não sabia nada sobre girinos. Pensava que eram peixes e não tinha a menor ideia de que eles cresciam e se transformavam em sapos.
**5.** Meu, que o fez dizer: "Eu nunca... Vou ter que mudar isso um pouco. Vai ser muito difícil". Com grande esforço e concentração ele transformou o rabisco em um besouro, com pássaros e uma árvore.
**6.** Dele, que ele mesmo quis transformar em alguma coisa. Disse: "Já sei". Seu rabisco era uma curva cuidadosamente desenhada.

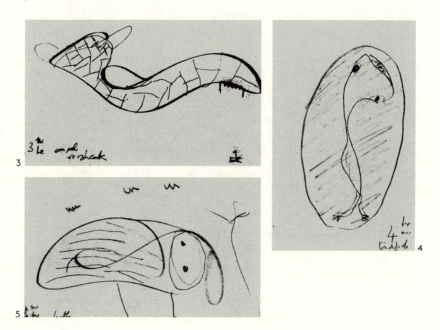

## 20. "JASON" AOS 8 ANOS E 9 MESES

> Ele o transformou em "dois polegares", deixando em aberto como esses dois polegares poderiam estar juntos desse modo.

Eu tinha minhas próprias ideias a respeito desses dois polegares, mas não fiz nenhum comentário de interpretação.

> **7.** Dele novamente, que transformei em um cachorro. Ele disse que era para ter sido um pato.
> **8.** Meu. Ele disse: "Este é muito fácil", e rapidamente o transformou em algo que chamou de touro.

Pelos padrões comuns, essa era uma representação muito pobre de um touro para um menino de 8 anos, mas eu não podia deixar que a qualidade de um desenho me influenciasse tanto para determinar sua inteligência, pois isso ocorreu no meio de um jogo.

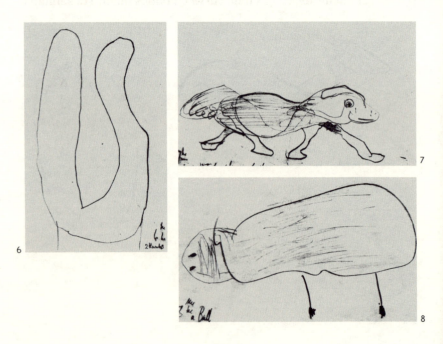

Na verdade, agora estávamos brincando e não tentando agir ou agindo de maneira pensada.

> **9.** Dele, que transformei em um sujeito estudioso, "aprendendo latim em um livro".
> **10.** Era necessário, agora, que eu aceitasse uma mudança de técnica para manter as coisas em ação. Ele disse: "*Você* desenha", e me deu uma folha grande.

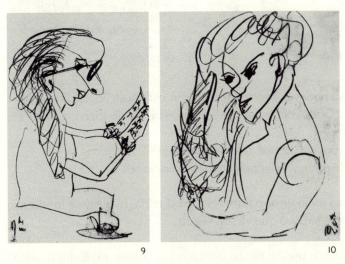

9   10

Desenhei um retrato dele. Não era igual a ele. Ao desenhá-lo, senti que não estava introduzindo uma ideia nova.

> **11.** Do ponto de vista dele, o desenho tinha até que ficado bom e ele respondeu desenhando a *mim*. Disse que achava esse retrato de mim "bom, tirando o rosto". À medida que foi desenhando, disse que achava divertido e bem empolgante. Então disse que faria *um desenho que gostaria de fazer*.
> **12.** Desenhou um navio, onde tinha um capitão furioso. Alguém estava bombardeando o navio. Os mísseis estão todos armados. Os aviões estão vindo para cima do navio. (Sons apropriados.)

## 20. "JASON" AOS 8 ANOS E 9 MESES

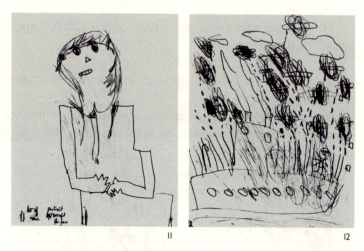

11  12

Dava para ver, indiretamente, que estava ansioso, pela interpolação: "Onde você acha que o papai está?", embora na verdade ele o soubesse.

Respondi: "Ele está na sala de espera".

E ele disse: "Talvez ele tenha ido embora".

Assim, uma ideia importante foi introduzida, mas neste momento eu ainda não sabia o que viria a seguir.

"É um navio inglês. Então o avião-chefe quase explodiu o navio". (Sons realistas.)

Um tiro foi dado na direção errada, vindo do navio. Ele traçou a trajetória da bala e ela acabou atingindo o avião por engano. Uma grande batalha estava sendo travada. "Vou fazer um monte de aviões. Eles vão realmente derrotar o navio. É o último dia de guerra. É o último navio que nos resta. Aqui está o avião-chefe agora. Rápido, ele vai atirar: um, dois. Explodiu!"

Ele estava ficando cada vez mais excitado e o tempo todo fazia sons típicos de guerra. "Tem dois buracos no barco. Os homens vão consertar os buracos. Aqui estão os mísseis. Muito bom. Eles realmente explodiram o navio. Agora o avião-chefe vai dar tudo de si. O navio não tem chance nenhuma. Ele armou os mísseis. Não bastou. O míssil explodiu dois aviões. Tem partes deles caindo. O avião-chefe vai explodir. Só tem mais seis aviões. Estão todos atirando bombas. O navio vai explodir."

Então, de repente, com pesar, ele disse: "Pobre navio". O capitão foi morto.

"Eles consertaram os buracos e ele ainda pode seguir adiante. E agora a explosão ateou fogo em todos os aviões e no avião-chefe."

Aqui eu disse algo como: "Soa como se estivesse falando sobre uma família", mas é improvável que ele tenha me ouvido, por causa dos sons de guerra.

"Explodiu agora. Não foi bonito. O navio venceu. Toda a tripulação morreu, mas um membro da tripulação assumiu o comando, só que ficou tão triste quando viu que todos os outros tinham sido mortos que ele cometeu suicídio e caiu na água, então o navio ficou à deriva, sem ninguém a bordo. Apenas ficou à deriva. Tiraram a água do navio. Demorou três semanas para ele chegar em casa. Que horas são?"

Eu disse algo como: "Bem, você sente que está muito longe de casa", e disse-lhe a hora e quanto tempo ainda poderíamos passar juntos. Perguntei-lhe se tinha sonhos parecidos com isso, ao que respondeu: "Não". Ele parecia estar satisfeito e já ter se distraído desta guerra sem fim e me contou seu sonho.

(O relato da guerra não era sonho e pode ser chamado de "fantasia". Faz parte da zona explorada pelos quadrinhos infantis.)

SONHO "Eu estava correndo. Caí no rio. Estava afundando na água." Pedi-lhe para ilustrar o sonho, e ele desenhou.

13. "Embaixo da água eu vi todos os peixes do mar. Senti que esses peixes estavam me comendo. Saí da correnteza e caí num terremoto. Não conseguia me levantar. Fiquei lá até morrer. Eu só desisti. Eu me matei. Pulei de uma altura de cem pés. Sempre tenho esse sonho que termina com eu me matando. Vou desenhar a faca."

## 20. "JASON" AOS 8 ANOS E 9 MESES

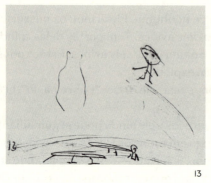
13

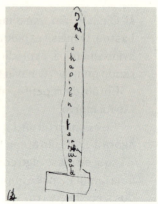
14

Aqui apareceu o "cem" da ostentação, "Tenho cem libras no banco!".

**14.** "Estamos gastando o seu papel? Esta é a faca com que eu corto minha própria cabeça. É uma espada. Tem uma mensagem escrita nela. Diz: 'A faca mais afiada do mundo'."

Então mudou o tom de voz por um momento e disse: "Sabe que tipo de machado eles usavam quando cortavam a cabeça das pessoas? Desenha um".

**15.** Então desenhei e ele estava muito interessado nos detalhes de como a cabeça caía e depois desenhei uma fogueira para ilustrar sua ideia de que a cabeça seria queimada. Ele disse que devia ser Cromwell: ele não teve a cabeça cortada? Falei que achava que tinha a impressão de que fora ele quem havia cortado a cabeça do rei, e ele pareceu concordar.

Perguntei se ele podia me falar de si mesmo. Eu disse: "Agora é sua chance de me contar o pior, o pior que você poderia dizer que está acontecendo ou já aconteceu na sua vida. Por exemplo, quando começou esse sonho em que você não tem esperanças e por isso se mata".

Ele ficou muito sério e grave. Disse: "Eu tinha 6 anos quando esse sonho começou, já tinha dois irmãos, um de 1 ano e o outro de 5. Sabe, quando eu tinha 5 ou 4 anos, eu fui para o hospital com apendicite. Foi horrível.

**16**. Eles não paravam de vir e me dar injeções no bumbum". A simples lembrança o deixou excitado. "Foi quando tive um sonho assustador sobre o diabo que andava através das casas. Dava para ver as veias dele com sangue e o sangue todo jorrando para fora. Ele atravessava o fogo. Ele seria capaz de andar através desta casa. Tinha a casa, e o fogo, e o diabo atravessando tudo."

Falei: "O diabo era o médico que atravessava você com as injeções que ele dava." E ele continuou o que eu disse, falando de um jeito dramático: "E ele enfiou a faca dele bem em mim".

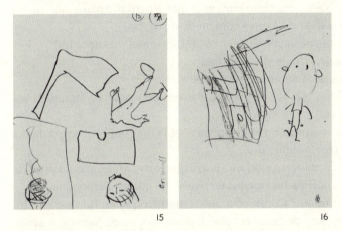

15  16

Ele descreveu a falta de respeito dos médicos por defesas.

Ele continuou: "Sabe, o papai estava na sala de espera e podia vir me ver às nove horas, e quando ele veio ficou tudo bem. Mas o sonho foi *antes que ele pudesse vir*. Não deixavam ele vir".

Eu disse: "Bem, eu sou médico e seu pai está aqui na sala de espera e você acabou de perguntar se ele ainda estava lá. Então eu poderia ser o diabo capaz de fazer essas coisas terríveis com você e que você não consegue impedir".

Ele parecia entender o sentido disso, enquanto dizia: "Não", e depois falou: "O diabo é de verdade?", ao que rapidamente respondi: "Sim, em sonhos, mas não quando a gente está acordado".

**341**

## 20. "JASON" AOS 8 ANOS E 9 MESES

(Pensando agora, estou plenamente satisfeito comigo mesmo por ter dado essa resposta de pronto.)

Deu para ver que estava ansioso pela observação: "Que horas eu vou precisar ir embora?", mas a maneira de falar indicava que ele já *não estava de fato querendo ir embora*.

Passou então a mostrar sentimentos positivos e disse: "Imagino que tenha mais alguém esperando?". A sensação era de que, se ele havia encontrado alguma coisa boa ali, sem dúvida os irmãos logo mais dariam as caras, como fora sua experiência na vida familiar. Tinha deixado bem claro para mim que era o pai, e não a mãe, quem ele queria quando estava com medo do diabo.

"Quantas pessoas vêm ver você? Centenas, eu suponho?"

Eu disse: "Umas oito por dia".

Ele disse: "Bastante. Por que elas vêm?".

Eu disse: "Ah, talvez porque elas tenham medo de alguma coisa, como você".

Ele protestou: "Eu vim porque você ia me contar que tipo de trabalho eu teria algum dia".

Falei: "É, de certo modo, foi isso o que te disseram, mas na verdade você veio porque tem medos terríveis", ao que ele respondeu: "Ok".

Então falou: "Conhece a outra médica que eu fui ver? Ah, foi divertido quando eu fui ver ela". E descreveu como jogou jogos com palitos de fósforo, bombas e tanques de guerra e como desfrutou disso tudo. Ele tinha realmente voltado ao desenho da guerra com o navio, e fantasiava.

Eu disse: "Sim, você desfrutou disso e do desenho do navio. Mas não está desfrutando de estar aqui. Aqui você descobriu grandes medos, sonhos terríveis e desespero [*hopelessness*], e o suicídio e a ideia de que você não vai ter como se defender se o diabo vier quando você estiver acordado".

Ele perguntou: "Posso ir ver o papai?", e eu respondi: "Pode, mas fique mais um pouco", e ele respondeu: "Sim, claro".

Falei: "Bem, agora *eu quero realmente o pior*".

> Ele disse: "Eu não pude ver o papai quando eu queria que ele mandasse o diabo no hospital para longe. *Então eu matei ele*". Com isso indicava que, por trás da morte de todos – o que havia deixado o navio (mãe) triste e o que também havia levado a seu próprio suicídio – estava a raiva que sentia do pai, que não tinha vindo para afastar a ideia assustadora do diabo enquanto o médico aplicava as injeções. Intelectualmente, é claro, ele sabia, como já havia dito, que não deixaram o pai entrar antes das nove horas, de modo que ele não pôde evitar decepcionar o filho.
> Ele disse: "Queria ir embora agora", e respondi: "Sim. Desta vez seu pai está esperando e virá assim que você o chamar!". Então ele foi chamar o pai. Eu lhe disse: "Gostaria de ter falado com seu pai, mas acho que você não gostaria de ter que esperar agora", e ele disse: "Sim, *eu gostaria de ir agora com o papai*"; então expliquei ao pai a situação e eles se foram, com Jason dizendo: "Por favor, posso visitar você de novo? Até logo".

Neste caso, proponho também relatar a entrevista com os pais. O aspecto principal dessa entrevista foi que os pais descobriram, para surpresa deles, quão profunda era a personalidade de Jason e quão extremos eram os conflitos que ele demonstrava ter em sua vida emocional – dos quais eles não tinham consciência. Eles tinham vindo com uma postura cética e um tanto hostil, porém, depois da conversa, sentiram que haviam ganhado uma nova compreensão do filho. Isso não era resultado de minhas orientações nem da informação que forneci sobre crianças em geral, mas da oportunidade que lhes dei de entrarem em contato com o trabalho da consulta que eu e Jason realizamos juntos. Em minha opinião, quando os pais são mais ou menos confiáveis e não estão inclinados a usar o material de maneira irresponsável em seu contato com a criança, então essa se torna a melhor maneira de promover uma mudança favorável na situação familiar.

## 20. "JASON" AOS 8 ANOS E 9 MESES

### ENTREVISTA COM OS PAIS (CINCO SEMANAS APÓS A PRIMEIRA ENTREVISTA COM O MENINO)

O pai e a mãe de Jason vieram discutir o problema do menino e não o trouxeram.

Começamos tomando café. O pai deu a impressão de ser bastante nervoso, embora fosse bem-sucedido na profissão e fosse evidentemente capaz de lidar com os problemas da família. Talvez não tivesse uma personalidade muito forte. A mãe deu a impressão de ser um tanto "moleca". É delicada e viva, e amigável de maneira ativa, sem falsidade.

Comecei falando da carta da mãe, na qual ela dizia estar esperançosa de, passado certo tempo, encontrar alguma modificação em Jason que pudesse me contar, mas concordamos que tínhamos de aceitar que ele não mudara. Respondendo a minha pergunta, ela disse que quando Jason nasceu eles tinham um lar à espera dele e estavam preparados para recebê-lo. Tinham um apartamento nessa época. A mãe agora percebia que ela era incrivelmente solitária naquela época. Hoje vivem na divisa de Londres, onde os vizinhos se ajudam uns aos outros. Isso proporciona uma "vida maravilhosa", tanto para ela como para as crianças. Podem andar de bicicleta o dia todo sem perigo algum, brincam e vivem uns nas casas dos outros.

Entramos, então, nos detalhes do desenvolvimento de Jason. A mãe ficou grávida quando ele tinha 4 ou 5 meses, e aos 13 meses o irmão nasceu. Ela estava feliz e sentia que o nascimento do outro filho lhe daria uma segunda chance, já que estava insatisfeita com a forma como agira com Jason, o primogênito. O efeito em Jason, contudo, não foi bom. Aos 10 meses ele se tornou mais difícil de lidar do que nunca, talvez por causa da gravidez da mãe. Então, para tornar as coisas ainda piores, quando ele estava com 13 meses a mãe teve que ficar internada no hospital por causa de uma febre puerperal. A avó materna tomou conta dele, mas é uma pessoa preocupada demais. A mãe tomou grandes cuidados quando voltou do hospital, não apresentando o bebê de imediato. Ela e o marido brincaram com Jason durante duas horas e só então o trouxeram, mas sem dúvida isso foi um choque terrível para ele.

Jason era o tipo de bebê que, em vez de engatinhar, sentava num tapete e puxava tudo na direção dele, como se quisesse dizer: "Por que eu deveria me mexer para conseguir o que quero?". Aos 17 meses ele andou e atingiu cedo os marcos de desenvolvimento. Depois dos 13 meses, sua agressividade se tornou um traço marcante. Derrubava o abajur, puxava os livros e, em comparação com outras crianças, precisava estar sempre sob o olhar de alguém. Ele observava o recém-nascido, mas havia o risco de bater nele, tanto que na hora do banho do bebê a mãe tinha que deixar Jason a uma distância segura, no berço. O cercado no jardim era usado para o mesmo propósito (para separar). Notou-se que quando Jason tinha 2 anos os meninos de 4 anos tinham pavor dele! É sempre muito afetuoso com certas pessoas, mas isso não incluía a mãe. Podia-se dizer que os dois não se entendiam desde os 10, 11 meses de Jason.

Neste momento o pai disse: "Lembra de quando ele estava com 3 meses e eu costumava olhar para seu berço e dizer: 'Ah, demônios, posso entender por que tem gente que atira os filhos pela janela!'". Assim, desde muito cedo Jason foi um bebê insatisfeito, mas dos 4 aos 10 meses tornou-se afável, até que as dificuldades recomeçaram, desta vez com alguma relação com a gravidez da mãe.

Jason foi amamentado de maneira irregular até os 3 meses. Aqui, a mãe descreveu a si mesma como determinada a fazer as coisas certas, *incluindo amamentar*. Ela disse que conhecia Benjamin Spock de cor. Achava que devia amamentar seu bebê por causa dos anticorpos existentes no leite materno. Ele sem dúvida sofreu com essa insistência da parte dela e agora ela sente que teria sido muito melhor se tivesse desistido mais cedo. Não recebeu ajuda por parte da clínica, onde se adotava a atitude de que as mães *precisavam* amamentar os bebês. Ficou muito desapontada por ter falhado nesse ponto e muito contente quando conseguiu alimentar o segundo bebê por sete meses.

## 20. "JASON" AOS 8 ANOS E 9 MESES

Perguntei sobre Jason vendo o bebê mamar no seio e ela disse não haver nada digno de nota a esse respeito. Disse que sabia de casos de crianças atirarem coisas nas mães quando as viam amamentando um bebê. Continuou falando sobre a agressividade de Jason e de como ele começou a atirar coisas tão logo aprendeu a fazê-lo, e sobre ele empurrar outras crianças, e contou que sempre temia, ao buscá-lo na casa de outras pessoas, ouvir que ele fizera algo terrível, como muitas vezes era o caso.

Jason não dava trabalho para largar a mamadeira à noite. Quanto a comer sozinho, era um pouco lento, mas lhe permitiam fazer uma bagunça tremenda e em alguns pontos ele era normal ou até precoce. A memória dos pais não era muito clara, mas sem dúvida não houve nenhum grande atraso. O pai contou que via a introdução de alimentos sólidos como uma etapa feliz no estado clínico da criança. Houve uma complicação mais ou menos nessa época da vida da criança: uma erupção no queixo nesse estágio bagunçado. A mãe disse que foi uma alergia e pensava estar associada com peixe e tomates. A avó paterna disse que era alergia a lã, mas nada ficou provado.

Em relação ao uso do penico, a mãe nunca foi muito exigente. O bebê simplesmente se sentava no penico, ficava se mexendo e não o usava. Depois, por volta dos 2 anos, captou a ideia e em uma semana superou o problema. Aos 2 ou 3 anos teve de ir para o hospital por causa de uma hérnia. Durante os cinco dias lá, a mãe passou o máximo de tempo possível com ele, mas não à noite, por causa do outro filho. Uma menina de 9 anos da mesma ala do hospital falou para ela: "Seu bebê chora mesmo um bocado", e parece que ele chorava a plenos pulmões a maior parte da noite. No dia seguinte à operação, ele estava sob controle. A operação fora um sucesso. Ele se recuperou da estada no hospital, mas sujou as calças algumas vezes após o retorno. Depois disso, entrou para uma pequena turma de dança, onde se sentia feliz, embora fosse desajeitado. Nessa época seu relacionamento com outras crianças melhorou. Ele era bom em quebra-cabeças e não era lento em atividades mentais. Com 1 ano começou a usar palavras. Com 1 ano e 9 meses dizia claramente "chuva", "sem chuva" e "flores". Aos 2 anos se comunicava com frases. Perguntei se ele preferia a mãe ou o pai e eles disseram que não havia nada de especial a relatar sobre isso. Ele podia dizer: "Não é bom quando o papai volta cedo para casa?", mas não havia demonstrado uma preferência específica. O pai comentou o fato de Jason, na época em que engatinhava, ter crises de birra, batendo com a cabeça no chão. Ele usava uma cadeirinha com bandeja, e se a bandeja não estivesse na posição correta ficava furioso. Em uma ocasião ele se jogou para fora da cadeira e machucou a boca. Os pais discordavam sobre esse incidente, que o pai dizia conter um elemento de autoagressão.

Uma característica deste menino era que ele se comportava muito bem no carrinho ou no carregador; por exemplo, nunca atirava as compras no chão, como faziam as outras crianças, e conseguia passar horas sentado observando o que estava acontecendo. Mas quando o liberavam daquilo que o estava controlando, ele na hora virava uma *peste*. A mãe disse que às vezes, para salvar a situação, passava horas dando voltas pela casa com ele no carrinho; e também lhe mostrava livros, apontando coisas e sempre passando muito tempo demonstrando interesse ativo por ele. Fazia isso para impedir que ele virasse uma peste. Uma de suas características era o modo como demandava atenção da mãe. Aprendeu a ver as horas cedo e estava sempre interessado no tempo, o que também ficou evidente na entrevista comigo. "Que horas são?" é uma de suas perguntas frequentes.

Sua expressão facial sempre teve algo de interessante; tinha um olhar que sugeria que ele talvez fosse difícil. Um olhar profundo. O pai falou sobre Jason usar um daqueles brinquedos chamados de "caixa postal". Ele não tinha captado a ideia do brinquedo. O pai tinha a impressão de que ele sabia exatamente como o brinquedo funcionava, mas tentava dar a entender que não sabia, como se fizesse isso para provocar o pai. A mãe disse que ele a provocava de maneira bastante intencional quando tinha entre 6 e 10 meses. Ela

**347**

## 20. "JASON" AOS 8 ANOS E 9 MESES

lembra que Jason era gordo e não engatinhava. Ele tocava a ponta do cotovelo dela, o que fazia ela levar um susto, e ele repetia o gesto várias vezes para provocá-la. Perguntei se a mãe era do tipo que costumava brincar de provocar as crianças e ela disse que não.

Os pais então descreveram técnicas de distração que haviam desenvolvido para lidar com Jason (para impedir que ele se comportasse como uma peste). Tentaram uma vez quando ele estava batendo a porta da geladeira. Contaram quinze batidas. Ele se recusava a ser distraído do que estava determinado a fazer. Aqui a mãe disse: "Claro que eu nunca bateria numa criança". Ela achava que era contra as regras. Disse, entretanto, que fazia outras coisas quando ficava exasperada. Por exemplo, quando Jason tinha 1 ou 2 anos, ela o ajeitava sentado no cadeirão e o deixava ali preso, de castigo, quando estava a ponto de perder a paciência. Ela raramente batia em qualquer uma das outras crianças. E então disse: "Claro, nas vezes em que perdi a paciência eu dei, sim, uns tabefes nele". Falou que os problemas piores eram quando ela e o marido se desentendiam e começavam a discutir. As outras crianças saem de perto, mas Jason entra de cabeça na discussão, e isso tem um efeito ruim. Ela estava querendo dizer que ele adotava a técnica de distração para que ela e o marido tivessem de interromper a própria briga.

Perguntei sobre fenômenos transicionais.

### Jason (8 anos e 9 meses agora)

Ele chupava o dorso da mão e depois se apegou a uma mamadeira que sempre tinha que ter xarope de rosa-mosqueta. Essa mamadeira foi absolutamente necessária para ele até os 2 anos e 1 mês. Tinha um ursinho, mas ele ficava na cama e não precisava ser levado pra lá e pra cá. O vício na mamadeira terminou da seguinte maneira: eles estavam na casa dos avós paternos e ele jogou a mamadeira no chão, quebrando a rosca. Ficou dizendo: "Quebrou, quebrou, quebrou", e chorou por 45 minutos. Isso foi quando ele estava com 25 meses. Nunca mais reclamou da mamadeira, mesmo quando via bebês com mamadeiras. Ele dizia: "Mamadeira de bebê" e coisas do tipo, sem emoção.

## O segundo menino (agora com 7 anos e 9 meses)

Chupou o polegar direito até os 4 anos. Ele é do tipo que gosta de objetos fofos. Fazia uso especial da orelha de um ursinho; a orelha um dia caiu e depois teve que ser costurada a um laço, que foi, por sua vez, preso à cadeira do menino. Ela foi essencial para o menino até os 4 ou 5 anos, ou seja, após a chegada do terceiro bebê.

## O terceiro menino (agora com 4 anos)

Nunca chupou dedo nem usou nenhum objeto. Adora coisas fofas, mas jamais se apegou de fato a elas. De modo geral, os dois outros meninos não gostam dele. É um incômodo do ponto de vista dos irmãos. Provoca-os e quebra janelas. Nessa casa, as janelas são divididas em pequenos quadrados de vidro com vitrais e ele não raro acha um meio de escalar nelas e quebrar o vidro com o pé.

Os pais acrescentaram um detalhe sobre Jason. Talvez por haver relação com o episódio de ter quebrado a mamadeira, Jason não sente nada quando quebrava algo. Dava para ver isso em tudo o que ele faz, por exemplo na forma como larga a bicicleta no chão. Jason tinha 3 anos e meio quando eles se mudaram para os subúrbios de Londres, e é curioso que, mesmo nessa casa com jardim, os dois meninos mais velhos nunca tenham tentado ultrapassar o portão. O terceiro menino nunca aceitou esse limite. Os dois mais velhos o aceitaram, mas dentro dele fazem coisas terríveis.

## 20. "JASON" AOS 8 ANOS E 9 MESES

Aos 4 anos, Jason foi para uma escola maternal, mas quase na mesma época teve bronquite, doença à qual continua suscetível. Também começou a piscar, o que ainda é um traço seu. Ficou muito afeiçoado ao professor. Dos 4 anos e 9 meses até os 5 anos, quando o irmãozinho estava para nascer, houve uma nova complicação de um quadro grave de apendicite. *Ele fazia escândalos tremendos relacionados a injeções* (dessa forma, os pais confirmaram o que eu havia descoberto na entrevista com ele). Mais tarde ele passou a gostar da mesma freira que antes havia odiado por causa das injeções. Jason saiu de lá depois de uma semana, mas teve que voltar outra vez. Dessa vez gostou do hospital, encarando a coisa todo como um sonho. Até aceitou as injeções. Em casa, voltou ao normal. O novo bebê não causou nenhuma mudança na vida dele e, de qualquer forma, a mãe já havia deixado de prestar atenção a cada detalhe, como fora o caso da primeira vez. Ele adotou a técnica de aprontar quando estava com a empregada.

Perguntei aos pais sobre a possibilidade de, em algum momento, eles terem desejado ter uma menina. Era algo que tinha um significado especial para eles. Quiseram uma menina das duas últimas vezes, sobretudo da última vez. A mãe disse que ficou radiante quando soube que Jason era menino, principalmente porque sonhara que teria uma menina. Agora havia ficado óbvio que eu precisava explorar a natureza moleca da mãe e perguntei sobre seu self moleque. Isso a conduziu a uma descrição da infância. No início da adolescência, usava corte joãozinho e sua maior alegria foi quando a chamaram de "moleque", aos 13 anos. Ela acha que, quando pequena, foi uma filha única bastante feminina, embora na verdade só brincasse com trenzinhos, jamais com bonecas. Então falou sobre as mudanças nos sentimentos em relação à mãe. Sempre pensou que se dava bem com ela. Juntas eram "irmãs" e a menina nunca aprontava. Obedecia à mãe e saíam para longos passeios no campo; e a pergunta é: onde estava a hostilidade? Apareceu no comportamento peculiar da mãe à época do nascimento de Jason. A mãe dela havia prometido tirar uma folga do trabalho para ajudá-la, mas no nono dia, quando estava para voltar do hospital para casa com seu pequenino, a avó disse: "Ah, não posso pedir a folga para o gerente". Então ela falhou completamente como velha raposa com o poder de apoiar essa mãe jovem e ignorante. No entanto, às vezes a avó aparecia com um xarope para cólica ou alguma outra bobagem inútil. A mãe disse: "Não posso perdoá-la por isso". A mãe dela declarou: "Ah, já esqueci essas coisas de recém-nascidos", mas a coisa curiosa era que, a despeito disso, ela era maravilhosa com os recém-nascidos dos outros.

Eu disse: "Me pergunto qual era preferência de sua mãe, se menino ou menina", ao que ela respondeu taxativamente: "Tanto minha mãe como meu pai queriam um menino. Sempre foram muito claros a esse respeito".

Aqui estava, então, a chave do caso. A mãe de Jason tinha um potencial comum como mulher, mas para se relacionar com os pais havia explorado a parte masculina de sua natureza. Quando teve Jason, passou pelo primeiro teste e ela percebeu que a mãe era completamente incapaz de lhe proporcionar uma atitude maternal com a qual pudesse se identificar. Teve então que se desdobrar como mulher sozinha, e só foi bem-sucedida nisso a partir do nascimento do segundo filho. Ao falar disso, descreveu outros detalhes significativos, e este foi um deles: Jason foi um bebê pós-termo, ou seja, embora saudável, ele nasceu tão desnutrido quanto um sobrevivente de Bergen-Belsen. Ela sente que poderia ter dado conta disso se a freira do hospital (que era uma pessoa muito boa e de quem mais tarde se tornou amiga) não tivesse dito, de repente, quando viu o bebê: "Você fez ele passar fome". Essa observação reavivou toda sua ansiedade e foi de encontro a qualquer tendência que poderia haver em seu corpo para produzir o leite de que a criança necessitava. Essa simples observação, embora pudesse ser encarada como uma brincadeira, feita neste momento em particular e com esta mulher em particular, com todas as ansiedades específicas, teve certo efeito sobre o funcionamento corporal da mãe e sobre todo o desenvolvimento deste menino.

## 20. "JASON" AOS 8 ANOS E 9 MESES

Então discuti a presente situação com os pais e passei o resto da sessão mostrando os desenhos. Eles ficaram atônitos ao constatar o que havia aparecido na consulta de Jason e, com base no que agora sabiam, concordaram em deixar as coisas seguirem o fluxo por ora. Eu veria o menino novamente (a) se houvesse qualquer deterioração na situação presente ou (b) se ele pedisse para me ver.

O pai estava particularmente interessado em minha resposta à pergunta do menino: "O diabo existe?", porque sentiu que havia se atrapalhado quando o filho lhe fez a mesma pergunta.

Pedi um teste de inteligência.

Depois desta consulta conjunta, o pai e a mãe me escreveram uma carta que assinaram juntos, dizendo que valorizavam muito ter tido a oportunidade de aprender mais sobre seu filho. Deram-me o resultado do teste de inteligência:

109 no Stanford-Binet revisado
121 na escala verbal
99 em performance
112 no WISC completo

## DOIS ANOS DEPOIS

Dois anos depois, recebi uma nova carta do pai. Relatou que houve algum progresso no menino depois da entrevista comigo, mas que nos últimos tempos ele voltara a roubar da mãe. O menino também vinha brincando com um grupo de garotos que estavam obviamente à beira da delinquência, embora suas "aventuras" ainda não tivessem sido descobertas. Paralelamente a isso, houve certa recorrência da asma, associada com medos disparados com os fogos de artifícios [da celebração] da noite de Guy Fawkes. Também tinha sido atropelado e sofrera uma concussão, e havia sólidos indícios de que esse acidente decorrera de sua própria ação e de um comportamento excitado e agressivo, que comparecia também em outras situações. O pai então enumerou uma série de progressos que ele e a esposa haviam notado no desenvolvimento da personalidade de Jason e, paralelamente a isso, uma habilidade crescente por parte do menino em discutir seus problemas com os pais. Reportou também a chegada de uma "nova rival", uma irmã. Também havia problemas relacionados com o fato de que o irmão com quem rivalizava (treze meses mais novo) não só era mais inteligente que ele como também já o havia superado na escola.

Com base nisso, marquei uma segunda entrevista com o menino. Logo depois dessa entrevista, entrei em contato com o pai, que falou que o menino superara a crise e que os roubos haviam cessado, embora exercesse uma pressão contínua sobre a mãe, como se precisasse forçá-la a lhe dar atenção especial em certas ocasiões. Em vez de roubar, ele agora fazia exigências que ela normalmente conseguia atender, tais como: "Me leva para a piscina" etc. O pai também disse que Jason havia parado de fumar.

## SEGUNDA ENTREVISTA COM JASON, AGORA AOS 10 ANOS (QUINZE MESES APÓS A PRIMEIRA ENTREVISTA)

Jason veio com a mãe, que, sabendo o que se esperava dela, saiu para fazer compras. Jason se sentiu estranho e não se lembrou, a princípio, de já ter vindo me ver. Ele sabia que alguma coisa havia acontecido com ele anteriormente e disse que eu tinha uma porção de bonequinhos dispostos numa mesa. Quando o ajudei, falou: "Sim, isso foi quando estive no outro médico", e então ficou bem claro que ele não se lembrava da consulta comigo.

Começar a jogar o jogo do rabisco não foi o bastante para fazê-lo se lembrar.

1. Assim, quando fiz o meu, ele simplesmente fez outro rabisco por cima. Fiz-lhe as perguntas de costume e ele disse que tinha 10 anos,

## 20. "JASON" AOS 8 ANOS E 9 MESES

mas que estava animado para fazer 11. Ele ia sair da escola atual e mudar para uma maior. Isso seria triste porque, segundo o menino, ele tinha os melhores professores na escola pequena, onde estava há quatro anos e que tinha apenas turmas pequenas.

**2.** Dele; um rabisco bastante deliberado, em três ou quatro partes. O meu era um rabisco circundante. Copiei sua ideia de fazer um rabisco por cima de outro.

**3.** Meu, que ele elaborou sem o transformar em nada.

**4.** Dele, que transformei em uma espécie de cachorro. Ele disse: "Muito esperto". Mesmo este, em que transformei seu rabisco em alguma coisa, não pareceu trazer à lembrança o jogo que jogamos em 1965.

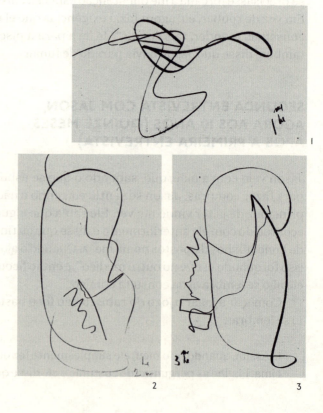

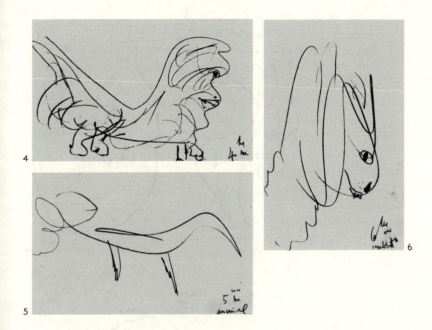

**5.** Meu. Ele disse: "Deixe-me ver no que posso transformar este". Com isso, estava se aproximando do jogo que havíamos jogado antes, mas estava me copiando e transformando o rabisco em um animal.
**6.** Dele, que transformei no que ele chamou de coelho.
**7.** Meu, que ele elaborou. Este era "um abstrato" e "não tinha significado", como falou.
**8.** Dele. Era óbvio que eu poderia usar este da maneira que eu bem entendesse, já que fora feito a partir do uso prolongado e deliberado de uma linha. Acabei colocando um pote em volta e disse que era um cordão pronto para ser usado.
**9.** Meu. Para minha surpresa, ele cercou este com uma linha dentada e disse que era uma *britadeira*. Isso o levou imediatamente à adorável ideia de uma mansão cheia de dinheiro, de milhares de libras. Os dentes da britadeira tinham a ver com entrar na mansão, onde estavam guardados os tesouros.

## 20. "JASON" AOS 8 ANOS E 9 MESES

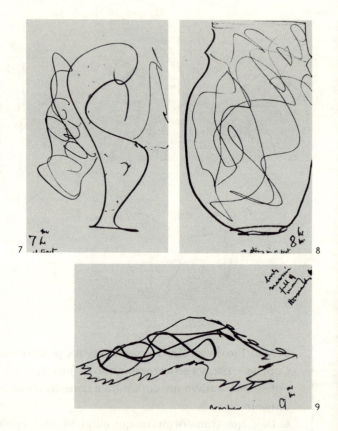

Neste estágio revisamos os desenhos de 1 a 9 e mencionei a possibilidade de sonhos em que havia dinheiro a ser encontrado dentro de alguma coisa. Ele apenas deu um sinal afirmativo. Eu sabia que por trás da compulsão de roubar ele estava lidando com o sonho.

No meio disto havia:

> **10.** Dele, que era uma versão da linha como a do n. 8. Desta vez, contudo, ele incluiu um olho. Fiz isso saindo de um pote e ele disse que era um gênio. *Ele ficou muito satisfeito com esse.*
>
> A ideia de sonho levou-o a querer desenhar o sonho que estava mais acessível, então fez o desenho n. 11.

**11.** Ele ficou contente por dispor de uma folha grande para desenhar isto. O sonho mostrava ele mesmo, envolvido em um terremoto horrível que o fez cair. No desenho Jason está no meio de uma parte da terra com espinhos dentro. Embaixo está um monstro – um robô, pela forma. Ele se tornava extremamente destrutivo se houvesse o menor movimento ou se água ou alguma outra coisa causasse curto-circuito em seu mecanismo. Há um animal no canto inferior direito. Há um cisne automático com dedos e pés especiais. Se o cisne pressiona o chão com esses pés, surgem coisas horríveis. Desse modo, o cisne parecia ter controle sobre os mecanismos robóticos, que de outra forma são incontroláveis. Fora da terra, do lado esquerdo da página, há uma árvore pré-histórica.

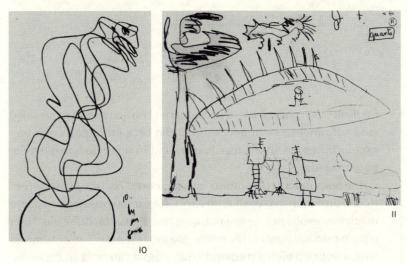

Assim que terminou o desenho, quis passar para outro tipo de jogo, numa tentativa bastante clara de fugir das ansiedades despertadas. Joguei o outro jogo com ele (A, B, C e D), sem fazer comentários, por uns quinze minutos. Precisávamos passar por esse jogo.

Quando o jogo chegou a uma conclusão natural, fiz uma observação sobre o sonho, usando o material da sessão esquecida, de dois anos antes. Lembrei-me dos dentes do homem-cabeça etc.

## 20. "JASON" AOS 8 ANOS E 9 MESES

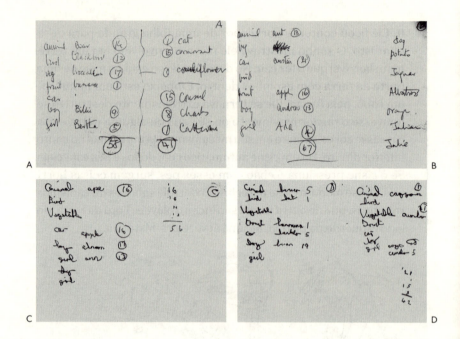

Eu disse: "Me parece que a coisa terrível no seu sonho é que você está totalmente sozinho. Seu pai não está em lugar nenhum – exceto, talvez, na árvore fossilizada –, então você não tem ninguém para te ajudar".

Ele respondeu a isso muito rapidamente: "*Isso me faz lembrar*", e colocou o monstro voador no alto. Este é uma espécie de aspecto mágico e revoltante de seu pai, que, não obstante, disse ele, "tem o poder de me conter. Ele consegue me levantar" – e continuou a falar sobre o efeito tremendo que a água causaria se caísse no monstro. Pareceu ter ficado feliz com meu comentário de que, se fosse possível ter certeza de que o pai o pegaria no colo, então ele não faria xixi na cama.

Havia um tremendo potencial para a fantasia nesse desenho do sonho, e tinha a ver com elaborações em torno do tema das bombas-relógio e explosões.

Tinha agora voltado aos desenhos e estava disposto a deixar totalmente de lado a distração dos jogos: mostrei-lhe então que havia algo do pesadelo já presente no n. 9: a britadeira.

> Ele disse: "Sim, e em alguns dos outros também". Pegou o meu n. 10 e disse: "Foi muito esperto da sua parte perceber que isso era um gênio. Fez com que eu conseguisse chegar no sonho".
> Ele apanhou o n. 8 com o cordão dentro do vaso e a questão de ainda não ter sido usado, o cordão também poderia ser "xixi".
> Referiu-se mais umas duas ou três vezes a como havia sido "uma sorte eu ter chamado o n. 10 de gênio!". Apanhou o n. 3 e disse: "A coisa já está lá, naquela parte pontuda" – o que, é claro, era parte de meu rabisco, que ele havia elaborado. Ele não fazia a menor ideia, naquela hora, de que isso tinha algum significado.
> Finalmente, voltamos para o abstrato, que ele dissera não ter significado. Pegou-o e disse: "Na verdade, já está tudo aqui neste abstrato, só não dá para perceber".

Aqui ele foi capaz de relaxar a defesa extrema da obscuridade que oculta a claridade. Estava muito mais calmo agora e conseguiu se lembrar da sessão de dois anos antes, e gostou de ser lembrado do triste navio que voltou à terra sem ninguém a bordo.

Fiz a parte central da interpretação: o amor por sua mãe dominava a cena toda e fazia ele querer se livrar de todo mundo, embora, se ele o fizesse, sua mãe ficaria triste. Isso foi um resquício da sessão de dois anos antes.

> Ele arrematou isso: "Muitas vezes vou para a cama e me sinto furioso e digo para mim mesmo: 'Como seria bom se todos eles morressem!'".

Isso estava relacionado com o fato de ele nunca ter sido capaz de ter a mãe toda para si. E então começou a falar da nova irmãzinha, enumerando orgulhosamente suas façanhas, as palavras que ela sabia dizer etc. Obviamente, era muito afeiçoado a ela.

## 20. "JASON" AOS 8 ANOS E 9 MESES

Contou-me sobre seu acidente com o carro: um Jaguar correndo a mais de oitenta ou noventa quilômetros por hora. Ele foi para o hospital e ficou três dias internado, inconsciente, e fez questão de me mostrar a cicatriz acima do joelho esquerdo. Disse que na verdade a culpa fora dele, mas aqui eu acho que estava repetindo as palavras da mãe, concordando com ela em grande parte. Parece, contudo, que ele de fato fez parte da armação dessa catástrofe que poderia tê-lo facilmente matado, e tudo isso era muito compatível com o pesadelo dominante.

Ele elaborou, até certo ponto, a questão dos poderes mágicos da figura paterna voando no ar, no pesadelo. Falou que esse pai voador "parecia trazer 'Malta'", que remetia a uma contração de "lava fundida" [*molten lava*]. No fim, ele era salvo, mas a essa altura já havia saído do sonho verdadeiro e passado para o domínio da *fantasia*, que traz consigo a habilidade para manipular ideias. Introduziu armas de raios e um escudo fantástico que o protegia de tudo, até dos raios. Falou novamente sobre sua irmã, sobre como todos dizem: "Aí vem a destruidora", mas ele achava isso divertido; tinha relação com o fato de que, tão logo se aproxima das peças, uma criança de 1 ano destrói tudo o que havia sido arrumado num jogo.

Terminou contando-me sobre uma família que ele conhece e que vive em um pequeno apartamento com nove filhos, indicando que pode haver coisa muito pior do que sua condição.

Antes de nos despedirmos, repassamos as duas séries de desenhos e os comentários que havíamos feito juntos. Jason parecia pronto para ir. A mãe se atrasou, então tive tempo para tirar uma fotografia dele na porta de entrada, que mais tarde lhe enviei.

**RESUMO**

Este caso complexo pode ser resumido em termos da deprivação relativa do menino em certa área que pode ser descrita como homossexualidade saudável e normal da relação entre pai e filho.

Isso estava fundado sobre outra deprivação relativa, da relação entre mãe e filho, iniciada na mais tenra infância e que incluía separações traumáticas. Ao que parece, a situação familiar e o fato de os pais terem permanecido juntos "curaram", até certo ponto, o menino da deprivação mãe-filho, mas ele continuava vulnerável a uma repetição no tocante à relação com o pai – e o pai havia achado muito difícil desempenhar esse papel. Ser o pai de seus outros filhos lhe era fácil, mas ser o pai deste menino em particular ia além de sua compressão e deixava-o confuso.

O caso foi manejado com base em duas entrevistas com o menino, a entrevista com os pais juntos e algumas conversas por telefone ao longo de um período de 3 anos. Ao que tudo indica, a dinâmica do caso reside na entrevista com os pais, na qual eles puderam reconhecer e aprender sobre o menino, tal como ele se revelou na primeira entrevista sozinho comigo.

# 21

**"GEORGE" AOS 13 ANOS**
[1971]

Por fim, quero descrever um caso de delinquência potencial que não pode ser tratado de maneira adequada pelo tipo de trabalho que estou descrevendo neste livro. Tentei ilustrar o mecanismo do roubo por meio do exame dos casos em que a rigidez das defesas nas crianças não é tão grande que não se possa detectar movimento, e nos quais um ambiente que antes era sem esperança e sem saída se torna esperançoso e eficaz.

Podemos constatar o grau de doença em George observando a semelhança entre as particularidades deste caso e as de vários outros. Os meninos e meninas saudáveis são aqueles que se mostram inteiramente individuais e diferentes uns dos outros. Padrões de doenças têm semelhanças e o grau da doença é com frequência medido pela fixação dos padrões da doença. Mesmo neste paciente muito doente, contudo, havia certa quantidade de movimento após a entrevista que tive com o menino, e nisso ele se liga ao último caso. Após minha entrevista com George, ele disse à mãe: "Engraçado, o doutor me perguntou se eu já tinha sonhado com roubos ou ladrões e eu contei que nunca tive esse tipo de sonho. Mas depois da consulta tive um sonho em que eu roubava uma carteira e ia para a cidade vizinha, onde eu roubava outra carteira, e então ia para outra cidade, onde roubava mais uma carteira, e assim por diante. É engraçado eu nunca ter sonhado com roubo antes".

Se tivéssemos de empreender um tratamento deste menino, a maior esperança estaria em fazer uso de sonhos assim, já que é por causa da dissociação na personalidade – a qual torna seu mundo de sonhos inacessível para ele – que ele tem necessidade de se manter em contato com o sonho mediante uma atuação compulsiva.

Aqui, novamente, mesmo neste caso grave, há um elemento positivo: podemos vislumbrar um sinal de esperança num menino ou menina que insiste na tentativa de integrar a personalidade dissociada – mesmo quando essa tentativa envolve atividades antissociais que causam problemas à sociedade.

Fiz uma hora de entrevista a sós com o menino e depois falei com a mãe.

## HISTÓRICO FAMILIAR

Irmã: 17 anos
Irmão: 16 anos
*George*: 12 anos e 11 meses

- QI 112 no Stanford-Binet
- Começou a ler aos 10 anos
- "Não funcional na escola"

Em uma carta que recebi antes de encontrar com o menino, o médico da família contou que George vinha roubando e que era problemático de modo geral; acrescentou que, em sua opinião, os pais do menino tinham pouca consciência da situação. Anexou relatórios de consultas psiquiátricas anteriores.

Não houve dificuldades no manejo da entrevista só com o menino. Ele me contou de sua escola, um tipo de escola muito permissivo e onde todas as artes são tidas como sendo da maior importância.

Usei o jogo do rabisco como uma maneira fácil de fazer contato.

## 21. "GEORGE" AOS 13 ANOS

1. Meu, que ele transformou em uma cabeça.

Ficou satisfeito com essa cabeça estranha e distorcida, e pensei que dava para ver que ele não a via como engraçada. Em outras palavras, me prontifiquei logo a reconhecer que neste caso não seria possível usar o espaço de manobra garantido por algo como senso de humor, e que pelo jeito nós não *brincaríamos* juntos.

2. Dele, que transformei em uma cabeça de cavalo.
3. Meu, que ele disse ser um homem apontando com a mão. Havia algo na ponta do dedo dele. Ou poderia ser a mão de uma menina. Talvez fosse um anel no dedo.

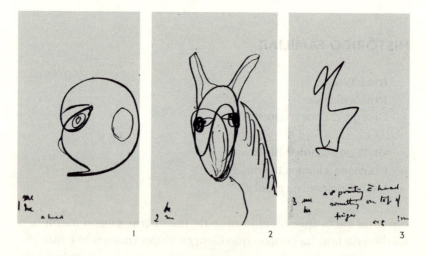

4. Dele, que transformei em algum tipo de planta.
5. Meu, que ele transformou em uma garra de caranguejo.

Não pude deixar de notar a ausência do corpo do homem no n. 1; a absoluta ausência do homem ou mulher no n. 3, e a ausência do caranguejo no n. 5. Era como estivéssemos em um mundo de objetos parciais.

**6.** Dele, que transformei em uma criatura estranha correndo nas Olimpíadas. Fiz uma observação mental de que não estávamos indo a lugar algum, mas fomos em frente, e chegamos:
**7.** Meu. Ele transformou este em uma criatura espacial. Mais uma vez, uma cabeça sem corpo.

A ausência do brincar e de um senso de humor persistiam. Eu estava empregando uma técnica com um menino de boa aparência, e bem--vestido, e que tinha bons modos; e que, ainda assim, parecia estar estranhamente ausente – não ausente de maneira esquizoide. Era mais como uma ausência no sentido de não estar envolvido, exceto

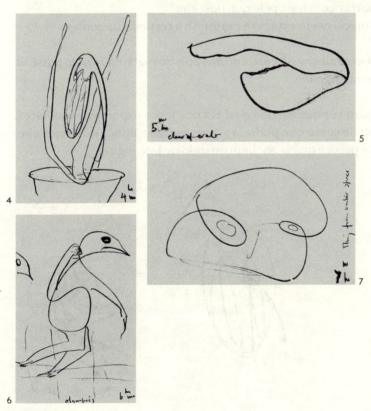

## 21. "GEORGE" AOS 13 ANOS

por educação. Contou da escola e de ter ficado contente por ter sido admitido nela, e falou mais se gabando do que com orgulho das pessoas importantes que tinham conexão com a escola. Disse qual era o nome profissional da mãe, esperando que eu já soubesse quem ela era, e havia aqui o germe de algum tipo de identificação com aqueles que obtiveram alguma notoriedade. Ele, de fato, havia obtido sucesso como ator em uma peça de teatro, e parecia com isso ter impressionado as pessoas encarregadas da seleção de alunos na entrevista preliminar para a escola. Contou-me que seu irmão estava numa escola comum, o que deu a entender que ele sabia que não estava apto a frequentar uma escola comum – mas parecia não se importar com isso, pelo que percebi.

Comecei neste estágio a pergunta a respeito de sonhos.

**8.** Dele, que transformei em uma bola de rúgbi, não sendo possível fazer mais nada.

Dava para ver que ele não gostava dos jogos esportivos escolares, embora dissesse que poderia jogar quando a época dos jogos chegasse, e parece que se sai bem quando de fato joga.

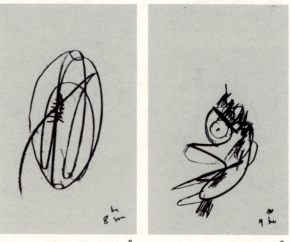

8                    9

**9.** Meu, que ele elaborou de maneira surpreendentemente rica. Ele o transformou em uma cabeça, e aqui estava novamente o traço de ausência do resto do corpo. Podia-se dizer que a cabeça era tanto estranha como feia, mas não havia sentimento algum a ser detectado no menino em si.
**10.** Dele, que ele mesmo elaborou.

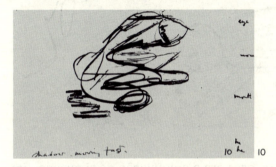

Essa era a mais alta realização da consulta. Neste desenho e no anterior poderia estar oculta a chave de seu estado. Parece-me que aqui ele estava expressando alguma coisa muito primitiva e talvez algo pertencente ao mais tenro começo, antes que fatores ambientais adversos ou deficiências começassem a afetar seu desenvolvimento emocional como indivíduo. Se pensarmos nesses rostos como visões do primeiro objeto – aquilo que geralmente é chamado de seio no jargão psicanalítico e que é igualado ao rosto –, então veremos que ele veio a um mundo no qual, de seu ponto de vista, quando buscava um objeto, este era estranho e completamente carente dos mecanismos tranquilizadores que fazem parte das primeiras experiências da maioria dos bebês. Disse que o n. 10 era uma sombra se movendo rapidamente e me mostrou onde se podiam ver os olhos, o nariz e a boca. Senti que ele estava se soltando depois disso e que estávamos nos comunicando.

**11.** Dele, que transformei em algum tipo de inseto.
**12.** Meu, que ele elaborou e intitulou como "um nada".

## 21. "GEORGE" AOS 13 ANOS

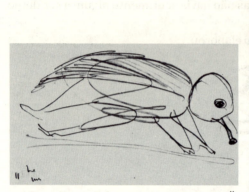
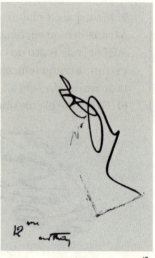

11  12

De meu ponto de vista, esse era a aniquilação de si mesmo. Em algum momento significativo, ou numa sequência de tais momentos, ele havia buscado algo e não havia encontrado nada que refletisse de algum modo suas necessidades básicas ou sua avidez criativa. Era como se estivesse fazendo o desenho da própria morte, que veio depois do nascimento.

Ao fazer esta descrição dele, estou usando minha imaginação, profundamente afetada – como tinha de ser – pela experiência que eu de fato estava tendo com este menino que parecia ser não existente. Ele tinha tudo o que se poderia desejar no sentido de uma falsa organização, construída na base da obediência, e não tinha nada mais. Conhecia apenas objetos parciais e funções parciais, e no âmago era "um nada". No entanto, tinha algo, porque era capaz de se apresentar como nada.

Se ele estava contente por ser menino ou se gostaria de ter sido menina, tal pergunta não significava coisa alguma para ele, como era de esperar. Ele não se questionava em nada, tendo se constituído na base da conformidade.

Falou-me sobre o trabalho do pai e sobre a família estendida. Quando perguntei diretamente, disse-me que viera por causa do roubo, mas que roubara apenas da mãe. Falou: "Eu roubo desde que eu tinha 4 anos". Estivera numa clínica de orientação infantil, mas disse à mãe: "Não vou contar nada para eles". Podia-se quase dizer que a melhor parte dele (tal como ele se apresentou a mim por meio de palavras durante esta hora) era que ele se queixava de dor de cabeça e de ficar preocupado. E também, naturalmente, o fato de ter comunicado sua não existência. Com frequência diz à mãe: "Não consigo evitar, eu não quero roubar", e desaba num estado de remorso; mas *ao mesmo tempo* está roubando e ninguém acredita mais em seu remorso, exceto como outra forma de decepção. Ele diz: "Quero ajuda", mas ao mesmo tempo mostra sinais daquela completa falta de esperança quanto a ser ajudado, o que faz com que o sujeito pare de buscar ajuda. Não me falou abertamente sobre seus roubos, mas, ao aparentar honestidade quanto a roubar de sua mãe, escondeu de mim a principal parte de sua atividade de roubo.

O pior é que ele rouba da avó, que depende da aposentadoria para viver e que, por isso, sofre de maneira direta quando ele pega dinheiro reservado para pagar contas básicas. Ele é capaz de ser afetuoso e nem um pouco furtivo em certos momentos com a mãe, dizendo-lhe: "Eu amo você, nunca mais vou roubar". Mas isso não tem relação nenhuma com o que ele pode ter acabado de fazer ou com o que fará no futuro. Recentemente, com outros meninos, destroçara vários pianos dessa escola que se dedica, entre outras coisas, à música, às artes e ao teatro. É a pior coisa que se poderia conceber numa escola dessas. É bem provável que a iniciativa tenha sido de George, embora ele talvez não tenha participado da ação em si. Isso seria típico dele e representa uma técnica para esconder a mentira persistente, que é parte de sua sintomatologia de confessar crimes que não cometeu.

Um detalhe que se revelou importante era que em determinado estágio lhe perguntei se já havia sonhado com roubo. Sua resposta mostrou que isso estava fora de questão, e de qualquer modo não estava habituado a sonhar.

**369**

## 21. "GEORGE" AOS 13 ANOS

### ENTREVISTA COM A MÃE

Eu estava naturalmente interessado em obter um relato da história prévia de George. Poucos dias depois de vê-lo, estive com sua mãe por uma hora. Imediatamente soube de outras delinquências de que George não me falara, embora não tivessem faltado oportunidades para fazê-lo. Encaixavam-se nos padrões habituais. A mãe ia até a sala e via fumaça saindo da poltrona. Ele jurava não ter nada a ver com aquilo, mas, quando a mãe procurava, encontrava palitos de fósforo queimados no chão, ao lado da cadeira. Quase todas as cadeiras da casa haviam sido incendiadas em algum momento. Um exemplo típico do comportamento de George seria: teve uma febre muito alta e saiu de casa, no auge de uma nevasca. Haviam-no deixado sozinho por apenas meia hora e ele parecia estar tranquilo. Quando a mãe voltou, viu que ele saíra da cama e fora embora sem avisar a avó e sem deixar nenhum bilhete. Ele ficou fora do meio-dia até a meia-noite. A polícia entrou em contato com a família mais tarde para dizer que ele fora encontrado do lado de fora da casa de um parente, com frio e com fome, levando uma maleta. Seu pai foi buscá-lo e ele chorou; ficou sem conseguir explicar por que havia feito aquilo. Disse que queria dormir na casa daquele parente (tio) e que tinha passado horas e horas andando de metrô, tendo usado seu cartão de transporte. Não tinha comido nada. Em algum ponto, tentou dar uma explicação: "Você e papai estão sempre brigando". A mãe disse: "Ele soa sincero, mas a verdade é que nós nunca brigamos". Ele parece gostar da irmã, mas grita com ela quando a menina demonstra qualquer sinal de sentimentos pessoais ou tensão. Com o pai, costuma discutir sem que haja pretexto óbvio.

A despeito de todas essas coisas, a família parece gostar de George, mas se aborrecem o tempo todo, ao deparar com o depósito do jardim queimando ou quando encontram na tampa do piano sinais de ter sido incendiada.

**História prévia**

Desde o nascimento, George chorava sem parar. Pode-se dizer que *chorava todas as noites*. Com as outras crianças, a mãe diz que elas botavam o choro para fora, mas com George o choro não tinha fim; simplesmente, segundo ela, o choro parava e depois recomeçava.

De meu ponto de vista, foi exatamente aqui que George estava experimentando e reexperimentando o ser nada, que é como a criança se sente quando há uma imago morta na realidade psíquica interna da mãe.

Ele rapidamente se transformou num porco, ávido por comida, a qual acumulava; pegava os alimentos e os escondia, não os usando para si.

Sua irmã logo desenvolveu um papel protetor para com ele. O irmão sempre tentava dissuadir os pais de fazê-lo confessar, reconhecendo a futilidade disso, e naturalmente sentindo que em nome da tranquilidade era melhor deixar George se safar, independentemente do que tivesse feito. Aos poucos, desenvolveu-se uma técnica regular de apaziguamento e foi nesses termos que a família conseguiu sobreviver. Esse manejo pela via do apaziguamento já era bem-organizado quando George tinha 2 anos.

A história dos estágios precoces encerrava o seguinte detalhe: logo depois de a mãe se casar, o marido teve que ficar fora por alguns anos por causa da guerra. Depois disso, tiveram uma vida muito difícil e as duas crianças mais velhas nasceram e passaram por várias crises, mas a família se manteve unida e a mãe foi capaz de fazer o que achava ser necessário para essas duas crianças. Depois houve um período bem ruim na história da família, incluindo uma quase falência. Houve bastante falta de sorte nisso tudo e os pais tiveram que suportar ver os amigos de condição similar indo bem na vida enquanto eles viviam uma situação econômica muito dura. A mãe sustentou a família oferecendo a casa como lar adotivo temporário em troca de dinheiro e dessa maneira conseguiu chegar a um estado de equilíbrio. Então ocorreu de *engravidar e saber que não seria capaz*

## 21. "GEORGE" AOS 13 ANOS

de arcar com a posição em que seria colocada quando o bebê nascesse. Consultou os médicos sobre um aborto e eles adiaram tanto a decisão que, quando finalmente se decidiram, já era tarde demais para fazer o aborto. Por isso, teve que se livrar das crianças de quem cuidava e se preparar para um bebê que ela não queria ter; ressentira-se muito por ninguém ter lidado com esse problema de maneira lógica e por terem permitido que a decisão sobre o aborto prescrevesse.

George, portanto, teve um começo muito distinto dos irmãos. Ele não era querido e, de fato, do ponto de vista da mãe, o amor por crianças teria sido o motivo por trás de sua decisão de abortar.

A mãe de George o amamentou durante um mês, mas o leite era escasso e ela realmente não conseguia satisfazê-lo. Então surgiu o choro incessante, que resultou, aos 2 anos, no desenvolvimento da técnica de apaziguamento. Dos 2 anos em diante, todos na família davam doces ou seis centavos a George para se livrar dele. Em outras palavras, ele está vivo porque era absolutamente mimado, mas não conseguiu fazer uso desses mimos.

### Fenômenos transicionais

A menina mais velha tinha uma mamadeira. Essa mamadeira tinha um bico que ela usava para ir dormir, mesmo que a garrafa estivesse vazia. Ofereceram uma mamadeira igual a seu irmão, mas a técnica dele para dormir era chupar a língua e ele tinha um método pessoal de aconchegar-se em um travesseiro. Ao descrever essas coisas, a mãe demonstrou conhecer as dificuldades que toda criança enfrenta para passar do estado de vigília para o de sono. George não tinha técnica nem objeto que se pudesse dizer ser satisfatório para ele. Logo passou a falar sozinho, mas aqui havia algo de anormal quanto a sua falta de método pessoal para lidar com a dificuldade de transição. Assim que atingiu a idade para tal, começou a demonstrar uma espécie de mau humor. Mas isso não aparecia exatamente como um estado de espírito. Funcionava mais da seguinte forma: se fosse repreendido, ficava trancado no banheiro por horas falando sozinho, às vezes cantando ou batucando, dando a todos do lado de fora a impressão de que ele não estava ligando a mínima. (Evidentemente, estava além da desesperança.)

George adquiriu uma técnica perfeita para esquecer tudo o que faria outras pessoas sentirem remorso ou culpa; relacionava-se sobretudo ao uso do barulho. No extremo positivo disso estava gostar de ouvir sua avó lendo para ele. Mas foram os pianos da escola que ele e o bando de meninos destroçaram. Em outras ocasiões, usava o despertador, ou o toca-discos, e cantava e batucava – tudo isso parecia ser um resíduo do choro incessante do início da vida e da primeira infância. No barulho estavam escondidos os últimos vestígios de esperança.

Às vezes ajudava o pai na fábrica. O pai, comparando-o com os outros trabalhadores, dizia que ele fazia o trabalho duas vezes mais rápido e melhor. Isso não queria dizer, contudo, que estivesse ajudando. Era, antes, similar à maneira como se saiu bem melhor do que o esperado quando foi entrevistado pela escola, mas o fato não tinha relação nenhuma com o desempenho no curso geral da rotina escolar e na competição com as outras crianças. Pelo lado bom, a mãe relatou a recente experiência de George como ator em uma peça na escola e o desejo de que a mãe estivesse presente nos ensaios. Esse desejo reforçava o orgulho que ele é capaz de sentir por sua mãe ser bem conhecida no teatro. Ela própria diz que ele exagerou muito esse fato, mas continua tendo algo de verdade aí. Parece legítimo trabalhar a ideia de que quando *representa um papel* ele consegue chegar mais perto de se sentir real do que quando é deixado sozinho e é nada. Por si mesmo, ele parece não ter identidade, do ponto de vista dele. Quando está representando, o fato de ele ser uma pessoa com um falso self é menos óbvio.

A mãe tentou me ajudar a entender o menino, dizendo que ela mesma não ia bem na escola, e tive que assumir que ela própria havia encontrado uma identidade no palco e tinha ciência da relação existente entre isso e uma incerteza sobre si mesma na vida cotidiana.

## 21. "GEORGE" AOS 13 ANOS

George progrediu um pouco desde que entrou para essa escola que ele afirma adorar, exceto pelo fato de que "aqueles meninos me ameaçam constantemente". Ele mesmo assumiu responsabilidade recentemente por algumas delinquências. Talvez esteja quase consciente da loucura latente na natureza compulsiva de seu comportamento antissocial, na sensação de não ter motivo consciente, e em preocupar-se com isso.

Foi aí que a mãe me contou que ele havia relatado um sonho relacionado a roubo logo após a entrevista comigo. Embora estivesse interessado nesse detalhe, que mostrava que o relacionamento dele comigo havia tido algum tipo de impacto sobre ele, percebi que não deveria me envolver neste caso. Esse detalhe, ao lado dos objetos parciais, cabeças e rostos, me indicava que se eu o recebesse mais duas ou três vezes, eu me veria envolvido nos sonhos do menino e então teria que assumir o caso para valer, coisa que não estou em condição de fazer. O tratamento de George demandava colaboração estreita com um estabelecimento interno que tivesse uma atitude informal e especializada, com disposição para lhe dar atenção constante, ou teria de ser assumido por uma equipe orientada para o manejo total deste menino e de outros como ele. Haveria ocasiões em que a equipe e também o ambiente não humano estariam em perigo, fisicamente.

Em teoria, não seria impossível eu tratar do garoto. Ele tem uma noção de que poderia haver uma vida melhor que essa e de que ele poderia ser uma pessoa mais real do que é. Mas ele está desligado da possibilidade de ser qualquer coisa e de ser. Na prática, as dificuldades são imensas e poderia ser melhor usar de franqueza, dizendo que o menino não pode ser tratado.

George disse a seu irmão que eu não era psiquiatra, mas um cavalheiro muito gentil. Isso foi em autodefesa, quando o irmão perguntou, de modo imprudente: "O que o psiquiatra disse?" e "O que você roubou dessa vez?".

Entre estranhos, George passa uma boa impressão. Pode-se dizer que as pessoas o adoram e falam sobre como ele é um doce.

A mãe descreveu o pai dele como sendo mole por natureza, de modo que ela tem de ser forte e rigorosa – quer isso se adeque a sua natureza, quer não. A avó, que ele adora, a que lê para ele e de quem ele rouba de maneira implacável, é a mãe de sua mãe. É possível que ele seja afetado por algo mórbido na personalidade dela. As depressões dela lhe dão a impressão de que o mundo está prestes a acabar e ela deixa claro para os outros que se sente assim. Ela também é praticante de espiritismo e vê rostos, o que talvez apareça no jogo do rabisco. Todas essas coisas levam a discussões com a família e, como consequência, a avó sai da casa; a mãe de George sente que a própria mãe tem uma vida terrível. É provável que George pense a mesma coisa; isto é, caso ele tenha a capacidade de entrar com alguma emoção na vida de outrem. O pai dessa avó cometeu suicídio quando ela tinha 3 anos e isto, sem dúvida, teve um efeito grave no desenvolvimento da sua personalidade e em sua capacidade de ser feliz.

A mãe agora adquiriu confiança para me contar mais algumas coisas sobre a hereditariedade de George. Há um histórico de suicídio e de grave comportamento antissocial do lado da família do pai de George, além do fato de os pais do pai de George terem sido mortos em câmaras de gás durante a perseguição nazista. Uma boa figura no quadro de toda a família estendida era a mãe do pai, cuja personalidade era calorosa e positiva e proporcionava, de alguma forma, um elemento de esperança e algum potencial para a estabilidade em todos que porventura estivessem sob sua influência.

Somados à má hereditariedade de George e ao fato de ele não ser desejado no início, havia certos fatores externos desagradáveis. Por exemplo, quando ele tinha 7 anos queixou-se de um menino na escola ter um revólver e de sentir-se em perigo. A mãe ridicularizou a ideia de perigo real (conhecendo sua tendência para sentir-se perseguido) e foi à escola com ele investigar. Lá, o menino, que tinha uma arma de ar comprimido, atirou na cabeça de George. Depois disso, não adiantava nada tentar tranquilizá-lo quanto a seus sistemas delirantes.

## 21. "GEORGE" AOS 13 ANOS

Ele continua com a tendência, que mostrava desde pequeno, a acumular objetos, doces e carrinhos de brinquedo. Em certo ponto houve uma combinação de não comer com comprar doces e temer engordar.

Recentemente, trouxe para casa uma carteira vazia; havia encontrado no chão do trem. Ele podia ficar com a carteira? etc. etc. A mãe não via por que não o deixar ficar com o objeto. No entanto, quanto mais pensava na carteira, maior a sensação de que devia haver dinheiro nela quando foi achada; além disso, tinha a carteira do sonho que ele lhe havia contado no dia seguinte à sessão comigo. Ninguém jamais vai saber a verdade e, por meio de instâncias especiais de honestidade e confissão, ele esconde com sucesso os roubos que são determinados por motivos que são inconscientes para seu próprio self cotidiano.

Cabe observar que ele não brinca por prazer, ou que não brinca de modo geral, pelo menos não por períodos longos, como deu para ver de forma clara na entrevista. Ele é excessivamente generoso. Em jogos competitivos, ele *precisa* vencer. Não cuida de seus brinquedos, os quais, de uma forma ou outra, se quebram logo depois de adquiridos. Ele está sempre pronto para dizer: "Tenho um maior", logo no primeiro contato com garotos que estejam se gabando de algo. Os pais exauriram seus recursos para "suborná-lo" desde muito cedo, mas ele é um grande gastador, o que é um problema permanente em casa.

No fim, a mãe me disse que George nasceu de um parto muito difícil. "Durou a noite inteira. Ele estava virado com a cabeça para cima. O médico queria usar instrumentos, mas me recusei a permitir isso".

Recomendei contato com autoridades judiciais para alertá-lo do que poderia estar a sua espera, talvez num tribunal. O procedimento está sendo discutido, mas deixei claro que eu sabia que, mesmo que me fosse possível entender a etiologia, eu não teria como alterar o problema básico desta família e de George. Fiquei surpreso ao ver que a mãe parecia agradecida por alguma coisa; talvez por ter ouvido o que ela já sabia ser verdade.

# ÍNDICE REMISSIVO

**A**daptação 77, 93-94, 204, 213, 301
adoção 72, 249, 275, 297, 371
adolescente 39, 86, 145, 180, 315, 350
afeto 105, 229, 232, 236, 276, 284, 291, 317, 345, 369
agressividade 68, 168, 185, 238, 278-79, 345-46, 352
ajuda 15, 39, 44, 50, 52, 71-72, 85-86, 91, 95, 126, 128, 133, 137, 144-45, 169, 182-83, 209, 230-33, 239, 241, 249, 254-55, 269, 287, 293, 296-300, 303, 305, 315-16, 320, 345, 358, 369, 373
alimentação 53, 58, 60, 67, 80, 93, 148, 151, 231, 252, 266, 289, 291, 308, 311-13, 322-23, 326, 329, 332, 345-46, 371-76
amamentação 87, 93, 152, 226, 228, 232, 235, 246, 257, 274, 345-48, 351, 372
ambiente 14, 16, 17, 20, 62, 67, 76, 78, 81, 84, 89, 94, 103, 128, 144, 155, 180, 201-08, 225, 242, 254, 287, 313, 328, 330, 362, 374
amizade 38, 97, 102, 109, 112, 139, 161, 163, 169, 182, 195, 204, 239, 242, 245, 247, 251-55, 258-59, 275-76, 284, 291-300, 318, 322, 351, 371
amor 36-37, 68, 94, 101-02, 105, 151-52, 168, 199, 202, 259, 266, 271, 359, 372

anamnese 70, 126, 158, 207, 260, 288
animal 56-57, 61-64, 80, 134, 153-54, 243, 260, 308, 355, 357;
*água-viva* 146; *aranha* 40, 47, 134, 138, 217-18; *besouro* 335; *borboleta* 307; *cachorro* 27, 38, 45, 57, 60, 141, 146, 171, 295, 336, 354; *canguru* 45, 56, 61, 63, 66; *cavalo* 195, 306-07, 364; *cobra* 22, 42, 45-50, 57, 75, 146; *coelho* 50, 146, 221, 355; *escorpião* 217; *ganso* 47; *gato* 138; *minhoca* 335, 360-61; *pássaro* 49, 54, 59, 98, 178, 267-69, 335; *pato* 25-35, 44, 47, 59-60, 158, 336; *rato* 64, 171, 322-26; *peixe* 41, 47, 49, 60, 79, 114, 131, 146, 148, 161, 163, 172, 178, 282, 309, 313, 335, 339, 346; *pernilongo* 134; *polvo* 98-99; *porco* 43, 47; *tartaruga* 146, 265; *tigre* 80
ansiedade 37, 67, 72, 76, 80-84, 89, 93, 96, 119, 122, 134, 137, 178, 186, 192, 198, 227-30, 233, 239, 242, 250, 269, 274-75, 298, 310, 315, 338, 342, 351; arcaica 76, 81, 84, 89
antissocial 129, 195, 204-09, 220, 224, 251, 254, 272-73, 277, 279, 284, 292, 301, 303, 305, 374-75
arma 50, 100-01, 337, 360, 375
arte 139, 150-51, 155, 259

**379**

## ÍNDICE REMISSIVO

assistência social 12, 128, 207, 316; *assistente social* 20, 24, 36, 107, 207, 210, 315-16, 328
ataque 58, 68, 71, 93, 198-99, 207, 227, 294, 332
atuação [*acting out*] 213, 262, 363
avião 77, 132, 135-36, 160, 178, 252, 307, 337-39
avidez 137, 152, 226, 368, 371
avós 93, 119, 195, 253, 328, 330, 333, 344, 346, 348, 351, 369-70, 373, 375

Banho 178, 233, 290, 322, 324, 345
barriga 53, 56-58, 60, 63, 66-68, 85, 93, 95, 198-99, 212, 242
barulho 111, 149, 153, 373
bater 57, 72, 163-64, 168, 185, 198, 239, 322, 324, 345, 348
bebê 34, 37, 54, 60, 63, 66-69, 78, 82, 84, 87-88, 92-95, 101, 104, 153, 174, 181, 192, 198, 215, 221, 226-41, 247, 257, 260, 272, 285, 289-90, 303-05, 310-13, 320-21, 324, 329, 331, 345-46, 349-51, 367, 372
berço 228, 232, 237-38, 324, 345
bicho de pelúcia 48, 108, 141, 148, 188, 215-16, 233-34, 239, 325, 329, 348-49; *ver também* transicional
bola 18, 72, 115, 163, 253, 366
bolsa 56, 63, 188, 235-37, 242, 248, 258, 312, 319, 321, 326
bomba 136, 163, 337, 339, 342
BONAPARTE, Napoleão 165

boneca 148, 163, 232-36, 253, 306, 313, 329, 350
brincar 41, 47, 62, 66, 89, 93-94, 97, 104, 118, 133-34, 140, 160-61, 166, 168, 172, 176-77, 186, 195-98, 202, 226, 228, 231-34, 237, 239, 282, 287, 292, 294, 307, 329, 348, 351, 365, 376
brinquedo 92, 102, 139, 141, 227-28, 232-37, 263, 287, 325, 329, 347, 350, 376

Cansaço 231, 251, 284, 290, 295, 308
caráter 105, 204-07, 241, 253, 255, 276, 305, 322
carrinho de bebê 228, 239, 305, 329, 347, 376
carta (correspondência) 38, 123, 150, 158, 170, 182, 185, 229-31, 238, 240-41, 248-50, 253, 275-81, 284, 286, 290-301, 331, 344, 352, 363
casa 14, 34, 40, 47, 65, 67, 72, 79, 86-88, 90, 92-95, 99-102, 106, 111-12, 118-19, 122-23, 133, 139, 144-45, 149, 152, 155, 170, 183-85, 200, 206-07, 212, 217, 222-23, 227, 232-39, 242, 247, 252, 259, 263, 271, 274, 276-301, 304, 310, 320-21, 325-26, 332-35, 339, 341, 344-51, 370-71, 375-76
choro 36, 84, 86, 93, 99, 227, 231, 233, 235, 239, 266, 317, 319, 321, 346, 349, 370-71

chupar 86, 99, 215, 228, 231-36,
  239, 244, 248, 255, 282, 290,
  348-49, 372; o dedo 27, 47, 86, 99,
  135, 215, 228, 231-36, 239, 244,
  248, 255, 282, 290, 349, 364
CINDERELA 109-10
cisão 136, 178, 269, 273, 288
ciúme 93, 101, 103, 153, 168, 242,
  317-18
cobertor 150, 153, 180, 318, 325,
  327; ver também transicional
colapso 89, 105, 122-24, 284
colo 47-50, 67, 84, 198, 232, 247,
  310, 332, 358
comer 58, 60, 80, 151, 252, 289, 312,
  323, 346, 376
complexo de Édipo 156
compulsão 124-25, 185, 208-09,
  213-14, 223, 236, 258, 284, 292,
  305, 313, 322, 356, 363, 374
comunicação 17-19, 25-26, 75, 77,
  84-85, 88-89, 103, 128, 133, 142,
  145-46, 152, 169, 175, 178, 183, 187,
  192, 194, 204, 206, 236-37, 256,
  260, 262, 302-03, 316
confiança 14-15, 42-43, 47, 52, 62,
  74, 78, 191, 194, 202, 210, 215, 225,
  227, 230-31, 253-54, 303-04,
  308, 327, 343, 375
conflito 12, 18, 39, 40, 47, 50, 66, 70,
  105, 151, 156-57, 206, 242, 257, 343
confusão 41, 66, 73, 76, 79, 81, 117,
  126, 136-38, 140-42, 195, 205,
  216-17, 223, 246, 252, 280, 302,
  309, 324, 361

consideração [*concern*] 128, 159,
  176, 223, 273
consulta 13-14, 16, 18-20, 37, 42, 47,
  50, 52-53, 68-69, 88-91, 96, 101-
  04, 106, 112-13, 122, 125-26, 128,
  141-44, 156, 168-70, 178, 184-85,
  190-92, 199-210, 225-37, 240-42,
  248-50, 253-56, 260, 263-64,
  272, 275, 282-91, 296, 303-05,
  313-17, 343, 352-53, 362-63, 367
continuidade 11, 55, 183, 185, 205,
  208, 277
contos de fadas 119-20; *bruxa*
  116-22, 140, 162-65, 252; *dragão*
  161, 284; *fada* 161, 165; *feiticeiro*
  164-65; *gigante* 138, 160-163;
  *princesa* 109-10, 161, 163, 324;
  *príncipe* 110, 161
controle 133, 136, 150, 191, 281, 346,
  357
cordão 148, 355, 359
corpo 18, 62, 68, 176-77, 199, 215,
  221, 234, 320, 323, 329, 351, 364-
  67; *boca* 79, 175, 232-36, 244,
  248, 252, 268, 310, 312, 347, 367;
  *cabeça* 35, 47-48, 54-55, 59, 64,
  77, 107-08, 116, 123, 130, 135, 140,
  148, 161, 164, 166, 188, 205, 264,
  266, 268, 289, 308, 323, 325, 340,
  346-48, 357, 364-69, 374-76;
  *dentes* 335, 355-57; *garganta*
  295-298; *mão* 22, 29-34, 37-38,
  41-42, 50, 57, 73, 79-80, 91,
  115-16, 122, 125, 183, 191, 212-15,
  218-19, 229, 235, 280-81, 293,

297, 307, 310, 322, 325, 348, 364;
*nariz* 223, 228, 367; *olho* 30, 35,
41, 60, 62, 74, 76, 79, 84-85, 88,
141, 221, 285, 332-33, 356, 367; *pé*
22, 25-26, 30-38, 61-62, 85, 93,
102, 162, 175, 186, 266, 326, 339,
349, 357; *rosto* 43, 47, 113, 117, 137,
147, 172, 190, 194, 259-61, 266-70,
295, 298, 337, 367
criança 7, 11, 13-26, 32, 37-44,
50-56, 61, 65-71, 75, 85-96, 103-
07, 112, 115-22, 126, 128, 130, 139,
145, 152-54, 159, 170, 172, 177-78,
184, 189, 191-92, 200-09, 212-15,
218-21, 224-26, 229-41, 249, 252-
55, 283, 290, 301, 304-05, 310-30,
343-48, 351, 360, 362, 371-73
criatividade 41, 43, 125, 155, 172,
175, 177, 244, 334
CROMWELL, Oliver 340
culpa 37, 62, 67, 152, 238, 251, 258,
269, 277, 279, 281, 320, 322, 360,
373
cura 12, 19, 112, 123, 180, 184, 206,
305, 316, 323

**D**edicação 50, 145, 171, 289
defecar 57-58, 121, 236, 289
deficiência 25-27, 33, 73, 89
delinquência 206, 224, 292, 352,
362, 370, 374
dependência 16, 19, 40, 42, 47-48,
71, 78, 89, 169, 185, 225, 240, 242,
248, 253, 266, 286, 287, 303;
*independência* 106, 255

depressão 66, 71, 82, 86, 88,
94-96, 102, 105, 107, 111, 123-24,
170-71, 181, 183, 205, 242, 251,
254-57, 266, 270-73, 290, 316,
319; *maníaca* 66, 170, 181, 183
deprivação 69, 129, 141, 206-07,
221, 223, 248, 253, 284, 288-89,
301, 304, 312-16, 327, 360-61
desejo 11-13, 17, 84, 111, 144, 158,
170-71, 204, 241, 265, 273, 284-
85, 288, 315, 321, 328, 373
desenho 7, 13-14, 18, 22, 26-27,
29-30, 33-35, 38, 41-50, 54-67,
72-84, 88-91, 97-101, 107-22, 125,
132-41, 148-50, 160-64, 167-68,
172-78, 186, 188, 192-96, 199,
210-23, 246-48, 251-54, 261-62,
265-70, 278, 285, 291, 306, 309,
311-15, 329, 335-39, 342, 352,
356-59, 367-68
desenvolvimento emocional 13-17,
22, 74, 94, 104-05, 128, 144, 156,
225, 238, 249, 257, 287, 292, 367
desfrutar 13, 17, 28, 59, 66, 102, 106,
114, 126, 234, 290, 299, 303, 342
desintegração 81, 89, 205, 271
desmame 226, 257, 272-74
despertar 120, 135, 138, 140-41,
195, 215, 226-27, 231-37, 242, 252,
289, 323, 325
destrutividade 206, 329, 357
Deus 86, 143, 196-97, 211, 321;
*deusa* 140-41, 247; *deuses* 195
devanear 86, 319, 325
diabo 341-43, 352

diagnóstico 52, 73, 86-89, 281,
  288, 332
dinheiro 147, 194, 219, 223, 236,
  242, 248, 258, 264, 276, 279-80,
  284, 311, 318, 321, 332-33, 340,
  355-56, 369, 371, 376
dissociação 209, 220, 223-24, 251,
  269, 270, 277, 288, 363
doença 11-12, 16, 20, 43, 50, 52, 71,
  76, 86-88, 102-05, 123-25, 128,
  145, 169, 170, 182-83, 201, 206,
  216, 223-24, 229-34, 251, 253,
  255, 278, 280-87, 291-92, 301-04,
  307, 311, 313, 319, 323, 327, 332,
  350, 362
dor 24, 87, 107, 111, 130, 141, 205,
  228, 242, 246, 250, 282-83,
  295-96, 360, 369; *de barriga* 24,
  242; *de cabeça* 24, 107, 130, 205,
  298-99, 369

Educação 93, 183, 240-41, 287,
  290, 292, 305, 316, 366
ego 89; *apoio do ego* 28, 172, 202;
  *organização do ego* 74, 266, 271;
  *superego* 115
enfermeira 24, 169, 183, 228, 284,
  299, 317, 319
engraçado 27, 55, 115, 117, 152, 159,
  162-65, 178, 190-93, 198-99, 211,
  219, 228, 252, 310, 362, 364
entrevista 13-18, 21, 24, 35-44,
  55-56, 67, 72, 86, 88, 92-95, 102,
  107, 124, 126, 128, 130, 140, 142,
  145, 148, 150, 154-56, 169, 171,
174, 181-82, 185-86, 192, 208-10,
  216, 218, 220-32, 242, 248, 251,
  254-60, 263-64, 267, 272-73,
  277-78, 283-86, 303, 305, 315-16,
  319, 327-28, 332-33, 343-44,
  347, 350-53, 361-63, 366, 370,
  374, 376; *inicial* 11, 14-15, 20, 155-
  56, 183, 208, 254, 260, 263-64,
  273-74, 291, 315, 344, 353, 361
enurese 68, 83, 85, 139, 141, 206,
  209, 224, 227, 284, 289, 324, 358
ereção 45, 86, 99-100, 135, 138,
  140, 212
escola 14, 32, 39, 40, 50, 86, 88,
  92-96, 102-04, 121, 124, 128,
  131-34, 138, 142, 144-45, 155-56,
  159, 161, 163, 168, 170-71, 177, 179,
  183, 185, 194-96, 201-02, 209,
  223-26, 240-55, 259, 275-302,
  305-06, 313-16, 323, 325, 328,
  331-32, 350, 353-54, 363, 366,
  369, 373-75; *diretor* 248, 250,
  278-81, 284-87, 293; *internato*
  106, 142, 246, 278-85, 289-99;
  *professor* 21-23, 128, 177, 195,
  223, 226, 249, 252, 262, 291, 293,
  297-300, 320, 350, 354; *orientador* 278, 293-94, 299
esperança 16-17, 20, 72, 126,
  206, 208, 273, 311, 313, 319, 327,
  362-63, 373, 375; *desesperança*
  206, 208, 271, 311, 313, 340, 342,
  362, 369, 373
espontaneidade 39, 46, 76, 88-89,
  96, 172, 195, 198, 218, 263, 301, 329

**383**

esquecer  99, 103, 252, 313, 324, 373
esquizofrenia  77, 88-89, 145
esquizoide  144-45, 155-56, 365
EU SOU  49-50
excitação  95, 99, 138, 199, 320
experiência  11-17, 40, 54-55,
    78, 87-90, 105, 111, 140-41, 149,
    172, 194, 199-202, 215-16, 225,
    257, 283, 305, 313, 316-17, 342,
    367-71, 373

Falha  76, 81, 85, 89, 104, 205-08,
    230, 237, 302-03
falso self  ver self
família  16, 20, 34, 39-40, 45, 52-57,
    71-72, 85, 87, 92, 95, 107, 118, 121,
    126, 128, 140, 142, 155, 158, 163,
    169-70, 183-84, 195, 200-02, 217,
    223, 225, 239, 242, 247, 254-58,
    262, 275-76, 282-84, 288-89, 297,
    301-06, 314, 318, 328, 330-33, 339,
    342-44, 360-63, 369-71, 375-76
fantasia  33, 44, 66-67, 85, 161, 174,
    178, 187, 190, 192, 198-99, 218,
    260-61, 266-68, 273, 309, 339,
    358, 360
fantasma  47, 74, 142, 152
FAWKES, Guy  352
febre  145, 283, 294, 296, 319, 344,
    370
feminino  95, 177, 179, 181, 218, 239,
    250
férias  102, 131, 134, 142, 230, 245,
    275, 284, 294-300, 330
fezes  45, 121, 324

fobia  22, 67-68, 199, 239
fogo  99, 101, 119-20, 181, 215, 329,
    339-41, 370
freira  321, 323, 350-51
frustração  86, 125, 264, 237, 274
fuga  150, 153, 253, 256, 295, 357

Gagueira  112-15, 121-26
genital  66, 68, 175, 239
gravidez  37, 56, 60, 63, 66, 87, 199,
    213, 227, 229-30, 241, 248-49,
    253, 303, 305, 311, 344-45
grito  85, 172, 191, 227, 231-32, 326,
    370
guerra  93, 132-33, 160, 289, 301,
    338-39, 342, 371

HILLARY, Edmund  215
histórico familiar  87, 93, 130, 184,
    223, 257, 289, 328, 363
homossexualidade  102, 170, 360
hospital  14, 18, 24, 36-37, 86-88,
    123-24, 170, 207, 210, 245, 286,
    291, 301-04, 319-20, 340, 343-
    46, 350-51, 360
humor  27, 43, 66, 93, 107, 111,
    139, 253-54, 269, 271, 297, 323,
    364-65, 372
HUMPTY DUMPTY  74-75

Identidade  12, 153, 168, 256, 373
identificação  95, 102, 105, 179, 197,
    234, 306, 313, 366
imaginação  15, 43, 58, 66, 69, 167,
    175, 214, 243-44, 262, 265, 368

imitação 43, 60, 94
impulso 37, 68, 73, 124, 187, 199,
  202, 218, 262
inconsciente 11-12, 21, 119, 209,
  218, 248, 262, 267, 360, 376
inquietação 186-88, 192, 205
instinto 63, 68, 105, 172, 213, 266
intelecto 94, 134, 148, 154, 177,
  278, 343
inteligência 66, 86, 93, 145-46,
  154-55, 179, 197, 226, 234, 259,
  283, 287-88, 292, 331, 336,
  352-53
interpretação 21-22, 45-48, 58,
  69, 75, 78, 110, 119, 133, 150-51, 156,
  173-76, 194, 202, 212-19, 246, 248,
  266-69, 307, 322, 325, 336, 359
irmãos/ãs 27, 72, 90-93, 97, 101-
  03, 106, 108-09, 112, 131-32, 139,
  141, 145-46, 158, 161-63, 166-68,
  185, 190, 195-200, 210, 215,
  219, 221-24, 228-29, 232, 234,
  238-42, 247-51, 258-60, 263-64,
  271-72, 276, 282-83, 288-96,
  299, 304-05, 310, 313, 318, 328,
  331-33, 340-44, 349-50, 353,
  359-60, 366, 370-74

Jogo 13-14, 18, 25, 28, 33, 35, 40,
  43-44, 47, 53, 56, 59, 62-65,
  72-73, 77, 94, 97, 108, 113, 116,
  130, 133, 146, 154-55, 158, 162,
  166-68, 171, 176-77, 186-91, 197,
  210, 222, 242, 254, 260, 264,
  267, 282, 284-85, 305-08, 313,
  334-36, 353-57, 360, 363, 375;
  do *rabisco* 13-14, 25-30, 33-35,
  40-46, 49-50, 53, 61-65, 72-81,
  91, 97, 108, 113, 115-16, 121-22,
  130-40, 146, 154, 158-60, 163,
  167-68, 171-72, 175-81, 186-90,
  210, 242-45, 251-53, 260-71, 282,
  284, 305, 307-09, 313, 334-35,
  353-55, 359, 363, 375

Ladrão 100-01, 218-19, 236, 285,
  362
liberdade 43, 50, 71-72, 118, 152,
  172, 174, 178, 184, 205, 237, 253,
  269, 276, 305
linguagem 15, 18, 50, 57, 77, 121,
  165, 224, 236
livro 96, 103, 164, 168, 179, 189,
  194-95, 231, 259, 299, 329, 337,
  345, 347; *história em quadrinhos*
  96, 103, 339
loucura 209, 320, 374

Mãe 24, 33-40, 45-55, 58, 60,
  63-72, 78-79, 82-88, 93-107, 110-
  12, 122-26, 135-42, 145, 151-54,
  158, 166, 168, 170-73, 177, 181-85,
  192, 196-202, 206-08, 210,
  213-18, 221-44, 247-60, 263-66,
  271-75, 283-307, 310-18, 321-33,
  342-53, 359-63, 366, 369-76
magia 28, 83, 85, 100, 140, 152, 154,
  164-65, 189, 358, 360
mamadeira 152, 346-49, 372

manejo [*management*] 16, 20, 39, 67, 70, 126, 145, 155, 183, 206, 225, 228, 247-49, 253-54, 277-78, 361, 363, 371, 374
MARX, Harpo 179
masculino 94, 175, 177, 179, 181, 351
masturbação 62, 86, 95, 138, 213, 215, 239
maturidade 157, 200, 271, 276
mecanismos de defesa 45, 85, 89, 153, 197-98, 224, 273, 332, 359; *defesa maníaca* 273
médico 14-15, 19, 87, 93, 95, 142, 150, 169-70, 173, 180-83, 228, 278, 281, 286, 296, 315, 320, 329, 332, 341, 343, 353, 363, 376
medo 48, 61, 68, 83, 87, 117-19, 126, 134-41, 149-52, 164-65, 170, 181, 190-93, 199, 202, 230, 252, 259, 270, 282, 310, 320-24, 341-43
memória 91, 123, 140, 149, 282, 314, 346
mentira 196, 258, 275, 277, 313, 332, 369
mimar [*spoiling*] 181, 206, 305, 328, 372
MONROE, Marilyn 322
monstro 151, 160, 329, 357-58
morder 75, 99, 323, 326
morte 86-87, 109, 111, 139, 143, 153, 163, 165, 179, 197, 218, 321, 324, 326, 339, 343, 368
música 17, 27, 114, 125, 149-50, 153-56, 227-28, 231, 280-82, 369

**N**adar 26, 29, 33, 131, 259, 290, 333
nascimento 33, 58, 87, 104, 185, 192, 198, 200, 202, 223, 227-28, 230, 288, 303, 313, 318, 321, 327, 344, 350-51, 368, 371
navio 132, 310, 333, 337-39, 342-43, 359
nazismo 351, 375
negação 30, 121, 209, 247
neurose 124, 202; *psiconeurose* 85
NORGAY, Tenzing 215
normalidade 37, 39, 102-06, 171, 182, 226, 235, 237-38, 282, 289, 331, 346, 360; *anormalidade* 16, 104, 171, 301
NUFFIELD, Lord 194

**O**bjeto 15, 22, 42, 47-48, 68, 73, 89, 91, 104-05, 108, 141, 148, 150-51, 167, 188, 199, 202, 206-07, 215, 220, 224, 228, 233-34, 239, 255, 282, 291, 326, 329, 349, 367-68, 372, 374, 376; *parcial* 22; *relação de* 152, 199, 247, 273; *subjetivo* 15, 91, 202; *total* 22; *transicional* 47-48, 105, 108, 141, 329
obsessão 37, 123-24, 232, 273-74
ódio 105, 110, 168
orfanato 318-26

**P**ai 32, 34, 45, 50, 71-72, 76, 84-88, 92-96, 100-02, 105, 109-13, 118, 122-26, 136, 141, 152-54, 157, 165-68, 171, 173, 178, 196-97, 200, 207, 218, 226-42, 247, 250,

254-59, 263, 274-77, 281-90,
293-94, 298, 301-06, 310, 315,
318, 320-22, 329-34, 338, 341-
47, 351-53, 358, 360-61, 369-75
pânico 71, 87-88
pano 99, 128, 161, 233; *ver também*
transicional
PAPAI NOEL 320
parto 87, 93, 376
PATO DONALD 79
pediatra 14, 86, 89
pênis 22, 80, 83, 86, 100, 135, 175,
199, 212; *inveja do* 175-77
personalidade 66, 68, 87, 154-56,
168, 177, 202-05, 209, 253, 255,
269-73, 277, 281, 302, 313, 318,
343-44, 353, 363, 375
perturbação 28, 196, 202, 230, 234,
240-41, 253, 263, 281, 292, 324
perversão 185
planta 189-90, 212, 217, 306, 308,
364; *árvore* 161, 219, 285, 323,
335, 357-58; *flor* 29-30, 159, 212,
221, 246, 347
potencial 52, 69, 76, 87, 185, 237,
292, 351, 358, 362, 375
prazer 29, 39, 47, 185, 221, 263,
292, 376
pré-genital 66, 68, 175; *anal* 68,
121; *fálico* 22, 179; *oral* 68, 80, 152,
175, 199, 202
presente 213-14, 219, 264, 284,
290, 295, 333
princípio de realidade 178, 180
privação 273

psicanálise 11-12, 104-05, 201, 208,
248; *psicanalista* 11, 104, 256,
330
psicologia 23-24, 36, 104, 272,
286-87
psicose 85, 105
psicoterapia 15, 71, 124, 177, 183,
200, 208, 230, 257, 273, 332
psiquiatria 11-12, 19, 39, 52, 65-66,
107, 112, 125, 145, 156, 201, 210,
225, 251, 253, 277, 281, 291, 301,
303, 328, 332; *psiquiatra* 16-17,
20-21, 24, 71, 86, 118, 126, 129,
144, 207, 254, 256, 277, 332, 374
puberdade 177, 183, 287; *ver também* adolescente

Raiva 68, 95, 201, 234, 320-21, 329,
343
RALEIGH, Walter 137
reação 30, 70, 76, 123, 205, 208,
220, 234, 241, 248-49, 253, 263,
272-73, 284
realidade 91, 104, 177-78, 191, 224,
242, 273-74, 319, 371; *interna*
224, 273, 371
recusa 21, 30, 66, 121, 194, 209, 247
regressão 40, 47, 71, 225, 229, 240,
242, 248, 253, 255, 278, 286-87;
*tendência regressiva* 247-48,
251, 253
REI ARTUR E SIR LANCELOT 160,
168
relacionamento 16-17, 21, 24, 53,
58, 62, 69, 95, 101, 105, 129, 138,

## ÍNDICE REMISSIVO

141, 153-54, 162, 172, 177, 191,
199-202, 224, 232, 236-39, 250-
52, 266, 322, 326-27, 346, 374
religião 96, 103, 130, 197, 293
recuperação 85, 205, 217, 223, 230,
240, 287, 292, 301, 304, 321, 346;
*espontânea* 76, 88-89
representação 150, 167, 194, 210,
219, 224, 336
repressão 66, 111, 194, 213, 219-20,
257
responsabilidade 92, 101, 223,
254, 265, 276, 288
retraimento [*withdrawal*] 90-91,
107
roubar 195, 204-09, 212-13, 218,
223-24, 233, 242, 247-51, 254,
258-62, 269, 272-75, 279, 281,
284, 292, 302-05, 311-14, 321-22,
327-29, 332, 352-53, 356, 362,
369, 374, 376
roupas 55, 99, 101, 161-62, 165, 170,
177, 207, 213-14, 221, 239, 276,
279, 316, 321, 365

**S**adomasoquismo 185, 195, 197;
*masoquismo* 195, 199; *sadismo*
80, 152, 197-99, 202
sangue 193-94, 199, 239, 324, 341
saúde 91, 105, 145, 201, 229, 253-
54, 283, 289, 292, 297
seio 68, 151-52, 198-99, 208, 235,
254, 257, 272, 325-26, 346, 367
self 22, 73, 77, 117, 125, 212, 318,
350, 376; *falso self* 373

separação 102, 272-73, 311, 345
*setting* 18, 39, 145, 194
SHARPLES, Ena 139
simbolismo 45, 58, 153, 165, 175,
194, 212, 220-21, 233
sintoma 19-20, 24, 40, 42, 89, 94,
107, 155-56, 170, 185, 204-05,
209, 227, 234, 237-42, 249-51,
254, 284, 288, 290, 292, 332
sonho 13-15, 22, 30, 44-45, 59-61,
64, 66, 68-69, 82-83, 86, 91, 99,
101, 105, 107, 109-11, 116-22, 134-
35, 138-41, 148-55, 160, 163-65,
168, 178, 181, 191-99, 202, 216-18,
244-47, 252, 259, 261-63, 267,
270-73, 310-13, 321-26, 339-42,
350, 356-63, 366, 369, 374, 376;
*pesadelo* 83, 84, 99-100, 109-10,
145, 157, 160, 216, 271, 322, 329,
359-60
sono 47, 59, 84, 88, 94, 138, 141,
145, 149, 170, 187, 195, 215, 227,
229, 231-41, 252, 259, 282, 290-
91, 322-24, 370, 372
SPOCK, Benjamin 345
suicídio 281, 326, 339, 342, 375
segurar/ sustentar [*holding*] 82,
85, 115, 345

**T**écnica 11, 13, 17, 35, 40, 65, 76-77,
95, 105, 109, 115, 171, 181, 188,
202, 207-08, 215, 232, 237, 247,
259-60, 275, 289, 328, 330, 348,
350, 365, 369, 371-73

tendência antissocial *ver* antissocial
tensão 12, 18, 20, 34, 38, 95, 106, 118, 121, 126, 141, 200, 271-72, 292, 314, 330-32, 370
terapia 16, 20, 69, 71, 88, 116, 206-08, 253, 273; *terapeuta* 11-14, 21-22, 43-44, 177, 202, 269
transferência 16, 22, 202, 208
transicional 47-48, 104-05, 108, 141, 187-88, 228, 239, 328-29, 348, 372
tratamento 11-12, 20, 22, 72, 104-05, 185, 207-09, 234, 254, 256, 286-88, 303, 317, 330, 332, 363, 374
tristeza 35, 94, 110, 118, 139, 218, 231, 245-46, 266, 271, 326, 339, 343, 354, 359

**V**alor de incômodo [*nuisance value*] 204
verbalização 21-22, 33, 36-37, 120, 125
vício 141, 311, 322, 348
voar 77, 165, 178, 268, 360
vômito 280
voracidade 68, 226

## SOBRE O AUTOR

Donald Woods Winnicott nasceu em 7 de abril de 1896, em Plymouth, na Inglaterra. Estudou ciências da natureza na Universidade de Cambridge e depois medicina na faculdade do St. Bartholomew's Hospital, em Londres, onde se formou em 1920. Em 1923, foi contratado pelo Paddington Green Children's Hospital – onde trabalhou pelos quarenta anos seguintes –, casou-se com a artista plástica Alice Taylor e começou sua análise pessoal com James Strachey, psicanalista e tradutor da edição Standard das obras de Sigmund Freud para o inglês. Em 1927, deu início à sua formação analítica no Instituto de Psicanálise, em Londres. Publicou seu primeiro livro em 1931, *Clinical Notes on Disorders of Childhood* [Notas clínicas sobre distúrbios da infância]. Em 1934, concluiu sua formação como analista de adultos e, em 1935, como analista de crianças. Pouco depois, iniciou uma nova análise pessoal, desta vez com Joan Riviere. Durante a Segunda Guerra Mundial, Winnicott trabalhou com crianças que haviam sido separadas de suas famílias e evacuadas de grandes cidades. Nos anos seguintes à guerra, foi presidente do departamento médico da British Psychological Society por duas gestões. Após um casamento conturbado, divorciou-se de Alice Taylor em 1951 e casou-se com a assistente social Clare Britton no mesmo ano. Foi membro da Unesco e do grupo de especialistas da OMS, além de professor convidado no Instituto de Educação da Universidade de Londres e na London School of Economics. Publicou dez livros e centenas de artigos. Entre 1939 e 1962, participou de diversos programas sobre maternidade na rádio BBC de Londres. Faleceu em 25 de janeiro de 1971.

## SOBRE O AUTOR

**OBRAS**

*Clinical Notes on Disorders of Childhood.* London: Heinemann, 1931.
*Getting to Know Your Baby.* London: Heinemann, 1945.
*The Child and the Family: First Relationships.* London: Tavistock, 1957.
*The Child and the Outside World: Studies in Developing Relationships.* London: Tavistock, 1957.
*Collected Papers: Through Paediatrics to Psychoanalysis.* London: Hogarth, 1958.
*The Child, the Family, and the Outside World.* London: Pelican, 1964.
*The Family and Individual Development.* London: Tavistock, 1965.
*The Maturational Processes and the Facilitating Environment.* London: Hogarth, 1965.
*Playing and Reality.* London: Tavistock, 1971.
*Therapeutic Consultations in Child Psychiatry.* London: Hogarth, 1971.
*The Piggle: An Account of the Psychoanalytic Treatment of a Little Girl.* London: Hogarth, 1977.
*Deprivation and Delinquency.* London: Tavistock, 1984. [póstuma]
*Holding and Interpretation: Fragment of an Analysis.* London: Hogarth, 1986. [póstuma]
*Home Is Where We Start From: Essays by a Psychoanalyst.* London: Pelican, 1986. [póstuma]
*Babies and their Mothers.* Reading: Addison-Wesley, 1987. [póstuma]
*The Spontaneous Gesture: Selected Letters.* London: Harvard University Press, 1987. [póstuma]
*Human Nature.* London: Free Association Books, 1988. [póstuma]
*Psycho-Analytic Explorations.* London: Harvard University Press, 1989. [póstuma]
*Talking to Parents.* Reading: Addison-Wesley, 1993. [póstuma]
*Thinking About Children.* London: Karnac, 1996. [póstuma]
*Winnicott on the Child.* Cambridge: Perseus, 2002. [póstuma]
*The Collected Works of D. W. Winnicott.* Oxford: Oxford University Press, 2016. [póstuma]

**EM PORTUGUÊS**

*A criança e seu mundo* [1957], trad. Álvaro Cabral. São Paulo: LTC, 1982.
*Da pediatria à psicanálise* [1958], trad. Davy Bogomoletz. São Paulo: Ubu Editora/WMF Martins Fontes, 2021.
*Família e desenvolvimento individual* [1965], trad. Marcelo B. Cipolla. São Paulo: Ubu Editora/WMF Martins Fontes, 2023.
*Processos de amadurecimento e ambiente facilitador: estudos sobre a teoria do desenvolvimento emocional* [1965], trad. Irineo Constantino Schuch Ortiz. São Paulo: Ubu Editora/WMF Martins Fontes, 2022.
*O brincar e a realidade* [1971], trad. Breno Longhi. São Paulo: Ubu Editora, 2019.
*Consultas terapêuticas em psiquiatria infantil* [1971], trad. Joseti M. X. Cunha. São Paulo: Ubu Editora/WMF Martins Fontes, 2023.
*The Piggle: o relato do tratamento psicanalítico de uma menina* [1977], trad. Else P. Vieira e Rosa L. Martins. Rio de Janeiro: Imago, 1979.
*Deprivação e delinquência* [1984], trad. Álvaro Cabral. São Paulo: Ubu Editora/WMF Martins Fontes, 2023.
*Holding e interpretação* [1986], trad. Sónia Maria T. M. de Barros. São Paulo: Martins Fontes, 1991.
*Tudo começa em casa* [1986], trad. Paulo Cesar Sandler. São Paulo, Ubu Editora/WMF Martins Fontes, 2021.
*Bebês e suas mães* [1987], trad. Breno Longhi. São Paulo: Ubu Editora, 2020.
*O gesto espontâneo* [1987], trad. Luis Carlos Borges. São Paulo: Martins Fontes, 1990.
*Natureza humana* [1988], trad. Davy Bogomoletz. São Paulo: Ubu Editora/WMF Martins Fontes, 2024.
*Explorações psicanalíticas* [1989], trad. José Octavio A. Abreu. C. Winnicott, R. Shepperd e M. Davis (orgs). Porto Alegre: Artmed, 1994.
*Falando com pais e mães* [1993], trad. Álvaro Cabral. São Paulo: Ubu Editora/WMF Martins Fontes, 2023.
*Pensando sobre crianças* [1996], trad. Maria Adriana V. Veronese. Porto Alegre: Artmed, 1997.

**WINNICOTT NA UBU**
CONSELHO TÉCNICO Ana Lila Lejarraga, Christian Dunker, Gilberto Safra, Leopoldo Fulgencio, Tales Ab'Sáber

*O brincar e a realidade*
*Bebês e suas mães*
*Tudo começa em casa*
*Da pediatria à psicanálise*
*Processos de amadurecimento e ambiente facilitador*
*Família e desenvolvimento individual*
*Consultas terapêuticas em psiquiatria infantil*
*Deprivação e delinquência*
*Falando com pais e mães*
*Natureza humana*

Título original: *Therapeutic Consultations in Child Psychiatry*

© The Winnicott Trust, 1971
© Ubu Editora, 2023

*Tradução atualizada conforme critérios estabelecidos pelo conselho técnico.*

PREPARAÇÃO DE ARQUIVO  Júlio Haddad
REVISÃO DE TRADUÇÃO  Gabriela Naigeborin
REVISÃO  Cristina Yamazaki, Daniela Uemura
FOTO DA CAPA E PP. 2-3  Nino Andrés
MODELO DE MÃOS  Jorge Wisnik
TRATAMENTO DE IMAGEM – DESENHOS  Ana Paula Macagnani
TRATAMENTO DE IMAGEM – CAPA E ABERTURA  Carlos Mesquita
PRODUÇÃO GRÁFICA  Marina Ambrasas

EQUIPE UBU
DIREÇÃO EDITORIAL  Florencia Ferrari
COORDENAÇÃO GERAL  Isabela Sanches
DIREÇÃO DE ARTE  Elaine Ramos; Júlia Paccola,
   Nikolas Suguiyama (assistentes)
EDITORIAL  Bibiana Leme, Gabriela Naigeborin
COMERCIAL  Luciana Mazolini, Anna Fournier (assistente)
COMUNICAÇÃO / CIRCUITO UBU  Maria Chiaretti,
   Walmir Lacerda (assistente)
DESIGN DE COMUNICAÇÃO  Marco Christini
GESTÃO CIRCUITO UBU / SITE  Laís Matias
ATENDIMENTO  Micaely da Silva

*1ª reimpressão, 2025.*

Dados Internacionais de Catalogação na Publicação (CIP)
Elaborado por Odilio Hilario Moreira Junior – CRB-8/9949

W776c  Winnicott, Donald W. [1896–1971]
Consultas terapêuticas em psiquiatria infantil / Donald W.
Winnicott; Título original: *Therapeutic Consultations in
Child Psychiatry*. Traduzido por Joseti Marques Xisto
Cunha / Conselho técnico: Ana Lila Lejarraga, Christian
Dunker, Gilberto Safra, Leopoldo Fulgencio, Tales Ab'Sáber/
São Paulo: Ubu Editora, 2023. 400 pp.
ISBN  978 85 712 6 111 2

1. Psicanálise. 2. Pediatria. 3. Casos clínicos. 4. Infância.
5. Winnicott. I. Cunha, Joseti Marques Xisto. II. Título.

2023-1167                    CDU 159.964.2    CDD 150.195

Índice para catálogo sistemático:
1. Psicanálise 150.195  2. Psicanálise 159.964.2

**UBU EDITORA**
Largo do Arouche 161 sobreloja 2
01219 011 São Paulo SP
ubueditora.com.br
professor@ubueditora.com.br
 /ubueditora

FONTES  Domaine e Undergroud
PAPEL  Pólen bold 70g/m²
IMPRESSÃO E ACABAMENTO  Margraf